KATIE KIRBY

PROST, BABY!

GOLDMANN
Lesen erleben

Das ultimative Buch
für alle total unperfekten Eltern

KATIE KIRBY

PROST, BABY!

Das Buch, das alle
Helikoptereltern hassen werden

Aus dem Englischen
von Dr. Susanne Kuhlmann-Krieg

GOLDMANN

Die Originalausgabe erschien 2016
unter dem Titel »Hurrah for Gin.
A book for perfectly imperfect parents«
bei Coronet, an imprint of Hodder & Stoughton,
an Hachette UK company,
London, UK.

Dieses Buch ist auch als E-Book erhältlich.

MIX
Papier aus verantwortungsvollen Quellen
FSC® C014496

Verlagsgruppe Random House FSC® N001967

1. Auflage
Deutsche Erstveröffentlichung Februar 2018

Umschlaggestaltung: UNO Werbeagentur, München,
unter Verwendung eines Motivs von © Katie Kirby

Lektorat: Doreen Fröhlich
DF · Herstellung: kw
Satz: Uhl+Massopust, Aalen
Druck und Einband: GGP Media GmbH, Pößneck
Printed in Germany
ISBN: 978-3-442-15944-4
www.goldmann-verlag.de

Besuchen Sie den Goldmann Verlag im Netz:

INHALT

FÜR ALLE UNVOLLKOMMENEN ELTERN

Diejenigen, die zu viel herumschreien und ein stummes »Leck mich!« in den Kühlschank brüllen. Die, die null Geduld haben, denen es vor Kaffeekränzchen mit Puppengeschirr graust und die abends ihren Wein brauchen. Die, die ständig Einwilligungserklärungen für die Schule vergessen und zum Abendessen (schon wieder) blasse Fertigmahlzeiten aus dem Gefrierschrank servieren. Die, bei denen längst überfällige Bibliotheksbücher herumliegen, und diejenigen, die ohne Bestechung mit Süßigkeiten aufgeschmissen wären. Die, die dauernd auf ihr Smartphone starren, weil ihnen manchmal alles so nervenzerfetzend langweilig vorkommt, und diejenigen, die hin und wieder davon träumen, sich heimlich davonzumachen, in Wirklichkeit aber nirgendwo anders glücklich sein könnten als zu Hause.

Dieses Buch ist all jenen Eltern gewidmet, die gelegentlich, oftmals oder ständig an sich selbst zweifeln, obwohl sie es wirklich nicht nötig hätten. Denn für die, auf die es wirklich ankommt, sind sie ihr Ein und Alles, und die lieben sie mehr als alles in der Welt.

ICH FINDE DICH TOLL

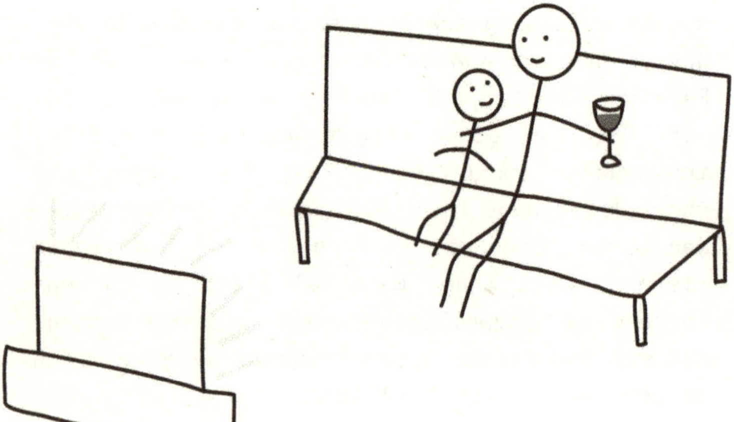

WOZU DIESES BUCH?

Hallo, mein Name ist Katie, und das ist mein Buch. Ich finde es ziemlich ätzend, Einleitungen zu schreiben, weil ich mir immer vorstelle, wie die Leute eine Krise kriegen, wenn sie sie lesen, aber bitte bleiben Sie dran, ich hoffe, es wird besser.

Das ist meine Familie...

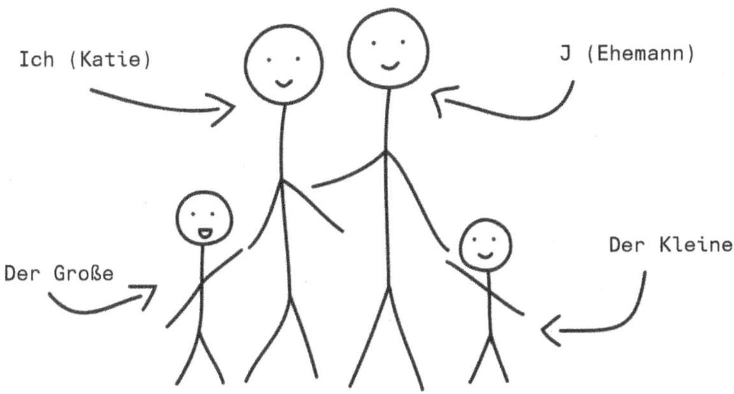

Na ja, genau genommen, sorry, das ist das, was ich als Bildschirmschoner auf meinem PC habe, um den Leuten den Eindruck zu vermitteln, dass wir die Dinge im Griff haben. Dies hier vermittelt vermutlich ein realistischeres Bild…

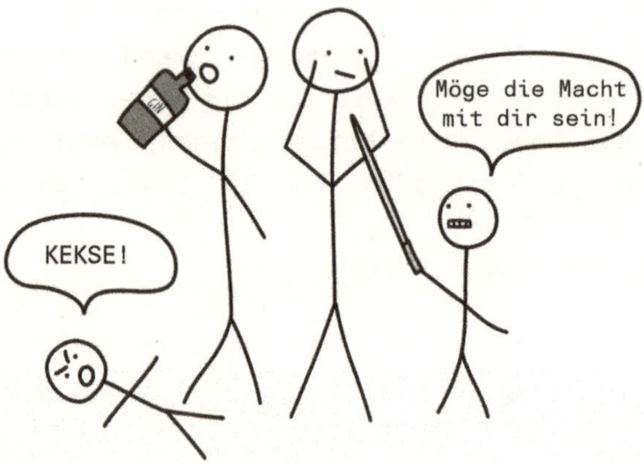

Wir sind keine Komplettversager, sondern (im Großen und Ganzen) ganz froh miteinander, aber (manchmal) gehen wir einander auf den Keks. So ist es nun mal.

Der Große ist jetzt sechs, und der Kleine drei, aber über weite Strecken handelt das Buch von der Zeit, als die beiden Kleinkind und Baby waren, und schildert unseren Weg als Familie. Ich schreibe das alles nicht, weil ich Ihnen sagen will, wie man es richtig macht (ich weiß es nämlich nicht), sondern ich teile unsere Erlebnisse mit Ihnen, weil ich hoffe, ein paar davon geben Ihnen das Gefühl, dass Sie nicht der Einzige sind, der hin und wieder Dinge versemmelt.

Wissen Sie, ich liebe meine Kinder, ich liebe sie WIRKLICH, aber ich finde es trotzdem verdammt nervtötend, wenn der Kleine aus lauter Jux eine ganze Schachtel Cornflakes auf dem Fußboden ausleert oder der Große immer noch in Socken unterwegs ist, nachdem ich ihm 137-mal gesagt habe, er solle seine verflixten Schuhe anziehen.

Wegen alldem liebe ich sie nicht weniger. Es bedeutet nur, dass ich mehr Gin brauche.

Hier noch eine kleine Vorabwarnung:

DIESES BUCH ENTHÄLT SARKASMUS

Ich finde es bescheuert, darauf hinzuweisen, aber leider gibt es eine Menge Leute, die Witze nicht als solche erkennen oder sich gerne über Belanglosigkeiten aufregen.

Kommt schon, Leute – wir alle wissen, dass Kinder ein Geschenk sind! Es ist nur so, dass sie ein bisschen was von einem sehr, sehr teuren Geschenk haben, einem, zu dem jeder in der Familie sein Scherflein beigetragen hat, um Ihnen eine Überraschung zu bereiten, ein übertrieben kitschiges knallbuntes Armband, das Sie fortan tagtäglich in der Öffentlichkeit werden tragen müssen, auch wenn Sie sich nicht sicher sind, dass es Ihnen sonderlich gefällt (das war übrigens Sarkasmus).

Wenn Sie mit dem geöffneten Päckchen auf dem Schoß dasitzen und jeder erwartungsvoll auf Ihre Reaktion lauert, bleibt Ihnen einfach keine andere Wahl, als zu sagen…

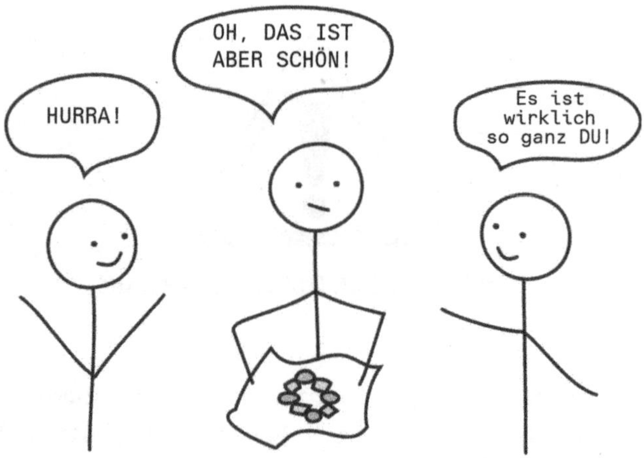
HURRA!
OH, DAS IST ABER SCHÖN!
Es ist wirklich so ganz DU!

…obwohl Sie wissen, dass es nicht zu Ihrem schimmernden Lieblingsoberteil passt, das Sie so gerne am Freitagabend zum Cocktailtrinken anziehen. Aber Sie legen es auf der Stelle an und können es nie wieder ablegen, ohne undankbar zu erscheinen.

Es gibt kein Rückgaberecht für dieses Geschenk.

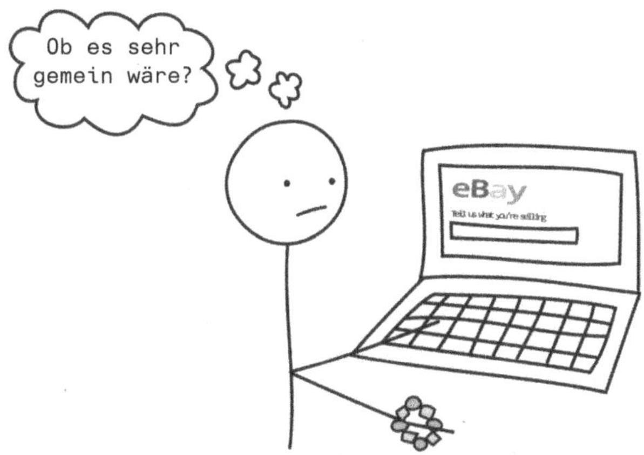

Eines Tages sitzen Sie mit einer Freundin beim Mittagessen, und nach ein paar Gläsern Wein sagen Sie: »Weißt du was? Manchmal schaue ich auf das Armband und denke nur: würg!« Statt schockiert zu sein, lächelt Ihre Freundin und krempelt ihren Ärmel hoch. Sie trägt ein ganz ähnliches Teil.

Plötzlich reden Sie beide darüber, wie zermürbend es sein kann, tagein, tagaus dieses Armband mit sich rumzuschleppen, dass sein Gewicht Sie schier runterzieht und dass hin und wieder Leute es betrachten und dann seufzend den Kopf schütteln (zu Ihrer Information: Sie können über Ihr eigenes Armband herziehen, so viel Sie wollen, aber das von jemand anderem schlechtzumachen GEHT GAR NICHT!).

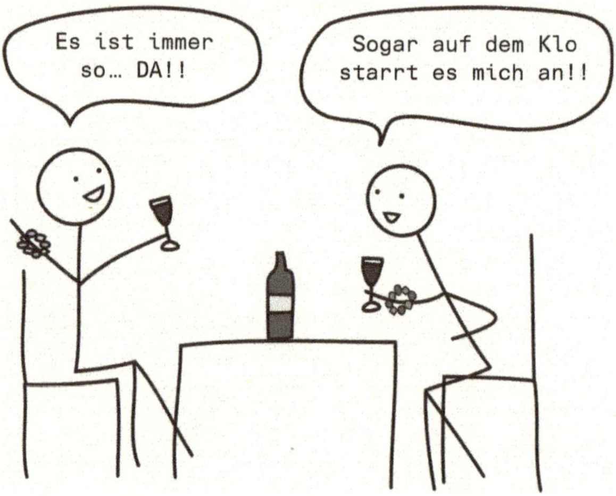
Es ist immer so… DA!!
Sogar auf dem Klo starrt es mich an!!

Sie schauen sich im Restaurant um und entdecken mit einem Mal eine Menge Leute, die sich alle Mühe geben, ihren Armschmuck irgendwie mit ihrer Garderobe zu versöhnen. Manche scheitern dabei noch grandioser als Sie und sehen echt albern aus, aber sie lachen trotzdem. Also lachen Sie auch. Sie fangen an, sich normal vorzukommen.

Und das Armband, so schrill, klimpernd und grellbunt, wie es nun mal ist, fängt Ihnen womöglich trotzdem an zu gefallen. Wenn die Sonne im richtigen Winkel darauf fällt, ist es plötzlich das Schönste, das Sie je gesehen haben. Einmal ist es Ihnen im Park vom Handgelenk gerutscht, und Sie wurden jäh von blanker Angst gepackt, Sie könnten es womöglich verloren haben. Schließlich war es extra für Sie ausgesucht, mit viel Liebe geschenkt worden, und mit einem Mal geht Ihnen auf, wie kahl und leer Ihr Arm sich ohne es anfühlen würde.

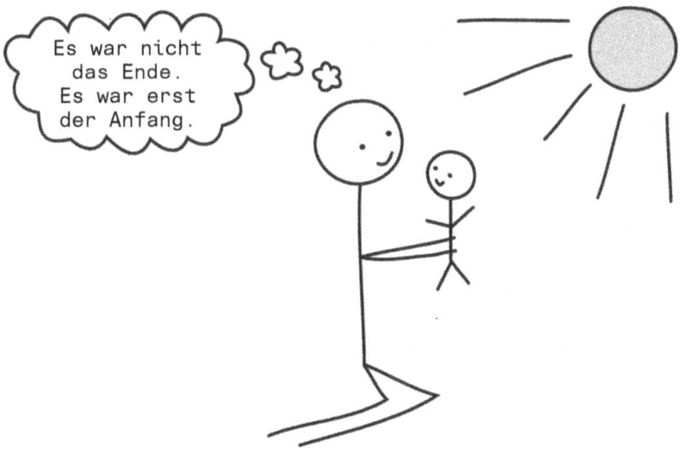
Es war nicht das Ende. Es war erst der Anfang.

P.S. Um klarzustellen, dass wir uns nicht missverstehen… Ich habe in dem Text oben ein Baby mit einer einigermaßen extravaganten Geburtstagsüberraschung verglichen. Das nennt man eine Analogie. Bitte. Gern geschehen.

P.P.S. In diesem Buch gibt es einiges an Kraftausdrücken. Ich entschuldige mich im Voraus, aber wir alle wissen, dass Fluchen toll ist. Es macht Spaß und erfüllt einen Zweck.

P.P.S. Kinder auf eBay zu verticken ist nicht nur moralisch verwerflich, sondern auch strafbar.

EIN MENSCH WIRD

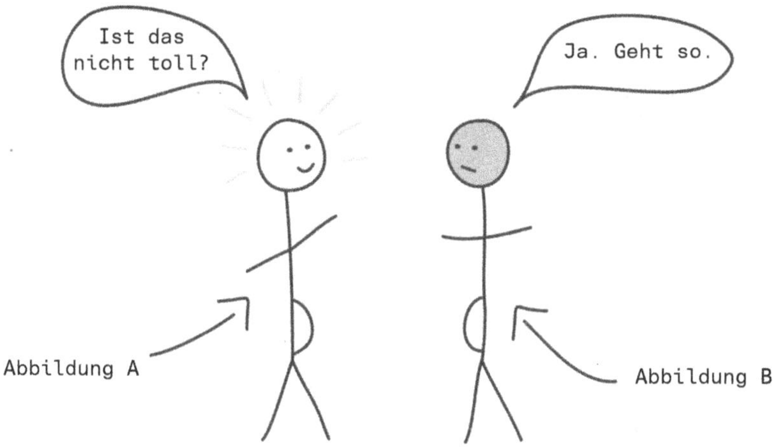
Ist das nicht toll?
Ja. Geht so.
Abbildung A
Abbildung B

Es gibt auf der Welt zwei Arten von Schwangeren, ich habe den Unterschied in der wissenschaftlichen Darstellung oben verdeutlicht. Abbildung A symbolisiert die aufreizend gesund Aussehenden und Abbildung B diejenigen, die wirken, als würden sie gleich umkippen und sterben.

Ich? Ich war Typ B (juhu).

Noch heute geht es mir so, dass ich, wenn jemand zu mir sagt: »Oh, mir war morgens kein bisschen übel«, den Drang verspüre, die Betreffende ein bisschen zu fest in die Wange zu kneifen und zu sagen: »Ach, wie schön für dich.«

Übelkeit ist für mich schlimmer als Schmerzen, und mir wurde sehr schnell klar, dass Morgenübelkeit sich keineswegs nur auf den Morgen beschränkt, sondern vielmehr ein anhaltendes allumfassendes Ganztagsunwohlsein bedeutet.

Außerdem fiel ich in die Kategorie derer, die unter Morgenübelkeit leiden, sich aber nicht übergeben müssen. Diejenigen, die ständig das Gefühl haben, dass es ihnen hochkommt, aber es passiert nichts. Es ist eine merkwürdige Variante, denn einerseits besteht, wenn Sie sich nie wirklich übergeben müssen, im Prinzip keinerlei Notwendigkeit, alle paar Minuten ins Bad zu rennen. Andererseits ist trockenes Würgen im Beisein anderer Leute nicht sonderlich anziehend. In den ersten Wochen war ich häufig versteckt hinter einem Möbelstück oder einem günstig platzierten Busch anzutreffen.

Die einzige Möglichkeit, mit der Übelkeit zurechtzukommen, bestand darin, zu essen, zu essen und gleich wieder zu essen. Ich durfte nie zulassen, dass ich auch nur annähernd hungrig wurde, denn dann stieg das Unwohlsein mit Macht in mir hoch. Meine Taschen waren immer voller Süßigkeiten und Kekse, die ich mir in den Mund stopfte, wenn gerade niemand zusah, weil ich Angst hatte, man würde mein zunehmend unberechenbares Verhalten kritisch beurteilen. Denn pausenloses Reinschaufeln im Gebüsch, während man leichenblass in die Gegend stiert, wirkt kein bisschen verdächtig, stimmt's?

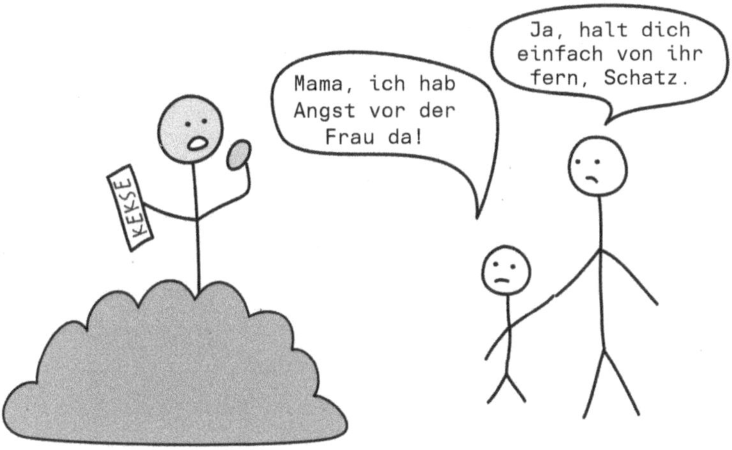
KEKSE
Mama, ich hab Angst vor der Frau da!
Ja, halt dich einfach von ihr fern, Schatz.

Ich meine, wie wollen Sie eine Schwangerschaft geheim halten, bitte? Noch so eine üble Angelegenheit, mit der Sie zurechtkommen müssen, sind gesellschaftliche Anlässe, denn Sie müssen einen Bogen um Alkohol machen. Ich nehme an, das ist in Ordnung, wenn Sie zu denen gehören, die aus Gründen der Bequemlichkeit oft fahren oder sich irgendeinem gesunden Lifestyle-Scheiß verschrieben haben, aber was, wenn Sie eine von denen sind, die eine Runde Fliegender Hirsch ausgeben, bevor sie zum Karaoke übergehen, weil sie total vergessen haben, dass sie keine Teenager mehr sind?

Ich will damit nicht sagen, dass ich in die zweite Kategorie falle. Könnte ich aber.

Gehören Sie zu den peinlichen Saufeulen (oder »Mädels, die gerne Spaß haben«, wie ich sie nenne), dann wird es ein bisschen schwieriger, Ihren Zustand zu verbergen, aber unmöglich ist es nicht. Ich habe am Anfang der Schwangerschaft mit Hilfe einer eingeweihten Freundin meinen dreißigsten Geburtstag überstanden, ohne dass jemand was geschnallt hat. Sie können Gläser tauschen, Preiselbeersaft einschenken und so tun, als sei Wodka drin, oder Ihr Glas im Bad ausleeren. Sünde, ich weiß, aber extreme Umstände erfordern extreme Mittel.

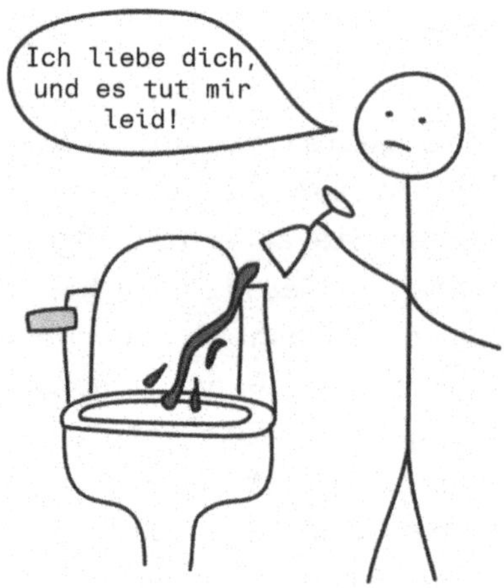

Und um ehrlich zu sein: In die Kneipe zu gehen, wenn Sie der staunenden Allgemeinheit endlich Ihre Schwangerschaft offenbart haben, ist nicht wesentlich einfacher…

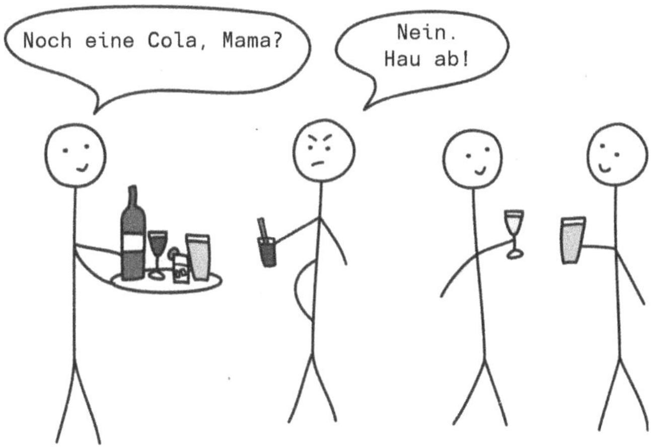

Alles in allem fand ich das erste Drittel ganz schön schlimm (mit Ausnahme natürlich des Wunders, dass in mir ein neuer Mensch heranwuchs). Schwangerschaftsratgeber verkündeten, ich würde in der Zeit ein bis zwei Kilo zulegen, aber durch die anhaltende Notwendigkeit, ganze Kekspackungen am Stück zu verdrücken, ähnelte ich am Ende eher einer Klorolle auf zwei Beinen.

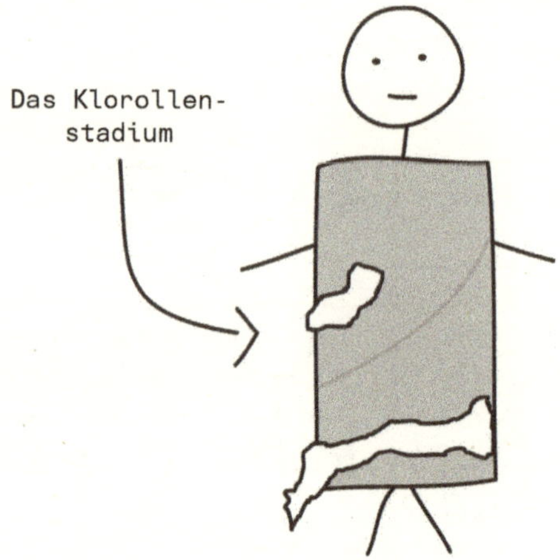

An diesem Punkt würden Sie alles dafür geben, einen süßen kleinen Kugelbauch vor sich her zu tragen, stattdessen registrieren Sie, dass die Leute Sie seltsam von der Seite anschauen und sich fragen, ob Sie sich nicht vielleicht ein bisschen sehr gehen lassen. Vielleicht schreien Sie hin und wieder »ICH BIN SCHWANGER, SIE IDIOT!« zu dem Typen von der Buchhaltung hinüber, der es gewagt hat, von seinen Bilanzen hochzuschauen, als Sie vorbeigingen.

Allmählich reichen die Haargummis nicht mehr, mit denen Sie Ihre Jeans weiter gemacht haben, und Sie begeben sich auf das aufregende Terrain der Umstandskleidung – so Sie mit aufregend meinen, einen Haufen Kohle für Kleidungsstücke zu löhnen, die Ihnen nicht einmal gefallen, nur um ein bisschen weniger beschissen auszusehen.

Die gute Nachricht ist, dass die Übelkeit hoffentlich abklingt und die Müdigkeit nachlässt (es sei denn, Sie gehören zu den Pechvögeln wie meine Schwester Caroline, der es von der fünften bis zur vierzigsten Woche speiübel war). Auf jeden Fall habe ich diesen Teil in guter Erinnerung. Schmetterlingsflügelchen, zarte Stupser und ein Kugelbäuchlein. Ein kleines Lächeln auf dem Gesicht, das sich schier nicht abstellen ließ.

Dieses Leuchten, dieses mystische Leuchten, von dem immer die Rede ist, ob ich es im Spiegel sehen konnte? Würde ich endlich mit dieser tönenden Feuchtigkeitscreme aufhören können, die meine Leichenblässe übertünchte?

JA!

Es dauerte ungefähr drei Tage, und dann begann ich, einem Meeressäuger ähnlich zu werden.

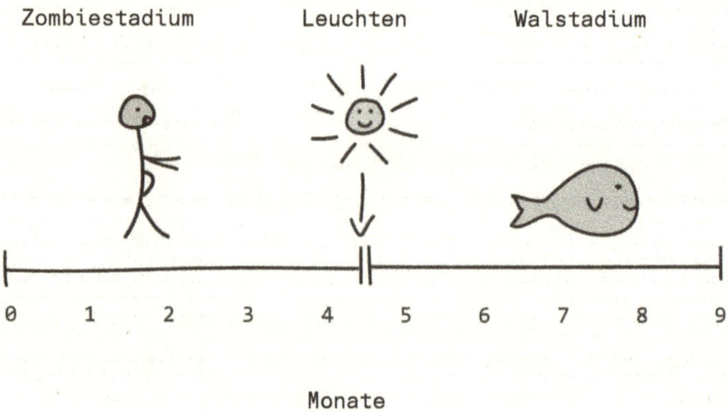

Im Walstadium werden die Babys größer, und ihre süßen kleinen Anhängsel entwickeln sich zu ausgebildeten Gliedmaßen, die deutlich sichtbar Ihre Bauchdecke ausbeulen. Sollen Sie staunen oder es mit der Angst zu tun bekommen? Es ist alles so verwirrend.

Sie müssen STÄNDIG pinkeln. Sie planen Ihre Tage um die Pipipausen.

Und Sie führen mit den Leuten wieder und wieder dieselben Unterhaltungen.

Weißt du schon, was es wird? Nein.

Habt ihr schon einen Namen? Nein.

Hast du alles beisammen? Keine Ahnung.

Ich mache den Leuten bestimmt keinen Vorwurf, dass sie diese Fragen stellen, sie zeigen lediglich Interesse, oder? Tatsächlich lege ich bei schwangeren Freundinnen selbst viel Wert darauf, sie jedes Mal, wenn ich sie treffe, all das in rascher Abfolge zu fragen, um ihnen zu demonstrieren, wie ungemein interessiert ich an ihrer Schwangerschaft bin.

Die Leute sagen auch Dinge wie: »Also dann, schlaf schön, wenn das Baby erst mal da ist, wird daraus nichts mehr!« und lachen.

Andere erkundigen sich gerne: »Das Baby ist also immer noch nicht da?« Sie sagen es Ihnen mitten ins Gesicht. Obwohl Sie noch immer deutlich sichtbar sehr, sehr schwanger sind.

Der beliebteste Spruch aber ist: »Wow, dein Bauch ist aber echt beachtlich/echt winzig!« Ohne die geringste Rücksicht darauf, wie beängstigend das für eine Hochschwangere klingt.

Sie sollten all diesen Leuten mal ordentlich in die Wange kneifen.

Ungebetenes Herumtatschen auf dem Bauch gehört mit einem Tritt gegen das Schienbein beantwortet.

Am Ende Ihrer Schwangerschaft wird Ihnen plötzlich auffallen, dass Sie angefangen haben, wie ein alter Mann herumzuschlurfen. Sie kriegen Ihre Schuhe nicht mehr an. Alles tut weh. Sie sehen Ihre Bikinizone nicht und versuchen, sie blind zurechtzustutzen. Sie haben keine Ahnung, was Sie da gerade anrichten, aber es ist Ihnen auch egal.

Die letzten Wochen reserviert man am besten für Boxkämpfe im Fernsehen, Herumgelümmel auf dem Sofa, Weinkrämpfe beim Anblick der eigenen geschwollenen Elefantenbeine und dem ungehemmten Konsum von Säureblockern, die man in rauen Mengen hinterkippt, als wäre es Gin. (Oh Gin, es dauert nicht mehr lange!)

Sie werden außerdem etwas tun, was Sie nie und nimmer in Ihrem Leben hatten tun wollen: Sie bauen ein Nest. Irgendwie nett, aber auch eine Phase des Zorns. Beispielsweise stellen Sie unter Umständen fest, dass die Wandfarbe Ihres Wohnzimmers in Ihnen schlagartig den unerklärlichen Wunsch weckt, Ihren Ehemann umzubringen.

Entspannen Sie sich. Als hochschwangerer Person ist es Ihr verbrieftes Menschenrecht, sich komplett irrational zu verhalten.

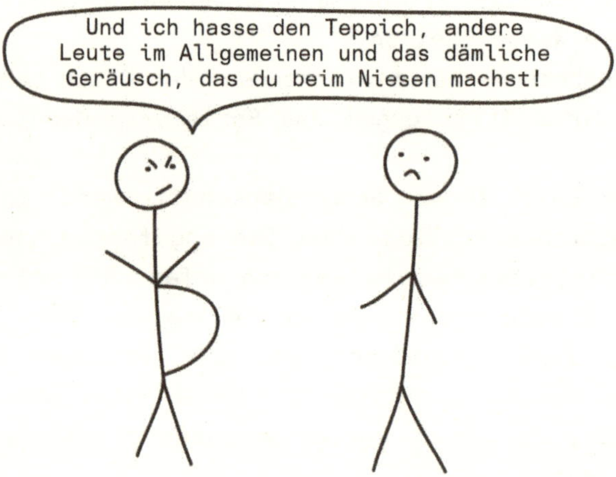
Und ich hasse den Teppich, andere Leute im Allgemeinen und das dämliche Geräusch, das du beim Niesen machst!

Vielleicht befällt Sie auch ein leichtes Panikgefühl – ein bisschen so wie an Weihnachten, wenn die Supermärkte für ungefähr zwei Tage geschlossen sind. Wenn Sie ein Baby bekommen, bleiben die Läden zwar offen, aber Sie haben das Gefühl, als müssten Sie auf der Stelle jedes einzelne Etwas auf jeder verfügbaren Erstausstattungsliste erstehen, die Sie in die Finger kriegen können – denn es ist sehr gut möglich, dass Sie anderntags frühmorgens um 3.37 unbedingt ein Badethermometer brauchen, richtig?

Die Leute werden zu Ihnen sagen, dass Sie das ganze Zeug WIRKLICH nicht alles brauchen, aber Sie werden ihnen nicht glauben. Erst wenn Sie sich ungefähr ein Jahr später den Riesenberg Schrott anschauen, den Sie angehäuft haben, wird Ihnen aufgehen, wie hirnverbrannt Sie damals gehandelt haben.

Die letzten paar Tage sollten mit Nichtstun verbracht werden – und aggressiven Reaktionen auf gut gemeinte Botschaften. Sie können sich in dieser Hinsicht eigentlich alles erlauben, solange Sie an den Schluss grundsätzlich das Zwinkersmiley setzen.

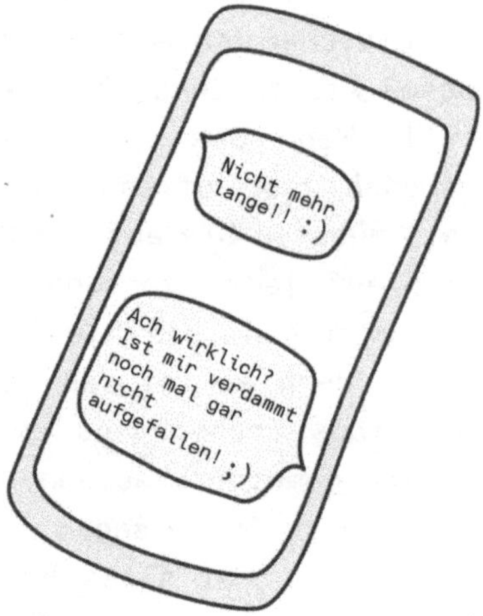
Nicht mehr lange!! :)
Ach wirklich? Ist mir verdammt noch mal gar nicht aufgefallen! ;)

Noch etwas gilt es zu erwähnen, nämlich, dass Ihr Baby sich umso mehr Zeit lassen wird, je mehr natürliche Methoden zum Einleiten der Wehen Sie anwenden.

Zwei Tage mehr für jede Tasse ekligen Himbeerblättertee. Tatsache.

Wenn Sie das nächste Mal schwanger werden, so Sie glücklich (und tapfer) genug sind, es wieder zu probieren, wird Ihnen vermutlich auffallen, dass die Leute kaum mehr davon Notiz nehmen. Sie hatten Ihren Teil an Nettigkeiten, und jetzt ist es für alle nur noch Routine. Niemand wird Ihnen anbieten, Ihnen die Tasche abzunehmen, es gibt null Ruhepausen, und Mutterschutz bedeutet einen feuchten Kehricht, wenn Sie ein Kleinkind mit auf der Rechnung haben.

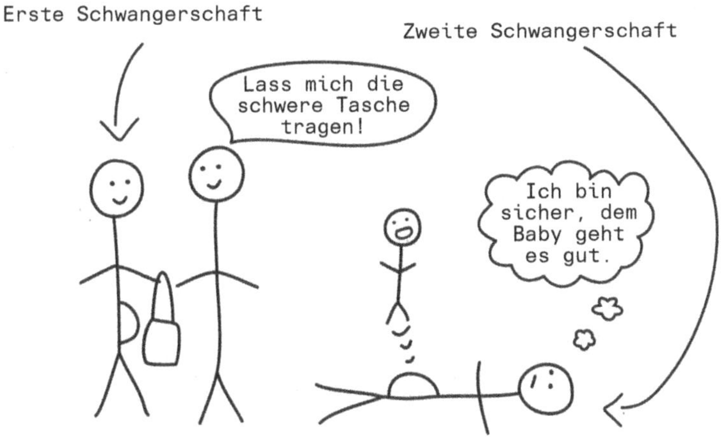
Erste Schwangerschaft
Lass mich die schwere Tasche tragen!
Zweite Schwangerschaft
Ich bin sicher, dem Baby geht es gut.

Die Liste der Schwangerschaftsplagen und -wehwehchen lässt sich beliebig verlängern, ja? Ihnen ist übel, Sie dürfen nichts trinken, Sie können nicht schlafen, Sie können keine normalen Klamotten tragen, Sie sorgen sich ohne Pause, Sie pinkeln in einem fort…

Aber all das war es für mich mehr als zehnmal wert, denn letztlich ist Schwangerschaft ein echtes Privileg.

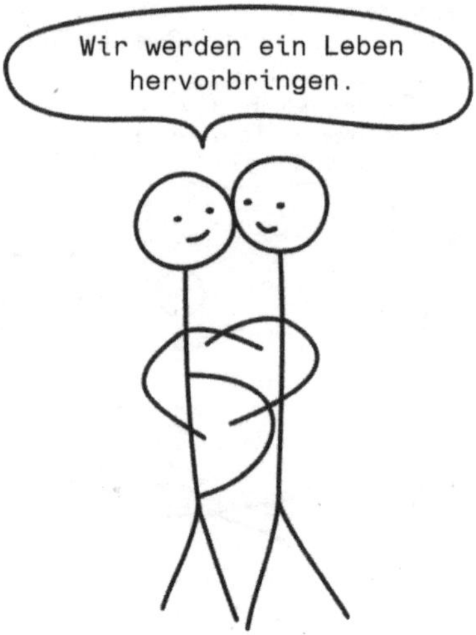

Etwas Wunderbareres gibt es nicht.

MANCHMAL MUSS MAN ABSCHIED NEHMEN

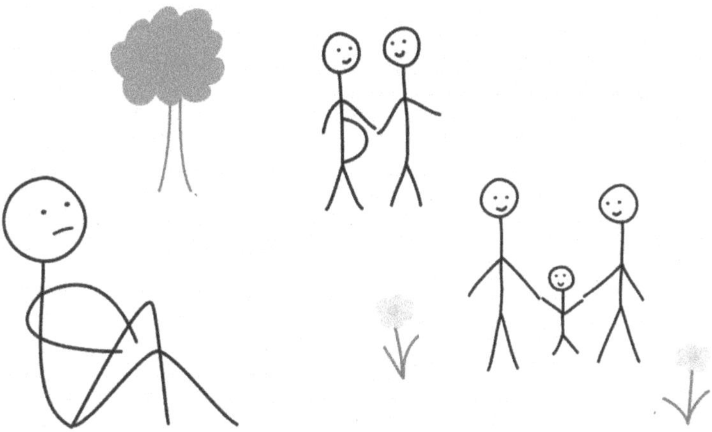

Wenn man Schwangere und dem äußeren Anschein nach perfekte Kleinfamilien sieht, ist man leicht versucht zu denken: »Wow, haben die nicht alles, was man sich wünschen kann?« Gehören Sie zu denen, die verzweifelt auf ein Kind warten, das sie nicht bekommen können, scheinen alle um Sie herum genau das zu haben, was Ihnen fehlt.

Was Sie nicht sehen können, ist der Weg dorthin. Sie sehen die jahrelangen Therapien gegen

Unfruchtbarkeit nicht, nicht die vergeblichen Versuche zur In-vitro-Fertilisation oder die verlorenen Winzlinge. Wenn Sie Glück haben, ist Ihnen all das erspart geblieben. Im schlimmsten Fall haben Paare manchmal alles zusammen hinter sich.

Aber oftmals wissen wir es nicht, weil wir darüber nicht reden, und wenn doch, dann kehren wir es rasch unter den Teppich, weil Leuten – ich schließe mich da nicht aus – unbehaglich zumute wird, wenn sie über traurige Dinge sprechen müssen. Schlimme Themen. Lassen Sie uns eine Tasse Tee trinken und sie »eins von diesen Dingen nennen«.

Haben Sie sich je mit einer Freundin unterhalten, die Ihnen erzählt hat, dass sie eine Fehlgeburt hatte, und dann rasch darüber hinwegging, weil »so was ja dauernd passiert«? Sie sehen, dass ihr die Tränen kommen und es ihr schwerfällt, Ihnen in die Augen zu schauen, denn es ist völlig egal, wie lange sie schwanger war oder wie groß oder klein das Baby geworden ist – es war ein Leben, da war so viel freudige Erregung, so viel Potenzial, und plötzlich ist das alles vorbei, als wäre es eine ganz gewöhnliche Erkältung gewesen: Werde erwachsen, komm drüber weg, jeder hat so was mal! Nur dass bei Fehlgeburten keine rasche Linderung mit ein paar Paracetamol zu erwarten ist.

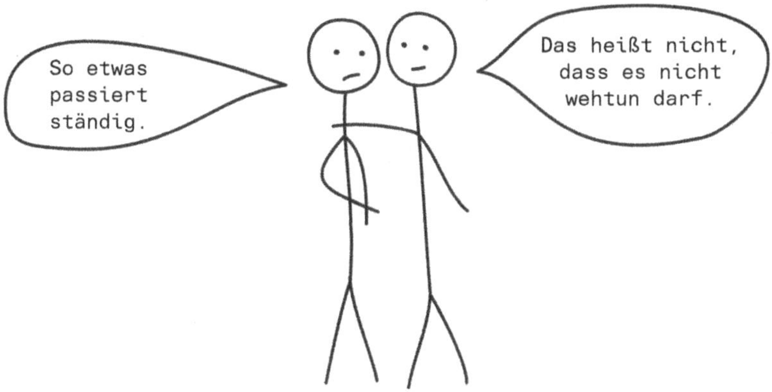
So etwas passiert ständig.
Das heißt nicht, dass es nicht wehtun darf.

Jahre später, wenn diese Paare hoffentlich ein Kind oder mehrere Kinder ihr Eigen nennen, haben sie womöglich dennoch das Gefühl, dass sie ihren Weg dahin nicht erwähnen dürfen, weil sich ihr Traum letzten Endes ja erfüllt hat. Aber man darf den Verlust doch trotzdem empfinden, oder nicht?

Wissen Sie, viele Eltern haben ihre eigenen ganz persönlichen Täler durchschreiten müssen, bis sie dort waren, wo sie jetzt sind – hoffentlich im Glück. Bei uns jedenfalls war es so.

Ich kann nicht über den Herzschmerz berichten, den der vergebliche Versuch, schwanger zu werden, bereitet, weil das nicht das war, was wir durchzustehen hatten. Obwohl ich mir in vielerlei Hinsicht nur vorstellen kann, dass ein Defizit, das sich nicht greifen lässt, nicht unbedingt leichter zu ertragen ist. Als ich zum ersten Mal schwanger wurde, war das Ganze eine große Überraschung, es war eine furchteinflößende »Kriegen wir das hin?«-Überraschung, aber letztlich auch ungeheuer aufregend.

Nach Monaten schlimmster Ganztagsübelkeit war es endlich Zeit für unseren ersten Ultraschall. Ich würde liebend gerne behaupten, dass ich zu den Müttern gehörte, die sich auf die Untersuchung freuten, aber dem war nicht so. Ich habe mich vorher halb um den Verstand gegoogelt und hatte unsägliche Angst vor einer unentdeckten Fehlgeburt. Ich kann Ihnen daher nicht sagen, wie erleichtert ich war, wie erleichtert wir beide waren, als wir auf dem Bildschirm ein Baby mit klopfendem Herzen erblickten. »Stark und gleichmäßig!«, verkündete die Ärztin, und ich fiel erleichtert auf die Liege zurück.

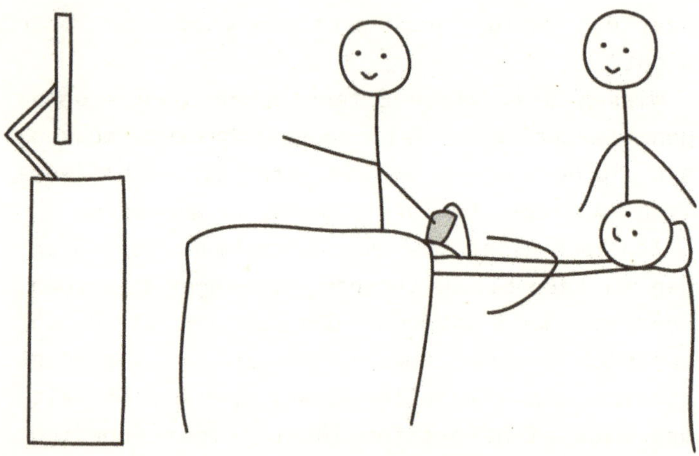

Ein Herz schlug! Ich konnte ein Gesicht erkennen, Hände und Füße. Alles in schönster Ordnung. Wir gehörten zu den Glückspilzen.

Doch statt dass die Ärztin nun weitermachte und uns all die anderen winzig kleinen Körperteile unseres Fetus erläuterte, wurde es um uns herum von einer Sekunde auf die andere reichlich still. Das gefiel mir nicht. Mir behagte die veränderte Stimmungslage ganz und gar nicht, aber mein Kopf sagte mir, alles sei in Ordnung, wir hörten ja den Herzschlag, und das ist doch alles, was man braucht, oder nicht?

Eben nicht, wie sich zeigte.

Alles verschwamm, ein zweiter Arzt kam dazu, immer noch Stille, keine Antworten, wir brauchten mehr Tests und Scans. »Die Dinge stehen nicht gut für Ihr Baby«, sagte man uns.

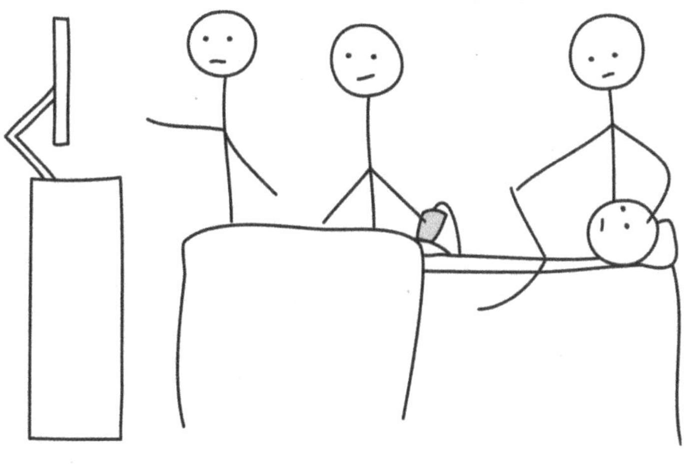

Und dann waren wir draußen, blickten auf ein Wartezimmer voller Paare, die aussahen wie wir noch vor zwanzig Minuten – nervös, aber glücklich. In Händen das Foto von unserem vollkommen aussehenden unvollkommenen Baby.

Keine Telefonanrufe mit frohen Botschaften, nur traurige. Die Textnachrichten, die ich mir im Kopf bereits zurechtgelegt hatte, wurden nie abgeschickt. Ich zog nicht los, um kleine Schlafanzüge, ein Buch mit Vornamen oder winzige Söckchen zu kaufen. Stattdessen folgten eine zähe Warterei, viele Tränen und eine Menge Tests. Es waren schreckliche Wochen, in denen wir versuchten, die Tage dieses ungewissen Schwebezustands herumzubringen, aber letzten Endes wurde uns gesagt, dass unser Baby eine sehr, sehr geringe Chance hatte, am Leben zu bleiben, und es ein Wunder sei, dass sein Herz überhaupt noch schlug.

Ich frage mich, wie mein Herz es fertigbrachte weiterzuschlagen.

Wir trafen die Entscheidung (wenn Sie es so nennen können), Abschied zu nehmen. Es gibt Leute in unserer Lage, mutiger als ich, die vielleicht nicht aufgegeben und auf ein Wunder gehofft hätten, aber ich war nicht so stark. Ich bereue die Entscheidung nicht, aber es wird immer ein Rest von Zweifel und Schuldgefühlen bleiben. Wann immer ich in den Zeitungen von dem einen Baby unter einer Million lese, das es doch geschafft hat, gibt es mir einen Stich ins Herz. Sogar heute noch, etliche Jahre später.

Manche Babys werden verloren, weil die Natur ihren Gang geht, und manchmal müssen Eltern im Angesicht schrecklicher Diagnosen oder lebensbedrohender Beeinträchtigungen herzzerreißende Entscheidungen treffen. Ich habe allerhöchsten Respekt vor allen, die diesen Schritt tun, ebenso wie vor denen, die ihn nicht tun, und werde immer für das Recht einer Frau plädieren, selbst zu entscheiden, wie auch immer die Lage ist. Es gibt bei so etwas keinen leichten Weg.

Menschen gehen mit ihrer Trauer auf verschiedenste Weise um. Ich hatte Angst vor meiner Trauer, hatte Angst, sie würde unser Schicksal werden. Um eine Zukunft zu haben, war das Einzige, was ich wollte, wieder schwanger zu werden. Und ein paar Monate später war ich es.

Die späteren Ultraschalluntersuchungen bei meinen beiden Schwangerschaften waren ein Albtraum, jedes Mal ein Übel, das wir hinter uns bringen, irgendwie überstehen mussten, jedes Mal in nackter Angst. Ich schaute immer erst auf den Bildschirm, wenn alles geprüft und für gut befunden war.

Aber wir haben es geschafft und sind mit zwei wunderbaren Söhnen gesegnet. Ich habe die Familie, die ich immer haben wollte, und von außen betrachtet sehen wir vielleicht so aus, als hätten wir das Glück gepachtet. Aber in unserem Leben wird immer ein kleiner Stern fehlen (den andere Leute nicht sehen können). Wir haben sie Evie genannt und wünschen uns, sie wäre hier bei uns.

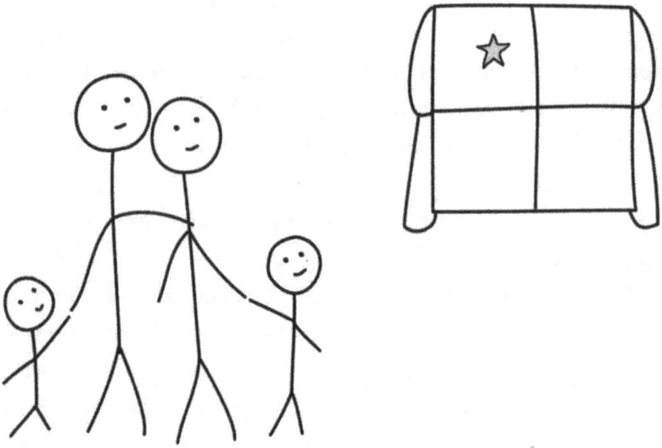

DEN MENSCHEN HERAUSBRINGEN

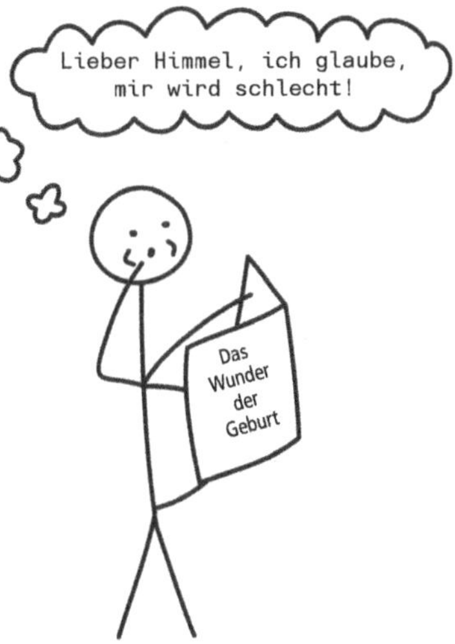
Lieber Himmel, ich glaube, mir wird schlecht!
Das Wunder der Geburt

Eine andere unliebsame Nebenerscheinung des Schwangerseins ist die Geburt. Sie haben vielleicht gedacht, dass die Medizin im 21. Jahrhundert dahingehend gediehen ist, die Geburt zu einer etwas weniger quälenden Angelegenheit zu machen, aber leider ist dem nicht so. Der kleine Mensch muss noch immer durch Ihre Vagina ins

Freie und wird diese dabei mit hoher Wahrscheinlichkeit ordentlich lädieren.

Daneben gibt es auch die Kaiserschnittvariante des Exits, die von manchen Menschen als unfaire Schummelei betrachtet wird, aber in meinen Augen klingt eine große Bauch-OP eigentlich nicht nach so was wie Abschreiben bei einer Mathearbeit. Wie auch immer, das Baby muss raus, und das wird kein Spaziergang.

Um Ihnen ein gewisses Maß an Kontrolle über den Geburtsvorgang zu ermöglichen, werden Sie von vielen Hebammen ermuntert, einen Geburtsplan zu schreiben. Manche Frauen investieren hier eine Menge Gedanken, andere futtern unbeirrt Kuchen und tun so, als würde es nicht passieren. Manche Frauen räumen eben der bevorstehenden Geburt Priorität ein, andere Schokoladen-Eclairs. Es gibt hier kein Richtig oder Falsch.

Nachdem ich mehrfach dazu gedrängt wurde, gab ich schließlich nach und schrieb hinten in mein gelbes Heft zwei kurze Notizen…

1. Kind heil raus
2. Betäubung

Ich machte mir wirklich keine Gedanken. Das Einzige, worum es mir ging, war jener erste Schrei und die Gewissheit, dass alles in Ordnung war. Der Rest würde sich unterwegs schon ergeben.

Kurz, lassen Sie mich Ihnen sagen: Ich hatte keine Angst vor der Geburt und freute mich auf seltsame Weise sogar darauf. Ich hielt mich immer für jemanden mit einer relativ hohen Schmerzschwelle, verspürte sogar fast so etwas wie Neugier (ICH WEISS!) darauf, wie es sich anfühlen würde.

Viele Frauen hatten aufbauende Geschichten zu erzählen, obwohl ich im Rückblick das Gefühl habe, dass nicht alle die Wahrheit gesagt haben.

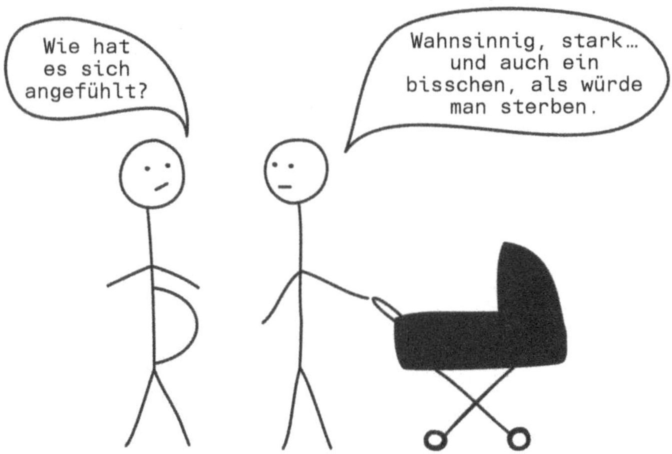
Wie hat es sich angefühlt?
Wahnsinnig, stark… und auch ein bisschen, als würde man sterben.

In diesem Kapitel, dachte ich mir, schreibe ich daher ein bisschen darüber, wie ich das erste Mal Mutter wurde, denn jeder hat etwas für eine gute Geburtsgeschichte übrig, oder? Ja! (Solange sie kurz und knackig ist.)

Und so lernten wir unseren Großen kennen…

7 Uhr morgens: Beim Aufwachen merke ich, dass mir die Fruchtblase geplatzt ist. Leichte Wehen.

9 Uhr: Gehe zu meinem Termin bei der Hebamme. Ohne mich zu untersuchen, behauptet sie, ich hätte mich eingenässt. Ich beharre darauf, dass ich mich nicht eingenässt habe, schließlich weiß ich, wie Pipi aussieht und riecht, und das hier ist anders. »Es ist Harn!«, sagt sie. Nein, ist es nicht. Sie redet mir auch ein, dass das Baby noch sehr hoch sitzt, meine Wehen Vorwehen seien und es für das Kind noch viel zu früh sei (das war vier Tage vor dem errechneten Termin).

9.30: Gehe nach Hause und sage meinem Mann J, er könne beruhigt zur Arbeit fahren, denn die Hebamme meine, ich hätte lediglich ein Inkontinenzproblem, und es bestehe kein Grund zur Sorge. J glaubt, die Hebamme sei eine blöde Kuh und bleibt zu Hause.

Ab 10.00: Verbringe den Tag damit, Malzbrot zu futtern und die Abstände zwischen den Wehen zu stoppen. Die Wehen dauern den ganzen Tag und werden stärker und länger.

19.00: Rufe im Krankenhaus an, habe während des Gesprächs eine Wehe. Sie sagen, es klänge noch nicht heftig genug, und ich solle erst kommen, wenn ich das Gefühl hätte, ich stürbe (oder so ähnlich, sterben haben sie vielleicht nicht gesagt).

20.00: Ich therapiere mich selbst mit einem heißen Bad und Paracetamol.

22.00: Rufe im Krankenhaus an und sage, ich

glaubte zu sterben. Sie sagen mir, dass ich kommen dürfe, sie mich vermutlich aber wieder heimschicken würden. Wir beschließen, es drauf ankommen zu lassen.

22.30: Im Krankhaus teilen sie mir mit, dass es für den Kreißsaal zu früh sei, ich aber bleiben dürfe. Es sei auch noch zu früh für Drogen. Verdammt.

22.45 – 3 Uhr morgens: eine SCHRECKLICHE ZEIT. Fühlt sich an, als malträtiere jemand meinen Bauch und sämtliche inneren Organe wie bei irgendeiner mittelalterlichen Folter mit einem glühend heißen Schüreisen. Alles, was J sagt oder tut, schürt in mir den Wunsch, ihn umzubringen.

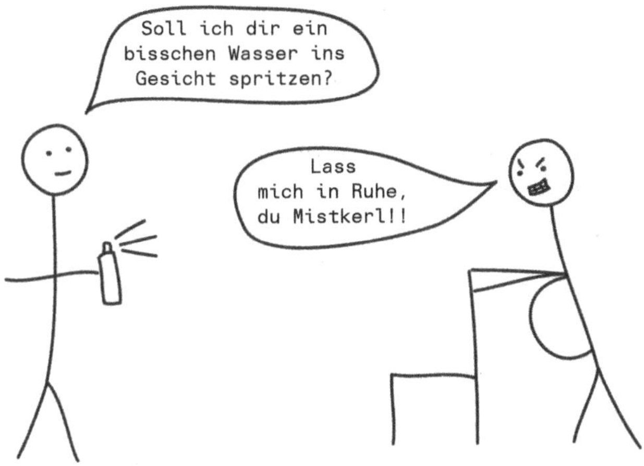
Soll ich dir ein bisschen Wasser ins Gesicht spritzen?
Lass mich in Ruhe, du Mistkerl!!

3.15: Endlich kommt jemand, um mich erneut zu untersuchen. Ich bin jetzt bei sieben Zentimetern und darf in den Kreißsaal, Medikamente gibt es auch. Sie fragen, ob ich ein Bad nehmen möchte. EIN BAD? NEIN, WILL ICH NICHT! Ich will eine PDA und zwar sofort. Vielen Dank, ja?

4.00: Bekomme die PDA. Sie ist die tollste Erfindung aller Zeiten. Die süße Erleichterung darüber, komplett taub zu sein, ist das beste nicht vorhandene Gefühl der Welt.

5.00: Wir sehen zu, wie die Sonne über der Brighton Pier aufgeht, das Leben ist gut.

7.00: Teufel auch, Babys brauchen aber lange, um geboren zu werden! Vierundzwanzig Stunden, die Zeit läuft, und wir warten immer noch.

12 Uhr mittags: Zeit zu pressen! Ich spüre noch immer rein gar nichts und bin seit fast dreißig Stunden wach, schlafe daher zwischen den Wehen mehr oder weniger ein.

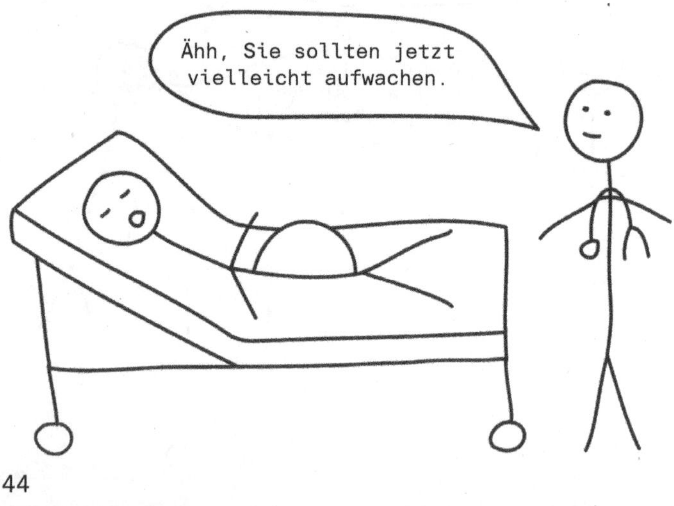

12.35: Das Baby fängt ebenfalls an, sehr müde zu werden, der Herzschlag wird schwächer, es muss so rasch wie möglich heraus. Notfallstation. Jede Menge Menschen. Ich brauche einen Dammschnitt und die Saugglocke. Auf einmal sollen wir unser Baby kennenlernen. Ich weiß nicht, ob ich schon bereit dafür bin! Was, wenn ich es nicht liebhabe? Was, wenn es komisch aussieht?

12.45: Ein megagroßer Ruck, und unser Baby ist geboren. Kein »es« mehr, sondern ein Er! Unser Sohn. Da ist er. Er ist wundervoll. Ein Auge geht nicht ganz auf, ich mache mir Sorgen, dass etwas nicht stimmt, aber die Hebamme sagt, er sei einfach ein bisschen gequetscht worden (bis heute sieht man bei ihm, wenn man genau hinschaut, dass ein Auge etwas größer ist als das andere).

Wir lieben ihn auf der Stelle, so wie er ist, mit schiefem Auge und allem.

Ich finde keine Worte, die die Erleichterung, die meinen Körper in jenem Moment durchflutete, treffend beschreiben würden. Ich glaube, ich hatte mir nie richtig gestattet, daran zu glauben, dass ich Mutter werden würde. Mein Kind sicher in den Armen zu halten war etwas, das ich mir nicht auszumalen gewagt hatte.

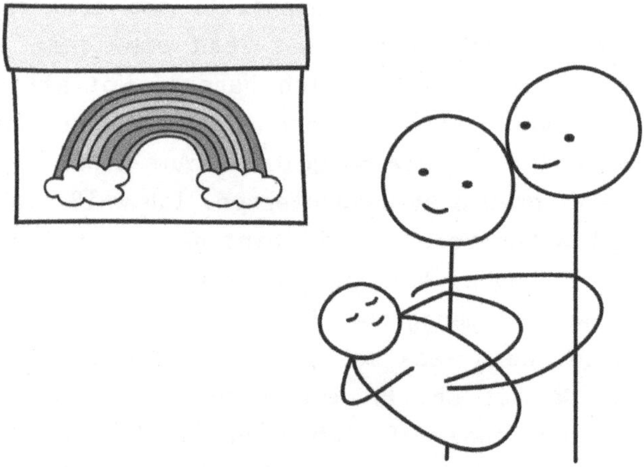

Ich wünschte, ich hätte das Gefühl des Staunens festhalten können – euphorisch, beängstigend und surreal in einem. Es ist der Grund dafür, dass ich häufig zögere zu sagen, wir seien mit der Familienplanung »fertig«. Es macht süchtig – trotz der Schmerzen (Anmerkung vom vernunftgesteuerten Teil deines Gehirns: Du bist fertig!).

Ich würde an dieser Stelle nur zu gerne mit diesem Glücksgefühl enden. Ich konnte es kaum erwarten, mit meiner frischgebackenen Familie nach Hause zu fahren, aber leider mussten wir noch ein paar Tage im Krankenhaus bleiben.

Stillen schien ein Ding der Unmöglichkeit, und als der Katheter, der bei jeder PDA gelegt wird, gezogen wurde, war ich nicht in der Lage, auch nur einen Tropfen zu pinkeln, weshalb mir ein neuer Katheter gelegt wurde (PDAs haben leider ihre Schattenseiten).

Ich war ein beklagenswerter Anblick. Ich weinte, weil mir alles wehtat, weinte, weil das Stillen wehtat und kein Ende nahm, weinte, weil ich es hasste, meinen Urinbeutel mit mir herumzuschleppen.

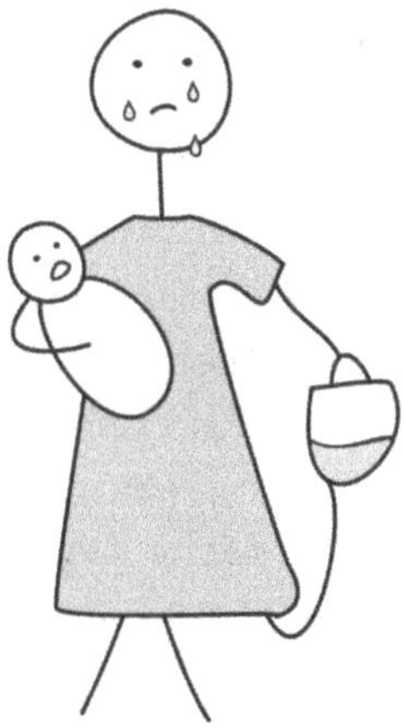

Ich weinte, weil ich seit Tagen nicht geschlafen hatte. Die Schwestern bekamen Mitleid mit mir und verfrachteten mich in ein Einzelzimmer, brachten mir ein bisschen flüssiges Morphium (in einem Schnapsglas!) und schoben den Großen hinaus, damit ich endlich ein bisschen Ruhe hatte. Kurz darauf war ich ein Glücksbärchi, das auf Wolke sieben herumhüpfte, fiel in meine Kissen und schlief den besten Schlaf meines Lebens.

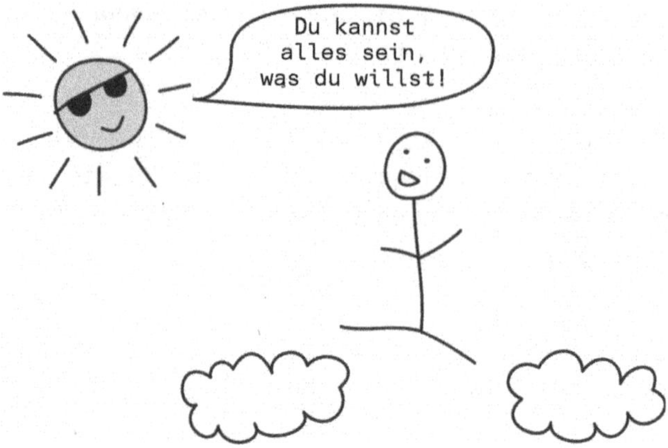

Schließlich kam ich wieder zurück auf die Erde. Endlich schaffte ich den heißersehnten Tropfen Pipi. Und endlich schafften wir es, entlassen zu werden. Aber bevor ich mit dem Thema Heimkehr mit Baby weitermache, muss ich Ihnen noch rasch erzählen, wie anders die Geburt des Kleinen verlief.

Ich beschloss, dieses Mal besser vorbereitet zu sein. Ich kaufte mir Bücher über Schmerzmanagement und arbeitete an meiner Atmung, was wirklich half – am meisten aber half, dass es dieses Mal höllisch viel schneller ging…

7 Uhr morgens: Wache auf mit Wehen, versichere J, dass es noch ewig dauern werde, und er geht zur Arbeit. Baby kann noch nicht kommen, denn ich muss zum Friseur, meinen Ansatz nachfärben lassen, und DAS hat Vorrang.

11.00: Lasse mir die Haare machen. Rede ein

bisschen Small Talk mit der Friseurin und fange an, mich zunehmend unwohl zu fühlen. Beiße die Zähne zusammen. Will keinen Aufstand machen. Bin schließlich und endlich Britin.

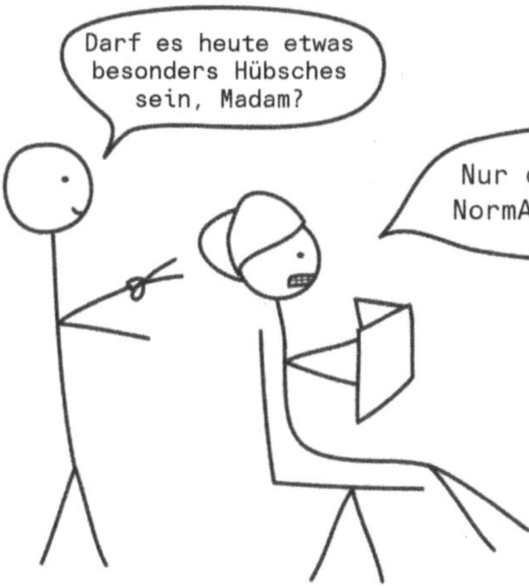
Darf es heute etwas besonders Hübsches sein, Madam?
Nur das ganz NormAAAAAAle!

14.00: Auf dem Heimweg rasch auf einen Sprung in den Supermarkt, Malzbrot kaufen, das hab ich beim ersten Mal gegessen – vielleicht bringt es Glück?! Im Gang mit den Müslis platzt die Fruchtblase. (Wenn ich Leuten das erzähle, fragt jeder, ob man mir dafür nicht ein Jahr freies Einkaufen gewährt hat, und ich muss dann immer Nein sagen, denn ich tat, was jeder normale Mensch getan hätte: Ich watschelte so schnell es ging nach draußen und hoffte, dass niemand etwas mitbekommen hatte. Noch einmal: Ich bin Britin!)

14.30: Das Fruchtwasser enthält Kindspech, also müssen wir so schnell es geht ins Krankenhaus. Rufe meine Mutter an, damit sie den Großen aus der Vorschule abholt, und warte darauf, dass J von der Arbeit kommt und uns hinfährt.

15.00: Während J das Auto beim Krankenhaus parkt, versuche ich ein letztes Selfie von meinem ausgewachsenen Bauch zu machen, weil ich vorher nie dazu kam. Wie konnte das alles nur so schnell gehen?

15.15: Die Wehen kommen rasch aufeinander, also gleich ab zur Entbindung, Hebamme fragt, ob ein Medizinstudent zum Zuschauen dazukommen kann. Ich willige ein, weil es mir an diesem Punkt egal ist und ich ohnehin nicht mitbekomme, wer alles im Raum ist.

15.30: Mir wird ziemlich unwohl. Ich habe Blähungen und Luft im Bauch und fange an, auf die Fensterbank zu trommeln, wie es die Ablenkungstechnik der Scherzmanagementbücher vorsieht.

14.20: Ich müsste aufs Klo!!!! Offenbar ist es nur das Baby, das sich auf den Weg nach draußen macht. Es fühlt sich unbeschreiblich seltsam und schwer und überhaupt nicht richtig an.

16.30: Ich brauche eine PDA!!! Die Hebamme fragt, ob ich noch zwanzig Minuten aushalte, das Baby werde bald kommen. Ich bin schockiert – ich dachte, es würde noch Stunden dauern. Natürlich kann ich zwanzig Minuten aushalten.

16.43: Der Kleine kommt zur Welt – rasch und problemlos. Es war schmerzhaft, aber komplett auszuhalten, wir sind zu gleichen Teilen erschrocken und begeistert über unseren zweiten Sohn, der seinem Bruder aufs Haar gleicht.

Es war so ganz anders als beim ersten Mal. Ich hatte nicht im Bett gelegen und Zeitschriften gelesen oder geschlafen. Ich hatte aktiv mitgewirkt und das Baby in Eigenregie herausgeatmet und gepresst, das fühlte sich unbeschreiblich an (aber um es ehrlich zu sagen, beide Arten haben ihre Vorzüge, und ich kann Ihnen versichern, dass Sie weder einen Orden noch einen Belobigungssticker kriegen, wenn Sie ohne Medikamente auskommen).

Ein bisschen später, als ich mit hochgebockten Beinen dalag und meine lädierte Vagina von den OP-Leuchten bescheinen ließ, bemerkte ich endlich den zuschauenden Jungarzt. Er war eine ganz attraktive Erscheinung...

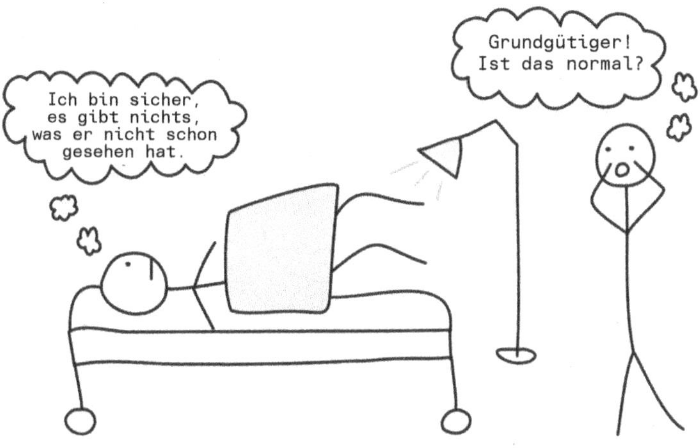
Ich bin sicher, es gibt nichts, was er nicht schon gesehen hat.
Grundgütiger! Ist das normal?

...und mir tat es unglaublich leid, ihm diesen desaströsen Anblick bieten zu müssen.

Dieses Mal war ich nur zu gerne im Krankenhaus – ungeachtet der Tatsache, dass ich die ganze Nacht kein Auge zutat. Die Frau in der Kabine neben mir schnarchte ohne Unterlass. Die Schwestern mussten sie wecken, wenn ihr Baby schrie, weil sie es nicht hörte. Ich konnte nicht nachvollziehen, wie sie so tief schlafen konnte. Ich war hellwach, zum Teil sicher wegen des Geschnarches, vor allem aber wegen der überbordenden Liebe, die ich empfand. Ich war wieder mittendrin, und alle Sorge, ich würde womöglich einen weiteren kleinen Menschen nicht ganz so sehr lieben können wie den ersten, waren verflogen. Es war einfach genauso beglückend wie beim ersten Mal, und mir wird jene schlaflose Nacht, die wir, nur wir zwei, zusammen im Krankenhaus verbracht haben, immer in kostbarer Erinnerung sein.

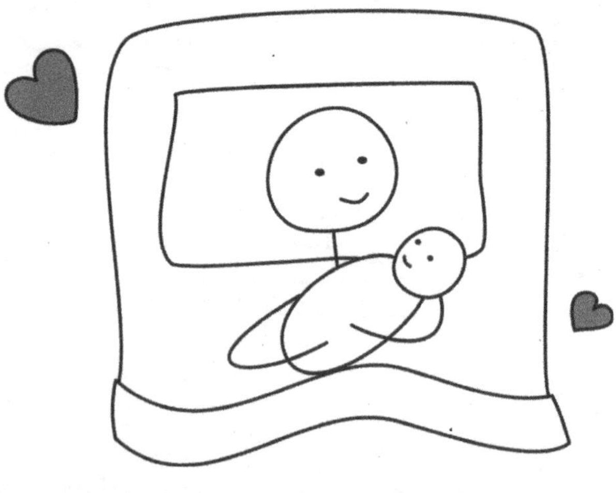

Außerdem hab ich mir bei beiden Geburten nicht in die Hose gemacht, es ist also keine Unabwendbarkeit.

UND JETZT? KEINE AHNUNG...

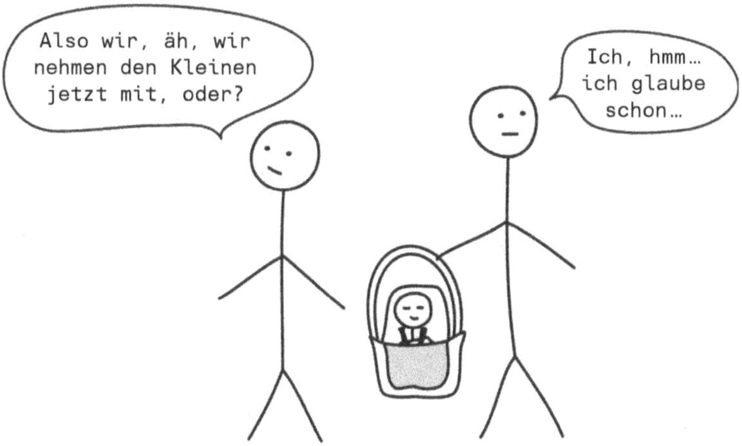
Also wir, äh, wir nehmen den Kleinen jetzt mit, oder?
Ich, hmm… ich glaube schon…

»Okay, Sie können jetzt nach Hause!«, sagte der Arzt. Wir saßen schon seit Stunden herum, warteten auf die Formulare, die noch auszufüllen waren, und die letzten Untersuchungen, aber diese Worte kamen trotzdem ein bisschen plötzlich. Das Baby in seinem nagelneuen Autositz anzugurten und mit ihm aus der Entbindungsstation zu spazieren fühlte sich ein bisschen so an, als schmuggelten wir in den Ärmeln unserer Schulpullover Süßigkeiten aus dem Kaufhaus (was ich natürlich nie getan habe, Mama!). Würde nicht gleich jemand kommen und uns fragen, was uns, Teufel noch mal, einfiele und was wir da mit diesem Kind vorhätten?

Aber obwohl wir das Gefühl hatten, von nichts eine Ahnung zu haben, waren wir doch unglaublich aufgeregt, dass es nun nach Hause ging und wir anfangen konnten, als richtige kleine Familie zu leben. Erinnern Sie sich noch an Ihre allerersten Tage mit Ihrem Neugeborenen zu Hause? Ich schon.

Ich erinnere mich, dass ich durch die Tür trat und mir sofort eine merkwürdig veränderte Atmosphäre auffiel. So, als sei alles plötzlich ganz anders geworden. Ich erinnere mich, dass ich furchtbar müde war und gleichzeitig so wahnsinnig glücklich. Ich erinnere mich, dass ich zusammengekuschelt auf dem Sofa Besucher empfing, Kuchen aß, die Blumensträuße bestaunte, das Baby herumreichte und andauernd im Schlafzimmer verschwand, um es dort halb ausgezogen zu füttern. Ich erinnere mich an die Besuche der Hebammen und meine Tränen an ihren Schultern, und daran, dass Leute Essen mitbrachten. Ich erinnere mich an den köstlichen Milchduft vom Köpfchen meines Sohnes und den süßlichen Popcorngeruch seiner vollen Windeln. Ich erinnere mich an all die niedlichen Kleidungsstücke, die die Leute uns brachten, und unser Gelächter angesichts ihrer Größe.

Ich erinnere mich, dass ich absolut furchtbar aussah, mich aber fühlte wie ein Superstar.

Ich erinnere mich an grotesk angeschwollene Brüste, warme Bäder, wunde Brustwarzen und die Stunde, die ich auf der Toilette verbrachte, um ganz vorsichtig meinem ersten Stuhl nach der Entbindung ans Licht der Welt zu verhelfen. Ich erinnere mich, dass ich am hellichten Tag kitschige Fernsehsendungen anschaute und bei den Seifenopern heulte, auch wenn es gar nichts zu heulen gab. Ich erinnere mich an die sorgfältige Anordnung der Kissen auf dem Sofa, die mich einlud, mich niederzulassen, und ich erinnere mich, dass all das völlig in Ordnung war, weil ich von so viel Liebe umgeben war.

Ich erinnere mich an den wunderbarsten kleinen Jungen, den ich je hatte trinken sehen, und der, wenn er satt war, zu einer kleinen Kugel zusammengerollt auf meiner Brust einschlief. Ich erinnere mich, dass ich dachte, ist doch gar nicht so schwer alles, und daran, wie ich J nachwinkte, als er zur Arbeit fuhr, ein bisschen ängstlich zwar, aber eigentlich voller Selbstvertrauen, dass ich es schon hinbekommen werde, allein für mein Baby zu sorgen.

Dann geschah etwas. Die Sache mit dem Milchkoma hörte auf zu funktionieren. Das Baby war erst ein paar Wochen alt, und schon stimmte etwas mit ihm nicht.

Ich stillte es, aber es blieb wach, und nicht nur das – es war dabei nicht glücklich. Es weinte und konnte nicht aufhören. Also tat ich, was viele frischgebackene Mütter tun. Ich surfte im Internet und las auf der Suche nach Antworten einen Säuglingsratgeber nach dem anderen.

Die Ratschläge dort klangen alle so logisch. Wir brauchten eine Routine, einen Still- und Schlafstundenplan; statt uns einhändig unsere Lasagne einzuverleiben, während unser Sohn auf unserem Arm schlief, sollten wir ihn anständig zu Bett bringen. Es gab nur ein Problem. Er weigerte sich, auf das Verfahren einzusteigen.

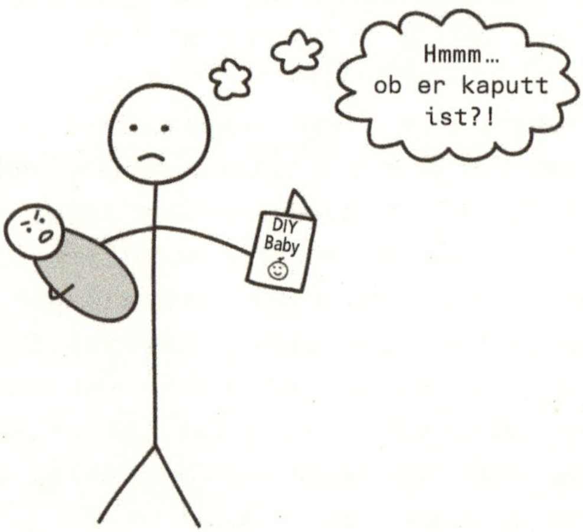

Ich war durcheinander. Die ganzen Babys in den Büchern wurden viel unregelmäßiger gefüttert und schliefen viel länger. Warum hatte ich ein Mängelexemplar?

Nicht nur, dass er sich nicht an einen einfachen Tagesplan halten konnte, er bekam zu allem

Überfluss abends auch noch Koliken, und ich fing an, mich vor dem zu fürchten, was viele Leute »die Geisterstunde« nennen, aber treffender als »die fünf Geisterstunden« beschrieben wäre.

Helft mir, dachte ich. Helft mir.

»Genieße die erste Zeit!«, sagten die Leute. »Sie ist so schnell vorbei!«

Ich erinnere mich, dass ich dachte, das wolle ich gottverdammt hoffen!

»Es wird besser!«, sagten die Leute. »Mit sechs Wochen erntest du ein Lächeln, sie hören auf, so viel zu schreien, und fangen an, dir etwas zurückzugeben!«

Aber ich erinnere mich nicht, dass es besser wurde. Ich erinnere mich, dass ich mir wie eine Versagerin vorkam, ich erinnere mich an einen Teufelskreis aus Abpumpen, weil meine Brüste zum Stillen zu wund waren, und Zufüttern mit Babynahrung, weil ich nie genug Milch hatte. Ich erinnere mich, dass ich erschöpft war und mich schuldig fühlte, weil ich das alles so vermasselte. Ich erinnere mich, dass ich mir im Fernsehen Stillberaterinnen anschaute, die versuchten, das perfekte Anlegen bei komplett verkorksten Brüsten zu erklären, und ich sehnsüchtig darauf wartete, dass eine von ihnen sagen würde: »Sie haben das toll gemacht, aber es ist in Ordnung, wenn Sie jetzt aufgeben!«

Ich erinnere mich an die Spuckerei, das ständige Wechseln vollgespiener Schlafanzüge und daran, dass ich verzweifelt jede erdenkliche Art von Fläschchen und Kolik-Arzneien ausprobierte, die mir in die Finger kam. Ich erinnere mich an das Gefühl des Alleingelassenseins, auch dann, wenn ich von vertrauten Gesichtern umgeben war, und ich erinnere mich, dass ich nachts wach lag, weil ich vor lauter Angst nicht schlafen konnte. Ich erinnere mich, dass ich mich zutiefst bestürzt fragte, wie und warum jemand mehr als ein Kind würde haben wollen. Ich erinnere mich, dass ich meinen Sohn auf seiner Spieldecke anschaute und nicht wusste, was ich mit ihm machen sollte, erinnere mich an meine Angst und daran, dass ich mich fragte: Was passiert, wenn ich das nicht hinkriege?

Ich weiß nicht, wie ich es geschafft hätte, wenn ich ganz allein gewesen wäre. Ich wachte regelmäßig mitten in der Nacht auf und hatte Panikattacken. J war immer für mich da und übernahm die Arbeit meiner rationalen Gehirnhälfte, die komplett vernebelt war von babybedingter Paranoia. Er sorgte dafür, dass ich mir einen Termin beim Arzt geben ließ und eine Weile bei meinen Eltern wohnte.

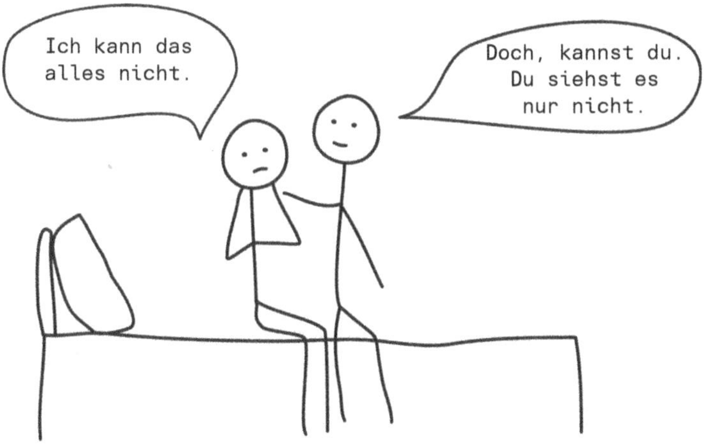
Ich kann das alles nicht.
Doch, kannst du. Du siehst es nur nicht.

Ich hatte Glück – mit ein bisschen Hilfe und ein paar Schachteln Tabletten ging es mir wenige Monate später um Längen besser.

Es ist merkwürdig: Wenn ich heute auf jene Zeit zurückblicke, kommt es mir trotz der vielen Dinge, an die ich mich erinnere, so vor, als schaute ich durch eine beschlagene Fensterscheibe auf eine andere Ausgabe meiner selbst. Heute frage ich mich, warum ich es je so schwierig finden konnte, ein kleines unbewegliches Baby zu versorgen. Mit einem Kleinkind im Schlepptau unterwegs zu sein, das mit Vorliebe dann auf die Straße rennt, wenn Sie in der Öffentlichkeit Ihr zweites Baby zu stillen versuchen, war doch sicherlich um Längen schwieriger, oder?

War es aber nicht, denn an diesem Punkt in meinem Leben hatten sich die Dinge längst verschoben – es ging nicht mehr vorrangig um mich, sondern es drehte sich alles um jemand anderen. Ich konnte nicht mehr spontan Schlüssel und Portemonnaie schnappen und zum Laden an der Ecke flitzen, um Chips zu kaufen. Ich hatte das Leben neu lernen müssen, und zwar mit einem anderen an erster Stelle.

Ich bin nicht sicher, ob es Menschen gibt, die ihre ersten Schritte auf dem Gebiet des Elternseins leicht finden, auch wenn sie eine natürliche Einstellung dazu haben und völlig entspannt davon geträumt haben. Es ist unmöglich, das Gefühl zu beschreiben oder sich darauf vorzubereiten. Es ist wunderbar, aber es ist auch eine Bürde. Auch ein Herz, das noch so sehr voller Stolz, Liebe und Begeisterung schlägt, kann sich sehr wohl wie eines anfühlen, das entzweigegangen ist.

Ich kann hier also nicht viel guten Rat oder Erklärungen für werdende oder frischgebackene Eltern geben. Nichts, niemand und keine Worte, können Sie wahrhaft auf das Elternsein vorbereiten. Und wenn doch, wäre Ihre Erfahrung eine andere als meine, leichter (hoffentlich) oder schwerer (hoffentlich nicht) – wer weiß.

Es gibt allerdings ein paar Dinge, die ich unterwegs gelernt habe. Hier sind sie:

- Babybücher zu lesen und unermüdlich zu googeln mag manchen Menschen helfen, aber für mich war beides die Wurzel allen Übels. Beim zweiten

Mal haben wir uns allein an unsere höchstpersönliche Routine herangetastet (was Sie beim zweiten Baby vermutlich ohnehin tun müssen) und waren alle so dermaßen viel froher damit.

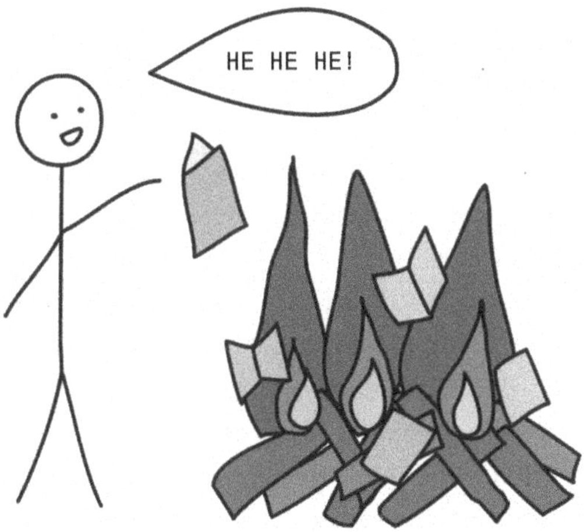

Hier veranstalte ich ein großes Freudenfeuer, in dem ich einen Riesenstapel Elternratgeber verbrenne. In Wirklichkeit habe ich sie lediglich in die Bücherei zurückgebracht beziehungsweise an Wohltätigkeitsläden verschenkt, aber das klingt bei Weitem nicht so dramatisch und sieht auch nicht so aus.

- Es ist unter Umständen nicht einfach. Es ist in Ordnung, wenn Sie finden, dass es so ist, aber wenn es sich erdrückend schwer anfühlt, dann müssen Sie jemanden zurate ziehen.
- Obwohl ich mit dem Stillen bei meinem ersten Sohn elendig gescheitert bin, klappte es beim

zweiten problemlos. Ich kann Ihnen außerdem berichten, dass ich zwischen beiden Kindern nicht den kleinsten Unterschied feststelle, und bedaure lediglich, dass ich damals so viel Zeit damit verschwendet habe, mir Vorwürfe zu machen.

- Manche Babys schreien dauernd, weil es das ist, was sie eben tun. Sie hören alle damit auf… irgendwann.
- Ungeachtet dessen, was die Leute Ihnen erzählen, sie müssen nicht jede Minute genießen. Manche Augenblicke – beispielsweise, wenn Ihr Sohn Ihnen ins Gesicht spuckt –, sind absolut nicht genießenswert. Genießen Sie, was Sie können, und schämen Sie sich nicht, wenn Sie manches zum Kuckuck wünschen.
- Sie werden früher oder später einen Rhythmus gefunden haben, der es Ihnen möglich macht, das Haus vor Mittag zu verlassen (auch wenn dazu womöglich eine Menge Gefluche gehört).
- Aber wenn Sie um sechs Uhr abends immer noch im Schlafanzug herumhängen, umgeben von voll gespuckten Mulltüchern, halb leer gegessenen Müslischalen und kalt gewordenem Tee, dann seien Sie nicht verzagt, weil Sie den ganzen Tag über »nichts« getan haben. Ich wette, Ihr Baby ist trocken und satt, hat es warm und kuschlig, und das ist nicht nichts, sondern alles.
- Wenn Sie gerade Mutter geworden sind, wenn Sie eine frischgebackene Mutter kennen, die ein

bisschen Zuspruch brauchen könnte, oder auch nur, wenn es Ihnen vor zwanzig Jahren, als Sie es nötig gehabt hätten, niemand gesagt hat: Das ist für Sie…

Du machst deine Sache großartig

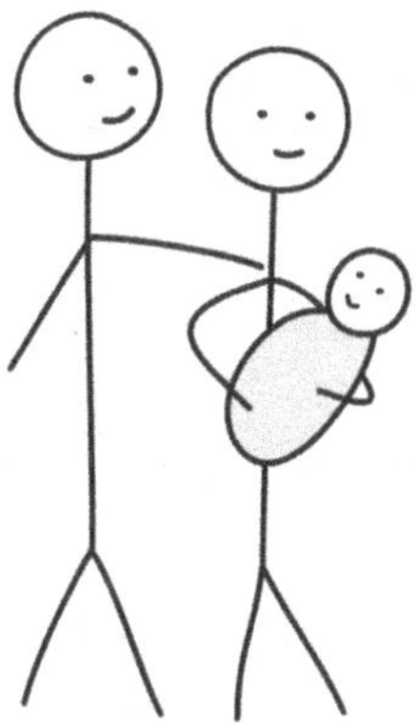

Einfach da sein und sich gelegentlich ins Schlafzimmer verziehen, um einen ordentlichen Schrei rauszulassen, ist immer noch großartige Arbeit! Ebenso, wenn Sie sich im Bad verstecken und heimlich einen Schokoriegel verdrücken… Oh und die Minuten zu zählen, bis es gesellschaftlich akzeptiert ist, zum Weinglas zu greifen, ist immer noch klasse (glaube ich).

- Ich wusste damals nicht, was zu tun war, ich weiß auch heute noch nicht immer, was ich zu tun habe, und ich bin nicht sicher, dass irgendwer sonst es weiß. Neunundneunzig Prozent des Elternseins ist nichts anderes als Improvisation.

SUCHEN SIE SICH EIN PAAR NEUE FREUNDE

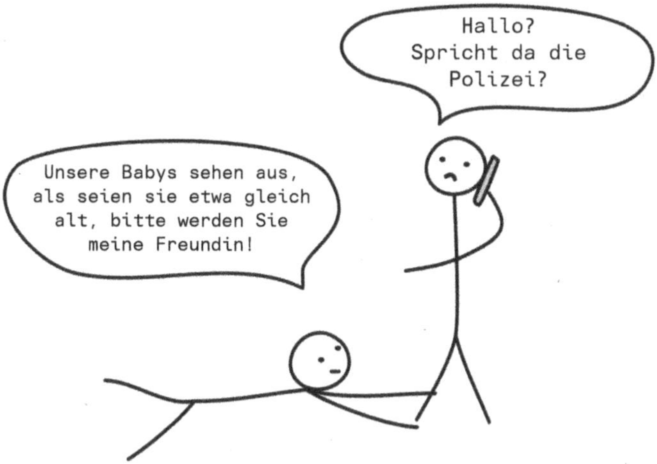
Hallo? Spricht da die Polizei?
Unsere Babys sehen aus, als seien sie etwa gleich alt, bitte werden Sie meine Freundin!

Viele Jahre, bevor ich selbst Kinder hatte, war ich einmal bei meiner Freundin Hannah zu Gast, die soeben ein Baby bekommen hatte. Als ich gerade unter die Dusche gehen wollte, bat sie mich, es zu lassen, weil die Lüftung im Badezimmer ihren Sohn aufwecken würde. Was zum Teufel?, dachte ich. Warum kriegen Leute überhaupt Kinder, wenn sie so wild darauf sind, dass die dauernd schlafen?

Ich war felsenfest davon überzeugt, dass ich irgendwann einmal nicht zu den unglaublich öden Leuten gehöre würde (entschuldige, Hannah), die zulassen, dass ihre Sprösslinge ihr gesamtes Leben umkrempeln. Ich meine, ich würde doch garantiert nie sagen, dass ich mich nicht um ein Uhr zum Mitttagessen treffen könne, weil da Schlafenszeit ist – Kinder haben sich Ihren Plänen zu fügen, oder wie sehen Sie das?

Kurz: Ich war eine von diesen ahnungslosen kinderlosen Idiotinnen, denen man einen toten Fisch um die Ohren hauen sollte.

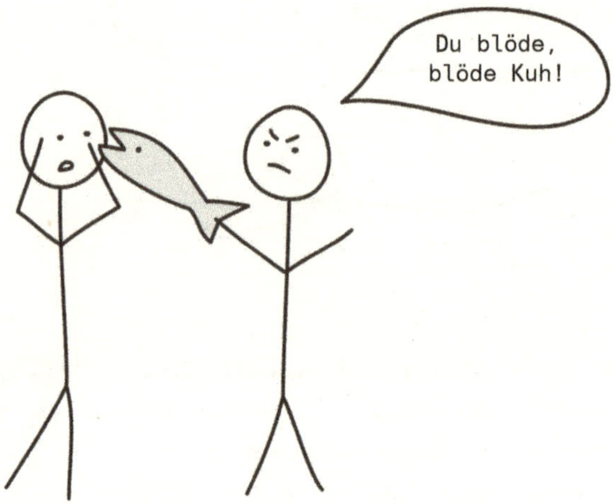

Es hat sich nun einmal gezeigt, dass Kinder ausgesprochen gut darin sind, Ihr Leben komplett über den Haufen zu werfen. Meine haben zum Beispiel dafür gesorgt, dass ich das Haus nicht mehr ohne drei vollgepackte Taschen verlassen kann, haben nicht nur mein langes Ausschlafen, meine gemütlichen Sonntagsbrunche und das sonntagnachmittägliche Zeitungschmökern torpediert, sondern auch meinen jugendfrischen Teint und mein Bestreben, irgendetwas anderes als Jogginghosen zu tragen, meine Energie, meine straffen Brüste, die Fertigkeit, in ganzen Sätzen zu sprechen, außerdem die Auszeit, die ich WIRKLCH brauche, um einen Kater zu verdauen. Und zu allem Überfluss, aus all den bereits genannten Gründen, haben sie angefangen, an den Beziehungen zu sägen, die ich zu kinderlosen Freunden hatte.

Widersprechen Sie, so viel Sie wollen: Aber eine Menge Dinge, die Sie immer getan haben, sind für Babys (auch Spaßbremsen genannt) einfach nicht geeignet.

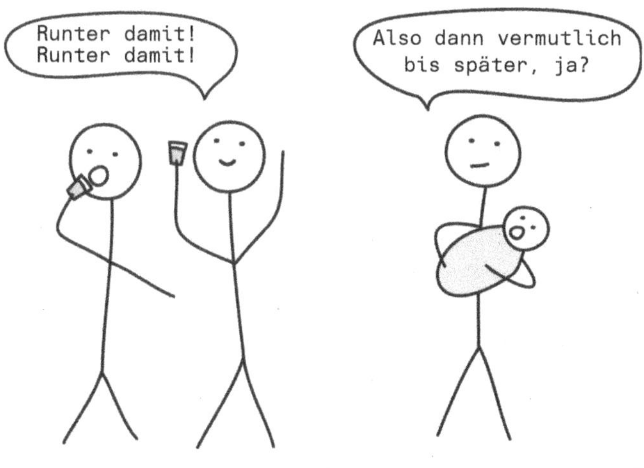
Runter damit!
Runter damit!
Also dann vermutlich
bis später, ja?

Denn, wissen Sie, ich war nicht mehr die spontane, unterhaltsame, »Lass uns die Nacht durchmachen und unsere Top five Chips bewerten«-Katie. Mit einem Mal drehten sich die meisten meiner Gespräche ums Zahnen, um Milchschorf, Durchfall, Windeln (nicht meine natürlich), Schnuller abkochen und die Frage, welche Babytrage die beste sei. Ja, ich fand das interessant (mehr oder weniger), es war meine Welt, aber für andere Leute war ein Großteil davon ziemlich langweilig. Zur Hölle, manchmal brach ich gar in Tränen aus angesichts der Ödnis und Alltäglichkeit von alledem.

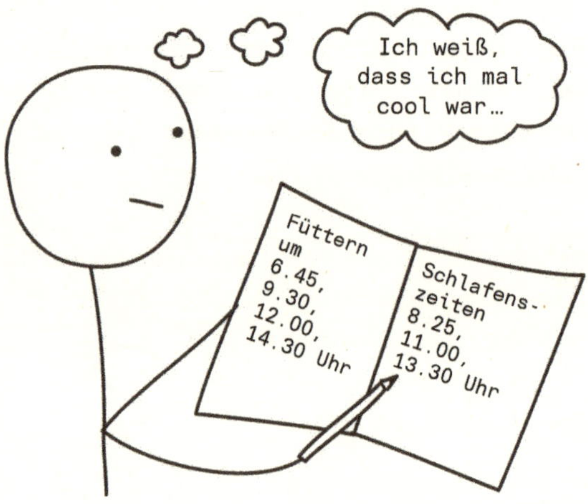
Ich weiß, dass ich mal cool war...
Füttern um 6.45, 9.30, 12.00, 14.30 Uhr
Schlafens-zeiten 8.25, 11.00, 13.30 Uhr

Erinnern Sie sich an die Leute, die Ihnen seinerzeit so auf den Zeiger gingen, weil sie andauernd Babyfotos auf Facebook posteten? Tja, jetzt sind das vermutlich Sie selbst. Jawohl, in den ersten paar Monaten Ihres Babys werden Sie höchstwahrscheinlich Ihr Facebook-Foto gegen das Ihres Sprösslings eintauschen, denn, seien wir ehrlich, Babys sind viel schöner, jünger, süßer – und Sie sehen im Augenblick wahrscheinlich ziemlich scheiße aus (Entschuldigung).

Was tun also, wenn Leute ohne Kinder keine Lust mehr haben, mit Ihnen zu reden, weil das Einzige, worüber Sie reden wollen, Ihr Kind ist, und wenn Sie keine Lust mehr haben, mit Leuten ohne Kinder zu reden, weil das Einzige, worüber die reden, Dinge sind wie die, dass sie unerklärlich müde seien, wo sie doch letzte Nacht dreizehn Stunden geschlafen (und dann den Vormittag mit Schinkensandwiches im Bett verbracht) haben, diese Armleuchter…?

Ersetzen Sie sie durch neue!

Eine der besten Möglichkeiten, Elternkumpel aufzutun, sind Geburtsvorbereitungskurse. Die Vorstellung, sich mit Leuten anzufreunden, nur weil Ihre Kinder höchstwahrscheinlich in etwa zur gleichen Zeit Ihre Vagina passieren werden, mag auf den ersten Blick ein wenig befremdlich erscheinen, aber machen Sie sich keine Gedanken. Sie müssen die Betreffenden nicht einmal besonders mögen. Einfach jemanden zu haben, mit dem Sie hin und wieder Kaffee trinken und dem Sie etwas vorheulen können, IST genug. Auch gibt es für jedes Paar, das die Sitzung umwerfend erhellend findet, mindestens eines, das dasitzt und denkt: »Bla, bla, bla, was koche ich heute Abend?« Sie schauen, wo Sie sich in diesem Spektrum wiederfinden und versuchen, sich zu denen zu gesellen, die Ihnen am ehesten entsprechen.

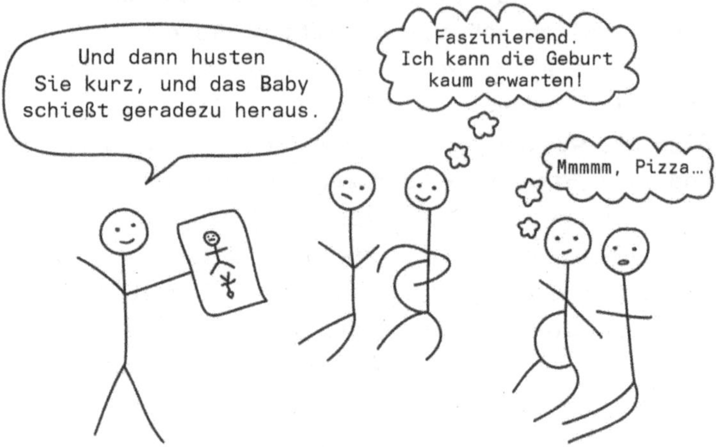
Und dann husten Sie kurz, und das Baby schießt geradezu heraus.
Faszinierend. Ich kann die Geburt kaum erwarten!
Mmmmm, Pizza…

Eine andere Möglichkeit, Mamafreundinnen zu finden, sind Babykurse (siehe das Kapitel zu den Gründen, warum Sie diese Veranstaltungen unbedingt *meiden* sollten) und Stillgruppen – oder Sie werfen sich einfach im Park wildfremden Menschen vor die Füße. Wenn Sie Vater in Elternzeit sind und einen anderen Vater in Elternzeit erspähen, werden Sie sich vermutlich an ihn klammern wie an eine Rettungsinsel bei einem Hurrikan mitten im Pazifik.

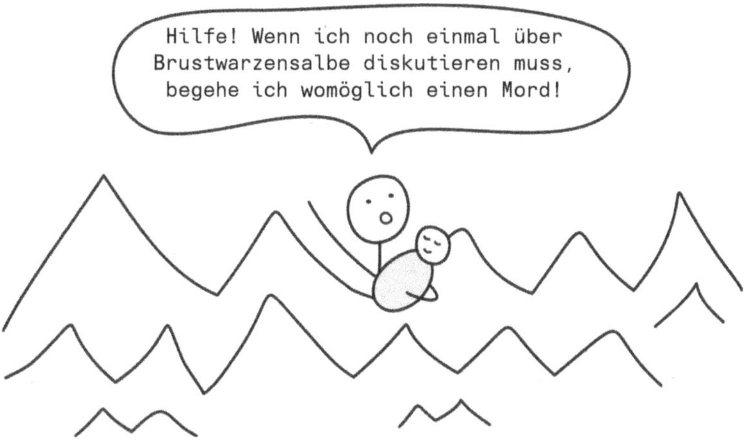
Hilfe! Wenn ich noch einmal über
Brustwarzensalbe diskutieren muss,
begehe ich womöglich einen Mord!

Nun, da Sie hoffentlich ein paar Mama- (oder Papa-)Freunde gewonnen haben, wollen wir deren Qualitäten betrachten. Eine nervige Freundin, deren Baby super schläft und isst und lächelnd im Zimmer umherblickt statt zu versuchen, anderer Leute Trommelfell durch unablässiges Brüllen zu sprengen, ist sicher besser als gar keine (glaube ich, aber ganz sicher bin ich ehrlich gesagt nicht), aber idealerweise versuchen Sie, Freundinnen zu finden, die ähnliche Ansichten und Anliegen haben wie Sie selbst.

Hier zum Beispiel eine Auflistung, die zeigt, zu was für einer Sorte Mutter ich mich hingezogen fühlte:

- Zu jemand, dessen Baby noch nerviger ist als meins,
- einer, die Wein zum Picknick der Geburtsvorbereitungsgruppe mitbringt und keinerlei Anstalten macht, sich dafür zu entschuldigen,
- die Leuten böse Blicke zuwirft, die mich missbilligend anschauen, weil ich es wage, an der Bushaltestelle zu stillen,
- die Ihrem Kleinkind eine Tüte Erdnussflips in die Hand drückt, damit sie für fünf Minuten durchatmen kann,
- die sich nicht darum schert, wenn ich mit ungewaschenen Haaren und einem verdächtigen Fleck auf dem Oberteil bei ihr auftauche,
- die nicht geräuschvoll einatmet, wenn ich mein Kind als Arschgeige bezeichne (genau wie Erwachsene sind Kinder nun mal gelegentlich Arschgeigen, das ist einfach so),
- einer, die sich im Allgemeinen einen feuchten Dreck darum schert, was andere von ihren Entscheidungen halten,
- eine, die sich zwei Finger in den Hals steckt und so tut, als müsse sie sich übergeben, wenn jemand das Thema Schuleinzugsbereiche aufs Tapet bringt,
- eine, die mich in den Arm nimmt und mir sagt »du bist nicht die Einzige«,
- diejenige, die zu spät zum PEKiP kommt und ungeniert flucht.

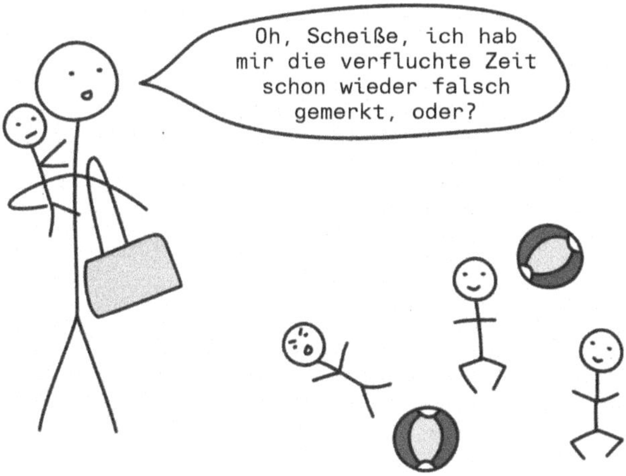
Oh, Scheiße, ich hab mir die verfluchte Zeit schon wieder falsch gemerkt, oder?

Wissen Sie, jeder verändert sich, wenn er Kinder bekommt, das bleibt nicht aus. Aber es muss ja nicht gleich Ihr ganzes Wesen verändern. Sie müssen sich einfach nur daran gewöhnen, Ihren Gin heimlich aus einer Lerntasse zu süffeln, während das Kinderprogramm läuft… nur so als Beispiel.

Und wenn mir dieser Tage Leute aufgeregt erzählen, sie erwarteten ein Kind, und dann dämliches Zeug reden wie: Sie werden ihr Neugeborenes mit vier Wochen zum Rockfestival nach Glastonbury mitnehmen, dann denke ich mir meinen Teil und sage etwas ganz anderes (alles andere käme vermutlich ein bisschen grob rüber).

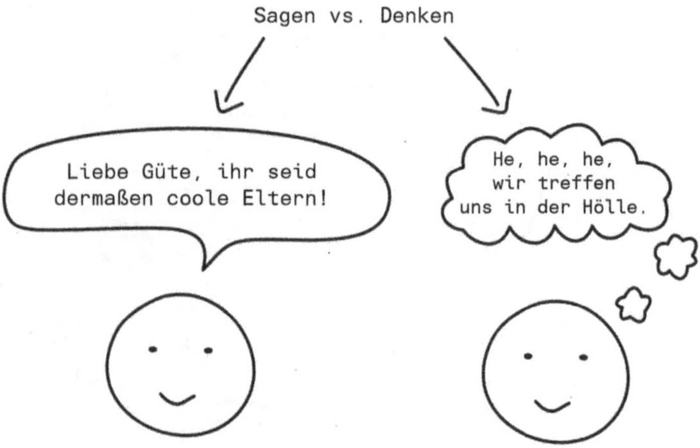

Den Untergang begeisterter werdender Eltern zu verfolgen kann ein super Zeitvertreib sein. Wenn sie »es bekommen haben«, sehe ich einfach zu, dass ich mit offenen Armen und einem doppelten Gin Tonic auf sie warte.

Eins noch zum Schluss: Verbannen Sie Ihre kinderlosen Freunde nicht komplett aus Ihrem Leben, denn für gelegentliche Orgien sind sie sehr nützlich. Bitten Sie sie, Sie in Versuchung zu bringen, auf dass Sie hin und wieder komplett vergessen, dass Sie Verantwortung haben. Und Kinder. Jeder braucht eine Auszeit.

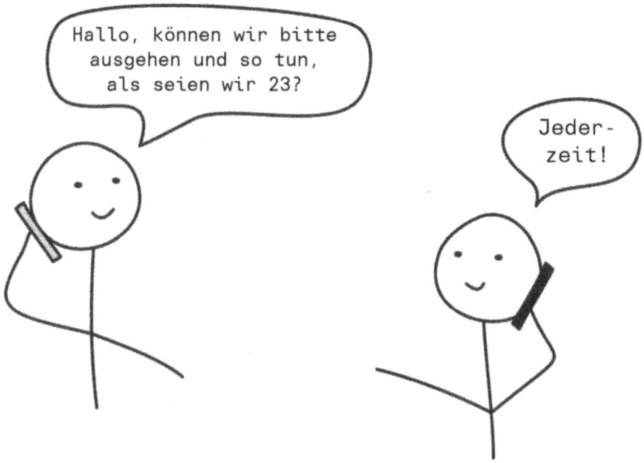
Hallo, können wir bitte ausgehen und so tun, als seien wir 23?
Jeder-zeit!

Ähm, und das ist jetzt wirklich die letzte Anmerkung: Wenn Sie dem Kokon des Kleinkindelterndaseins entschlüpfen, entkommen Sie auch dem Kokon der Eintönigkeit. Als ihre Kinder größer wurden, wurde Hanna weniger langweilig, dann bekam ich Kinder und wurde die Langweilige, und jetzt, da unsere Kinder ein bisschen älter sind, können wir übers Wochenende wegfahren, uns betrinken und wieder der Hitliste unserer fünf Lieblingschips frönen. Es ist einfach der Kreislauf des Lebens.

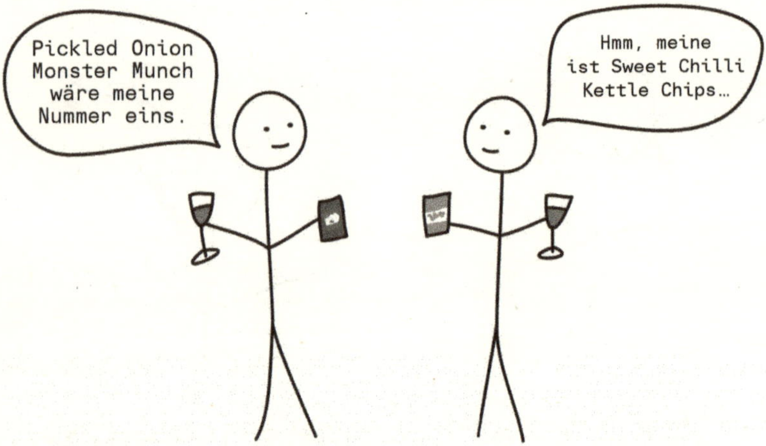
Pickled Onion Monster Munch wäre meine Nummer eins.
Hmm, meine ist Sweet Chilli Kettle Chips…

WIE SIE IHR BABY DAZU BEKOMMEN, DURCHZUSCHLAFEN

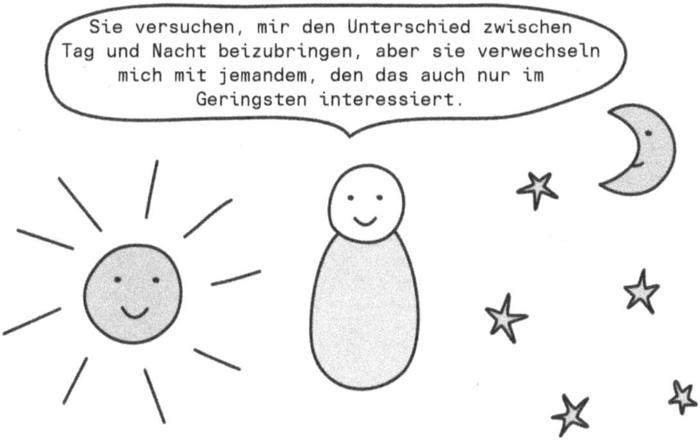

Manche Menschen sind mit Kindern gesegnet, die Richtung Schlafenszeit ruhig werden, zwölf Stunden am Stück schlummern und zu gesellschaftlich akzeptierten Zeiten wie halb acht Uhr morgens aufwachen. Auch wenn die Versuchung groß ist, diesen Leuten eine Kopfnuss zu verpassen, sollten Sie nicht vergessen, dass das wirklich nicht ihr Fehler ist. Sie hatten einfach Glück (oder waren in einem früheren Leben ein besserer Mensch als Sie).

Das oberste Ziel des Elternseins besteht darin, sein Kind dazu zu bringen, die Nacht durchzuschlafen. In den ersten paar Monaten ist das Gesprächsthema Nummer eins, und niemand kann über irgendwas anderes reden. Das ist so, weil Eltern sehr rasch lernen, dass die Liebe, die sie für ihren Nachwuchs empfinden, um näherungsweise 500 Prozent zunimmt, wenn sich dieser im Zustand verminderten Bewusstseins befindet.

Zu Anfang kann es so aussehen, als täten Babys nichts anderes als schlafen. Das heißt, bis Sie den törichten Fehler begehen zu glauben, sie würden irgendwo anders schlafen als auf Ihrem Arm…

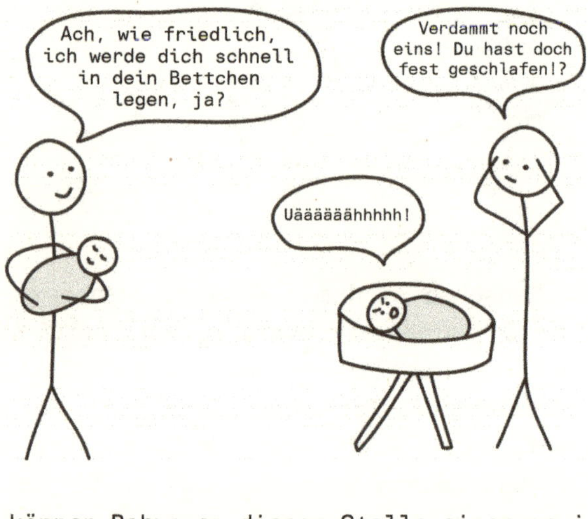
Ach, wie friedlich, ich werde dich schnell in dein Bettchen legen, ja?
Verdammt noch eins! Du hast doch fest geschlafen!?
Uääääääähhhhh!

Sie können Babys an dieser Stelle einen gewissen Respekt nicht versagen: Sie schaffen es in unter dreißig Sekunden von einem nahezu komatösen Zustand zur blanken Hysterie.

Wie dem auch sei: In meinem Fall lautete Babyschlafregel Nummer 1, dass sie prima schliefen, solange ich sie bei mir hatte. Klingt ganz einfach, aber ähm… Wie soll ich irgendwas erledigt beziehungsweise selbst Schlaf abbekommen?!

Ah, verstehe. Bekomme ich nicht. Na ja, wer braucht schon Schlaf? (kleiner Tipp: ich).

Es gibt jede Menge Dinge, die Sie kaufen oder ausprobieren können, um Ihr Kind zum Schlafen zu animieren. Nichts davon wird funktionieren, das wissen Sie ganz genau, aber die nackte Verzweiflung wird Sie dazu bringen, sie trotzdem anzuschaffen. Ich habe dreißig Pfund hingeblättert für Ewan, das dämliche Traumschaf mit seinen angeblich der Akustik im Mutterleib nachempfundenen Trostgeräuschen, und obendrein jahrelang Johnson's wie ein Volltrottel Geld für sein Gute-Nacht-Bad hinterhergeworfen.

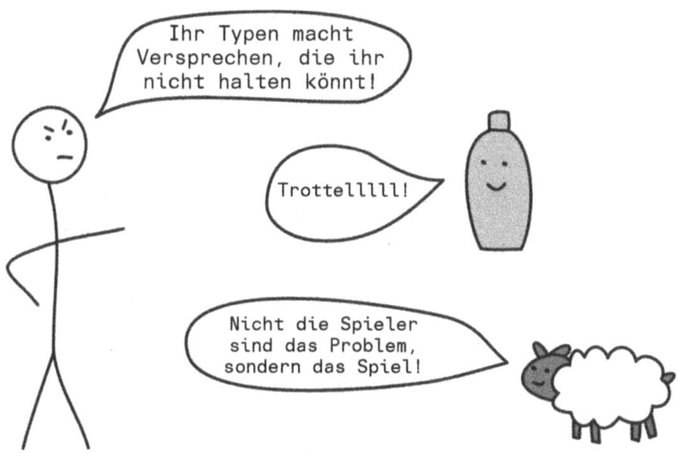
Ihr Typen macht Versprechen, die ihr nicht halten könnt!
Trottellllll!
Nicht die Spieler sind das Problem, sondern das Spiel!

Sie alle machen uns weis, ihre Produkte seien »klinisch erprobt«, dass sie Babys besser schlafen lassen, kosten aber ein Vermögen. Wirken sie besser als die preisgünstigeren Varianten? Und wie soll man das je herausfinden? Haben Sie die Babys auch mit dem billigen Aldi-Präparat behandelt und dann am nächsten Tag befragt?

Hast du das Gefühl, dein Schlaf leidet, wenn deine Eltern bei den Pflegemitteln zu den Hausmarken greifen?

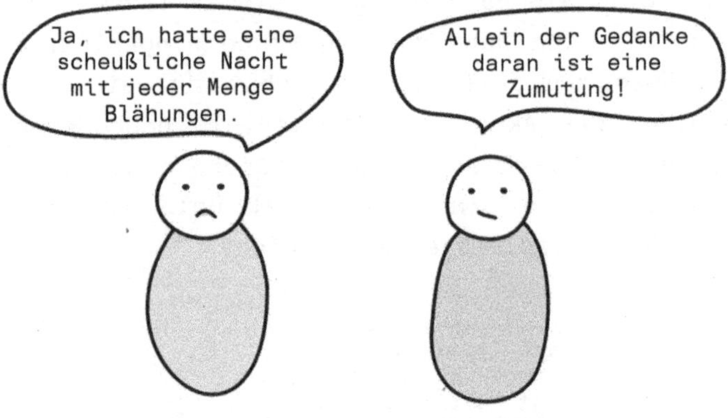
Ja, ich hatte eine scheußliche Nacht mit jeder Menge Blähungen.
Allein der Gedanke daran ist eine Zumutung!

Am Abend kann es sich anfühlen, als sei Ihr Baby öfter wach, als dass es schläft. Das stimmt. Es kann Sie auch das Gefühl beschleichen, dass Ihr Partner den Tod verdient, weil er keine milchprallen Brüste hat. Wenn Sie mit dem Fläschchen füttern und Ihr Partner es fertigbringt, das Schreien des aufgewachten Babys zu verpennen, probieren Sie doch mal aus, ob er es auch hinbekommt, einen beiläufigen Ellbogenstoß in die Eier zu verschlafen. Wenn Sie alles allein stemmen, weil Sie keinen Partner haben, dann haben Sie meine allergrößte Hochachtung, und ich hoffe, Sie verfügen über einen ordentlichen Gin-Vorrat.

Sobald Sie mit Ihrem Baby die zwei Stunden Füttern und Bäuerchen machen hinter sich haben und es sachte wieder zum Schlafen hinlegen, werden Sie feststellen, dass es entweder:

A, sich von oben bis unten vollspuckt
B, sich von oben bis unten vollkackt
C, beides gleichzeitig tut.

Glückwunsch, Ihr Baby wird nun noch einmal zwei Stunden wach sein. Toll. Gut gemacht.

Dieser irre Schlafmangel macht Menschen verrückt. Sie suchen verzweifelt nach Antworten. Vor einer Weile belauschte ich eine Unterhaltung zwischen einer Mutter und ihrer Hebamme, es ging um die sechs Monate alte Tochter.

Aufgewühlte Mutter: Ich gehe also aus dem Zimmer, und sie fängt an zu weinen, ich warte eine Viertelstunde, bevor ich wieder hineingehe, aber sie hört nicht auf zu weinen – sollte ich noch länger warten?

Hebamme: Nein, Sie können ein so kleines Baby keine Viertelstunde schreien lassen.

Aufgewühlte Mutter: Aber die letzte Hebamme, mit

der ich gesprochen habe, hat mir gesagt, ich solle sie eine Viertelstunde schreien lassen. Was finden *Sie* denn, was ich tun soll?

Hebamme: Nun, mir scheint es, als könnte die Kleine vielleicht übermüdet sein. Haben Sie probiert, sie früher zu Bett zu bringen?

Zunehmend aufgewühlte Mutter: Nein – mir wurde gesagt, ich solle versuchen, sie später hinzulegen, sie sei vielleicht noch nicht müde genug…

Hebamme: Nun, vielleicht hat sie Hunger, vielleicht müssen Sie ihr tagsüber mehr feste Nahrung geben.

Sehr gereizte und aufgewühlte Mutter: Sie futtert wie ein Weltmeister – jeder sagt mir etwas anderes! Wie soll ich es denn richtig machen?

Hmm, genau das ist das Problem – niemand kann Ihnen sagen, wie Sie Ihr Baby zum Schlafen bekommen. Andere können Ihnen nur erzählen, was bei ihnen selbst geklappt hat und was nicht. Denn – machen Sie sich das klar – Babys sind Menschen. Kleine höchst eigenständige Menschen.

Scheren sie sich nicht darum, dass Superbestsellerautorin Gina Ford findet, sie sollten mit acht Wochen die Nacht durchschlafen. Wenn die Kleinen reden könnten, würden sie Gina vermutlich sagen, sie könne sie mal…

Sehen Sie, so wie ich gerne beim Fernsehen im Bett einschlafe, brauchen Sie womöglich ein Schlafzimmer ohne Fernsehen und eine Entspannungs-CD. June nebenan liest zur Nacht gerne und trinkt dabei eine heiße Milch, während Herr Lewis drei Häuser weiter sich mit einem großen Glas Roten ins Traumland befördert. Babys sind da kein Deut anders – außer, dass Sie ihnen wohl keinen Alkohol geben sollten (was vermutlich das einzige wirklich wirksame Mittel wäre).

Ich hatte verflixtes Glück mit unserem Großen, der mit viereinhalb Monaten anfing durchzuschlafen. Ich bin oft gefragt worden, was mein Erfolgsgeheimnis sei, und meine Antwort? »Äh, weiß nicht« – er war einfach so. Der Kleine hingegen war fast ein Jahr alt, bis er das erste Mal durchschlief, und ist noch heute eine Nachteule.

Ich glaube wirklich, dass jedes einzelne Kind über irgendeine Art von eingebautem Durchschlafschalter verfügt, der zu einem vorgegebenen, streng geheimen Zeitpunkt nach der Geburt umgelegt wird. Und wenn es dann so weit ist, werden Sie vermutlich den ganzen Segen zunichtemachen, indem Sie um fünf Uhr morgens in wilder Panik erwachen, weil Sie glauben, dass Ihr Baby nicht mehr atmet.

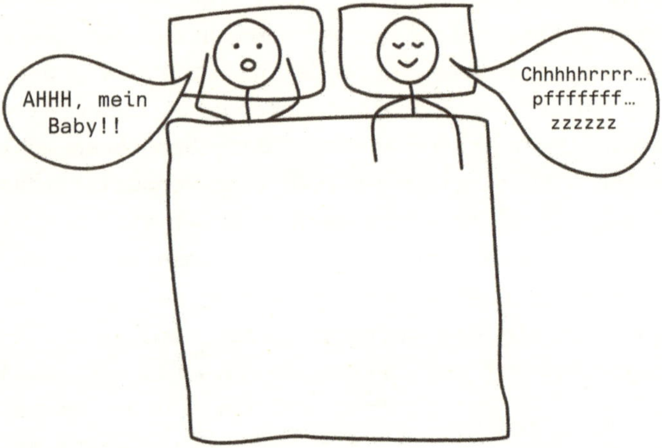

Es ist nicht sehr wahrscheinlich, dass Sie danach wieder einschlafen, vor allem dann nicht, wenn Sie stillen, denn in diesem Fall müssen Sie aufstehen und die Milch abpumpen.

Am nächsten Abend werden Sie verzweifelt versuchen, sich an jede einzelne Handlung des Vortags zu erinnern und alles ganz genauso zu machen, damit das Ergebnis dasselbe ist: späte Mahlzeit, Beruhigungsbad, Buch, Gute-Nacht-Lied, mittelwarmer Schlafsack und langärmliges Hemdchen, noch mal im Schlaf stillen…

Ob es funktioniert? Einen Teufel wird es.

Richten Sie sich auf ein mehrmonatiges Katz-und-Maus-Spiel bestehend aus »Klappt's oder klappt's nicht?« ein, denn Babys tun nichts lieber, als einen an der Nase herumzuführen. Und wenn Sie endlich (hoffentlich) an dem magischen

Punkt angelangt sind, an dem Ihr Kind verlässlich durchschläft, werden Sie wahrscheinlich den Segen erneut zunichtemachen, indem Sie beschließen, wieder schwanger zu werden und alles von vorne durchzumachen.

Hinzukommt, dass aus Babys Kleinkinder werden, und wenn Ihre Kleinkinder auch nur die geringste Ähnlichkeit mit meinen haben, werden sie Richtung Zubettgehen zu wahren Meistern in idiotischem Bettzeitterror (mehr darüber ab Seite 189). Ich würde jederzeit gegen ein Neugeborenes tauschen.

»ICH MAG KEINE ERBSEN!«

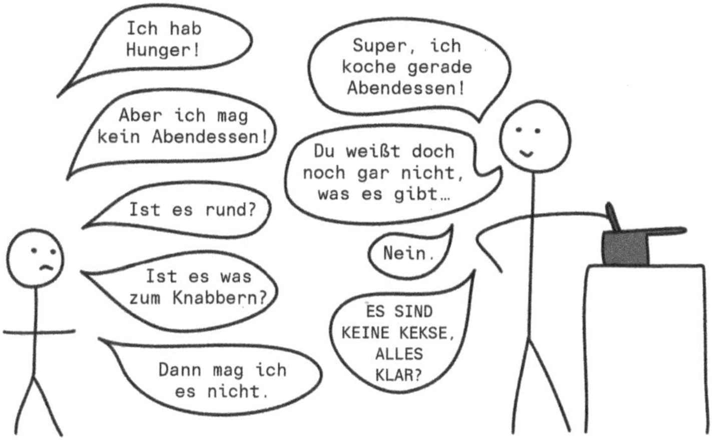

Ich hab Hunger!
Super, ich koche gerade Abendessen!
Aber ich mag kein Abendessen!
Du weißt doch noch gar nicht, was es gibt…
Ist es rund?
Nein.
Ist es was zum Knabbern?
ES SIND KEINE KEKSE, ALLES KLAR?
Dann mag ich es nicht.

Es gibt nicht viele Gewissheiten am Elternsein, die ich voll und ganz unterschreiben kann, aber eins weiß ich sicher: Ich hätte meine Kinder um einiges lieber, wenn sie nicht essen müssten.

Das war natürlich nicht immer so. Als Mutter eines fast halbjährigen Kindes, das pausenlos spuckte, konnte ich es nicht erwarten, endlich zu fester Nahrung überzugehen, um die Monotonie aus Fläschchen, Spucken, Fläschchen, Fläschchen und wieder Spucken zu durchbrechen.

An diesem Punkt wünschte ich meinem Sterilisator einen langsamen qualvollen Tod. Ich hoffe, Sie verstehen.

Aber das Elternsein macht mit Ihrem Gehirn seltsame Dinge, und meine Begeisterung wandelte sich rasch zu kompletter Verwirrung, als mir klar wurde, dass die einfache Vorstellung, seinem Kind etwas zu essen zu geben, in Wirklichkeit die komplizierteste Angelegenheit unter der Sonne war. Ganze Bücher wurden über das Thema geschrieben, das weiß ich, weil ich sie gekauft habe (ja, ich weiß, ich hatte zugegebenermaßen aus dem Babybuchscheiterhaufen von Seite 63 nichts gelernt).

Die Bücher erklärten mir, dass ich Entscheidungen zu treffen hätte, und jeder um mich herum stellte Fragen wie: »Wann willst du anfangen?«, »Wie willst du es anstellen?«, »Nimmst du Gläschen, oder machst du alles frisch?«

Ich war total durcheinander und wusste echt nicht, was ich tun sollte, also fing ich in blinder Panik an, Zeug zu kaufen, damit ich aussah wie jemand, der genau wusste, was er tat. Im Zweifel – kaufen. Ich erstand eine teure Mixer-Dampfgarer-Kombination, Eiswürfelbehälter, in denen ich die Früchte meiner Vorkocherei, die nie stattfinden würde, portionsweise einfrieren könnte, sowie eine Riesenauswahl an teuren Gemüsen aus ökologischem Anbau, obwohl ich selbst nie Ökozeug esse.

Zu Anfang schien das Stillen eine relativ

nette Art des Zeitvertreibs zu sein, aber auf die Dauer fühlte es sich ein bisschen unerbittlich an. Das Leben schien sich allein um die konstante Nachschubsicherung von Milch und Nahrung, Nahrung und Milch zu drehen – ein Ende war nicht in Sicht. Sobald ein Fläschchen geleert war, stand eine Zwischenmahlzeit an, sobald die Zwischenmahlzeit verputzt war, musste Essen gekocht werden. Verdammt noch mal, Babys tun nichts anderes als essen.

Mir ging ziemlich bald auf, dass ich zu angespannt war, um mich bei der Wahl der Beikost allein auf mein Baby zu verlassen (das sogenannte *Baby Led Weaning,* abgekürzt *BLW*), außerdem konnte ich nicht damit umgehen, wenn teure Mangohäppchen quer durchs Zimmer flogen (wie ungehobelt!), also entschieden wir uns für halb und halb.

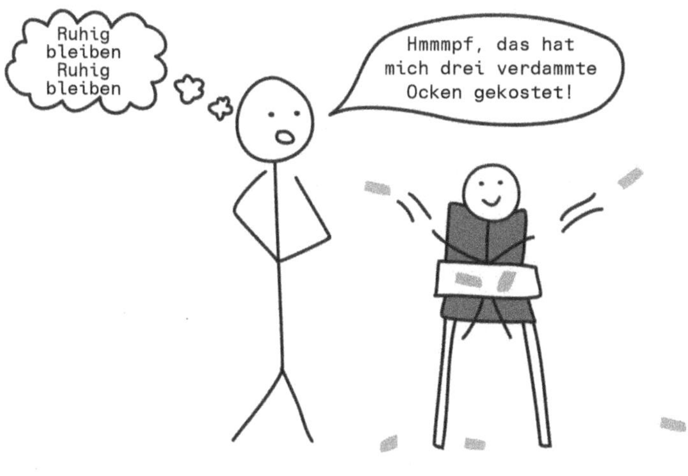
Ruhig bleiben Ruhig bleiben
Hmmmpf, das hat mich drei verdammte Ocken gekostet!

Obwohl ich Ihnen rate, das vor BLW-Puristen lieber nicht laut zu sagen: Ich erinnere mich, dass ich mit einer Frau in der Krabbelgruppe – wir wollen sie Jenny nennen – sprach und mitansehen musste, wie sie angesichts eines solchen gemischten Ansatzes vor Empörung fast erstickt wäre.

Ich: Um flexibel zu bleiben, wechseln wir zwischen einer Mahlzeit Fingerfood und einer Mahlzeit mit dem Löffel – also halb BLW und halb traditionell.

Jenny: BLW ist nur etwas für konsequente Leute. Wer beim Füttern auch nur einmal einen Löffel verwendet, darf den Begriff BLW nicht in den Mund nehmen!

Ich: In Ordnung, tut mir leid. Aber was ist, wenn das Baby Weetabix oder Hüttenkäse mag?

Jenny: In solchen Fällen darf man einen Löffel nehmen. Man tut das Essen auf den Löffel und gibt diesen dem Baby, damit es ihn allein in die Öffnung bugsiert, die es sich dafür ausgesucht hat.

Ich: Aber mein Kind hat sein Essen gern im Mund.

Jenny: So sind nun mal die Regeln!

Ich: Aber wer stellt denn diese Regeln auf? Die Babys?

Jenny: Ähm… Der Löffel ist ein Werk des Teufels. Basta!

Worum es Jenny dabei eigentlich ging, übersteigt mein Fassungsvermögen. Wenn Sie Ihrem Kind mit Hilfe eines »BÖSEN« Geräts wie einem Stück Essbesteck dabei helfen, Joghurt in seinen Mund statt zum Beispiel in seine Augen zu transportieren, ist das Ergebnis in meinen Augen für alle Beteiligten von Vorteil.

Aber auch wenn ich manche Dinge einfach gerne mit dem Löffel gab, fand ich das Pürieren irgendwann sterbenslangweilig. Ich gebe zu, dass es zwar relativ befriedigend war, Töpfchen mit Bioblumenkohlbrei aus der Wickeltasche zu zaubern, aber es war auch nervig, dauernd Auftau- und Aufwärmzeiten im Auge haben zu müssen.

Trotz meiner anfänglichen Vorbehalte gegen Gläschen (die waren doch auch des Teufels, oder?) schien mir ein Gläschen Karottenbrei bei näherem Hinsehen doch nur Karotten zu enthalten und absolut nichts Böses! Es sei denn natürlich, Sie glauben, dass alle Karotten von Natur aus durch und durch übelwollend sind, aber ich wette, das stimmt nicht.

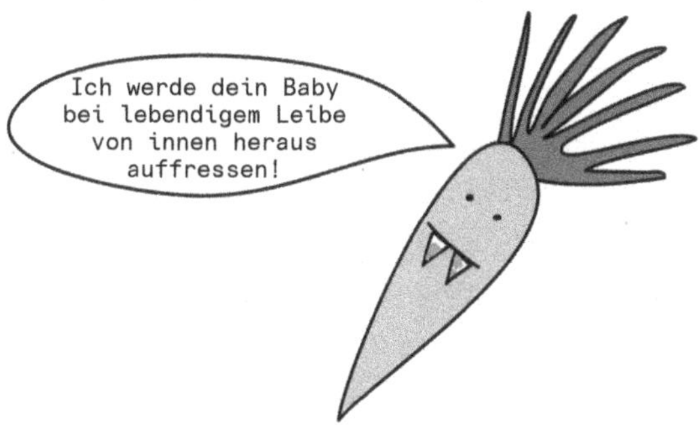
Ich werde dein Baby bei lebendigem Leibe von innen heraus auffressen!

Ich habe das alles hier so dargestellt, als habe es eines langen komplexen Abwägungsprozesses bedurft, um zu dieser Entscheidung zu gelangen, aber in Wirklichkeit hat es ungefähr zwei Tage gedauert.

Mein Ansatz ans Entwöhnen: Fingerfood (keine Mangos), selbst gekochtes Essen, Gläschen für unterwegs und hin und wieder eine Tüte Quavers, weil die ihm beim Zahnen offenbar mehr Linderung verschafften als das handelsübliche Zahngel. Im Prinzip nahmen wir also von allem etwas. Wenn du ein Problem damit hast, Jenny, dann verklag mich doch, verflixt noch eins.

Beim zweiten Mal verlief das Abstillen unkomplizierter. Ich gab dem Kleinen einfach das zu essen, was der Große aß, was in vielen Fällen genau das war, was wir selbst aßen, allerdings ohne Salz, und das funktionierte bestens. Außerdem musste ich dafür keine Bücher lesen.

Nachdem wir die Hürde des Übergangs gemeistert hatten und ganz bei richtigen Mahlzeiten angekommen waren, kam eine Phase, in der ich mich meiner elterlichen Tüchtigkeit einigermaßen selbstzufrieden erfreuen durfte – ich hatte ein Baby, das alles aß: Lachs, Gurken, Hummus, Brokkoli, Couscous, Katzenfutter, Sand, auf dem Spielplatz aufgelesenes Kaugummi. Was auch immer der Große in die Finger bekam, er schlang es hinunter.

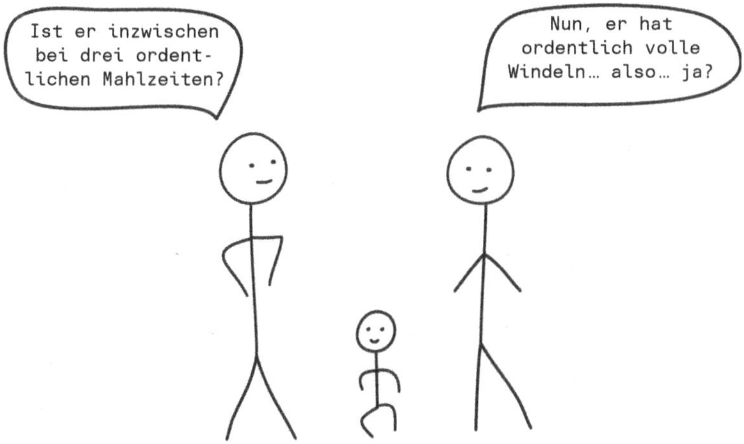
Ist er inzwischen bei drei ordentlichen Mahlzeiten?
Nun, er hat ordentlich volle Windeln… also… ja?

Wie schwierig es sein muss, einen mäkeligen Esser zu haben, dachte ich, obwohl vermutlich die Eltern selbst daran schuld sind, weil sie ihn mit Chicken Nuggets entwöhnt haben.

Das ging so lange so, bis alles ganz anders wurde und Mamas selbst gebackener Apfelkuchen plötzlich »BÄH!« war. Langsam aber sicher schrumpfte, je größer er wurde, die Liste der Speisen, die er zu essen bereit war, bis er schließlich im Alter von zwei Jahren alles bis auf Toast, Pasta und Käse ablehnte. Und manchmal sogar den Käse, wenn er nicht auf die richtige Art und Weise geschnitten war.

Warum, warum, warum?, grübelte ich. Ich meine, was geht im Kopf eines Kleinkinds vor sich? Mit einem Schlag klar wurde es mir, als ich ihn eines Tages früher als sonst aus der Kita abholte und dabei ins Essen hineinplatzte.

Er hatte immer gerne Erbsen gegessen, aber jetzt fiel mir auf, dass auf seinem Teller noch eine ordentliche Portion davon übrig war. »Was stimmt denn mit den Erbsen nicht?«, wollte ich wissen. Plötzlich fing der ganze Tisch an zu skandieren: »Erbse-hen mögen wir nicht, Erbsen sind bä-häh, keiner mag Erbsen!«

Erbsen mögen wir nicht!

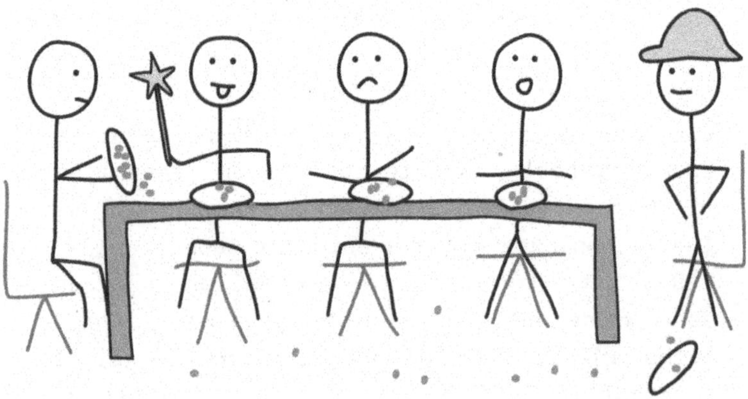

Verstehe! Da war eine Verschwörung im Gange. Sie hatten sich hinter den Rücken ihrer armen ahnungslosen Eltern heimlich abgesprochen…

Memo an alle Kleinkinder, betr.: Eure Ernährung

In den Kindergärten des Landes ist mir ein beunruhigender Trend aufgefallen: Einige meiner Kumpels scheinen ohne Einwände zu essen, was ihnen vorgesetzt wird. Darüber hinaus habe ich hier und da den freiwilligen Verzehr von Gemüse beobachtet. Da dreht sich mir alles um. Achtung, Leute, befolgt diese einfachen Regeln und übt gefälligst ein verdammtes Mindestmaß an Autorität aus!

- *Übernehmt das Kommando – verzichtet eine Woche auf Marmeladentoast.*
- *Weigert euch, zum Frühstück etwas anderes als Cheerios zu essen. Verlangt sie an Montagen, Donnerstagen und jeden zweiten Freitag ohne Milch. Veranstaltet einen Riesenaufstand, wenn sie da was falsch machen.*
- *Probiert nichts Neues. NIEMALS!*
- *Nur weil euch etwas gestern geschmeckt hat, heißt das nicht, dass es heute auch noch so sein muss. Es ist komplett in Ordnung, wenn ihre eure Meinung ändert, und ihr müsst dazu auch nichts erklären.*
- *Obst als Nachtisch ist Mist.*
- *Seid misstrauisch gegenüber allem, was aussieht, als habe es vor Kurzem noch gelebt. Beigefarbenes tot aussehendes Zeug ist sicherer.*
- *Verlangt beim Einkauf im Supermarkt alle möglichen Sachen und bestreitet dann entweder a) beim Nachhausekommen, dass ihr sie gewollt habt, oder b) wartet, bis sie gekocht sind, und erklärt dann, dass ihr sie nicht mögt.*

- *Investiert ein bisschen Zeit ins Auswendiglernen von Markennamen, damit ihr Billigvarianten zielsicher ablehnen könnt.*
- *Jede Koch- oder Zubereitungszeit, die dreißig Sekunden übersteigt, ist komplett inakzeptabel.*
- *Fragt alle zehn Sekunden nach, wann das Essen fertig ist und trommelt mit den Fäusten auf den Fußboden, wenn es zu lange dauert. Das führt möglicherweise dazu, dass das Essen halb gefroren auf den Tisch kommt, aber das macht nichts, ihr lasst es ohnehin links liegen.*
- *Mittwochs kein Essen. Warum? Darum!*
- *Sorgt dafür, dass ihr zu allen Mahlzeiten Löffel, Messer und zwei Gabeln hingelegt bekommt, und esst dann mit den Fingern.*
- *Benutzt immer denselben Teller. Flippt aus, wenn er schmutzig ist.*
- *Lasst so viel wie möglich von eurer Mahlzeit vom Tisch fallen. Sie behaupten ständig, sie verbrächten »ihr ganzes Leben damit, den Küchenfußboden zu putzen« – also helft ihnen, dass das auch stimmt.*
- *Esst den blöden Mais nicht. Er sieht zwar netter aus als andere Gemüse, aber eigentlich sind es nur gelbe Erbsen.*
- *Tretet Leuten vors Schienbein, die Brokkoli »kleine Bäumchen« nennen. Das ist herablassend, und das Zeug ist ekelhaft.*
- *Avocado – was zum Teufel…? NEIN!*
- *Lehnt alles mit Soße ab, denn es besteht das Risiko, dass da püriertes Gemüse drin ist.*

- *Trinkt niemals Wasser. Sie sagen: »Du wirst es schon trinken, wenn du Durst hast.« Tut es nicht. Lasst euch dehydriert ins Krankenhaus einweisen. Das wird ihnen eine Lehre sein.*
- *Erklärt grundsätzlich in der Badewanne, dass ihr Hunger habt.*
- *Trainiert euren Körper darauf, um Mitternacht wach zu werden, um eine Banane einzufordern.*
- *Aufläufen, Eintöpfen und Quiches ist nicht zu trauen.*
- *Weetabix ist eine Zumutung.*
- *Süßkartoffelchips sind eine Frechheit.*
- *Essen, das zu Gesichtern oder irgendwelchen saudummen Tieren arrangiert wurde, sollte voller Zorn quer durchs Zimmer gefegt werden.*

AHA! Plötzlich wurde alles klar, und es war so, wie ich es immer vermutet hatte. Kleinkinder sind sehr viel schlauer, als Sie denken, und sie planen Ihren Sturz.

Wenn Sie also einen mäkeligen Esser haben (ich Glückspilz habe inzwischen zwei), gibt es zwei Dinge, die Sie tun können:

1. Das kochen, was sie mögen, und wenn das bedeutet, zwei verschiedene Mahlzeiten für die Familie zubereiten zu müssen, dann ist es eben so.
2. Unerschütterlich an einem »Iss es oder lass es bleiben«-Ansatz festhalten. Ich meine, sie verhungern schon nicht, oder?

Ich hatte es eigentlich mit Nummer 2 probiert, und ganz ehrlich, ich glaube, es hängt von Ihren Kindern ab. Mit drei Jahren, meiner Erfahrung nach der altersmäßige Höhepunkt der Meckerei beim Essen, kann der Kleine den ganzen Tag von Luft und Liebe leben. Er ist spindeldürr und ein Dickschädel, und ich bin vielleicht zu schwach, aber ich kann ihn einfach nicht hungrig ins Bett stecken (der selbstsüchtige Grund dafür ist, dass er mich dann auch nicht um vier Uhr morgens weckt und Choco Pops verlangt).

Also warf ich all meine hehren Ideale über Bord (was offenbar ohnehin zu meiner elterlichen Hauptstrategie geworden ist) und kam zu dem Schluss, dass wir am Leben und glücklich sind und dass, wenn ein- oder zweimal am Tag etwas einigermaßen Gesundes in ihre kleinen Bäuche geht, dies als Plus zu verbuchen ist.

Psssst… manchmal mache ich allerdings trotzdem so Sachen wie ihnen Sprühsahne direkt in den Mund zu sprühen. Was das mit ihren Gesichtern macht, ist unbezahlbar.

Dinge, die Sie besser lassen sollten,
wenn Sie heikle Esser haben…
(die ich aber niemals lassen werde).

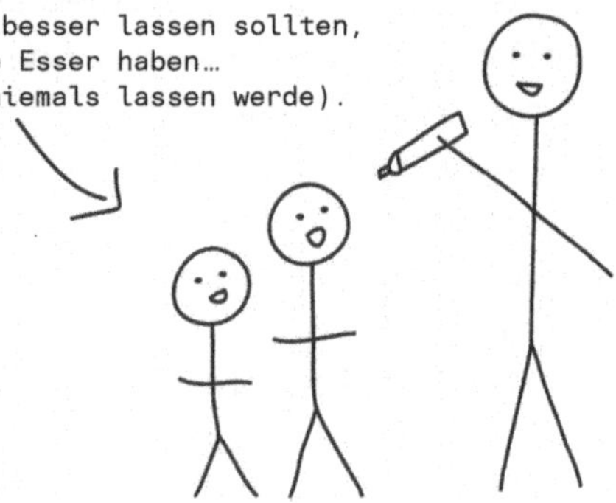

Man lebt nur einmal, oder?

MEILENSTEINE, AUF DIE ES WIRKLICH ANKOMMT

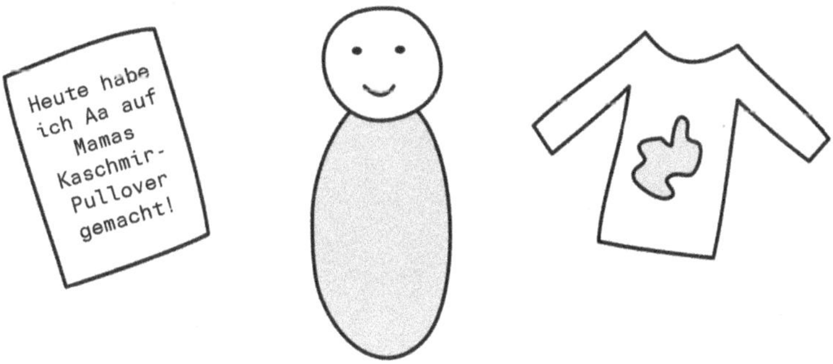

Nun ja, um ehrlich zu sein, es ist schon ganz schön bekloppt von Mama, in der Nähe eines Babys Kaschmir zu tragen, Punkt! Leute, die so was tun, verdienen es, dass man sie vollscheißt. Ich habe nichts aus Kaschmir, weil ich mir keine teuren Sachen leisten kann, aber ich erinnere mich lebhaft an den Tag, an dem der Große einen Dünnschiss produzierte, mit dem er zwei Meter durchs Wohnzimmer direkt meine Primark-Latschen traf.

An das genaue Datum, an dem meine beiden Söhne mich jeweils das erste Mal angelächelt haben, erinnere ich mich nicht, wohl aber an die wochenlangen Diskussionen darüber, ob das nur Blähungen gewesen seien oder nicht, und daran, dass mich das Geschwätz darüber ein wenig zu langweilen begann.

Was das Drehen vom Rücken auf den Bauch betrifft: Was bitte soll daran toll sein? Es heißt nur, dass Babys mit dem Gesicht auf der Steckdose landen, und was für einen Nutzen hat das?

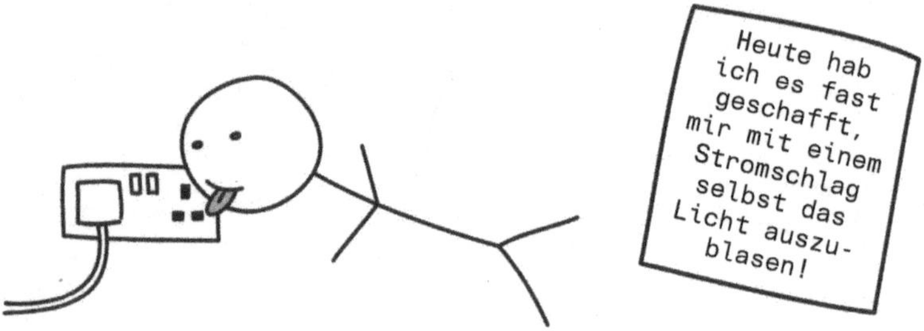

Aber Sie werden immer wieder auf Eltern stoßen, die fanatisch darauf fixiert sind, jeden Meilenstein »zur richtigen Zeit« oder – lieber noch – früher abzuhaken. Es hat manchmal den Anschein, als verbrächten die Eltern mehr Zeit damit, sich den Kopf über die jeweiligen Meilensteine zu zerbrechen, als damit, ihren Kindern die jeweiligen Fertigkeiten für den Weg dahin zu vermitteln.

Eine x-beliebige Mutter: Ich mache mir so Sorgen! Er sollte längst in die Hände klatschen können!

Jemand Vernünftiges: Keine Angst, alle Babys haben ihr eigenes Tempo.

Die besorgte Mutter: Aber die Leute werden denken, dass er zurückgeblieben ist!

Die vernünftige Person: Nun, was tut er, wenn Sie ihm das Klatschen vormachen?

Die besorgte Mutter: Weiß ich nicht, ich verbringe den ganzen Tag auf BabyCenter.de und drehe schier durch. Sie lernen das doch sicher sowieso aus dem Kinderfernsehen, oder? Die sind da doch ständig am Klatschen.

Die vernünftige Person: Stimmt.

Was mir nicht in den Kopf will, ist, warum die Leute sich überhaupt so mit all den langweiligen Nullachtfünfzehn-Meilensteinen verrückt machen. Klar. Klatschen ist ganz schön – aber ich hätte sehr viel lieber eine Entwicklungstabelle, die mir genau sagt, wann sie womöglich anfangen, mich zu verladen.

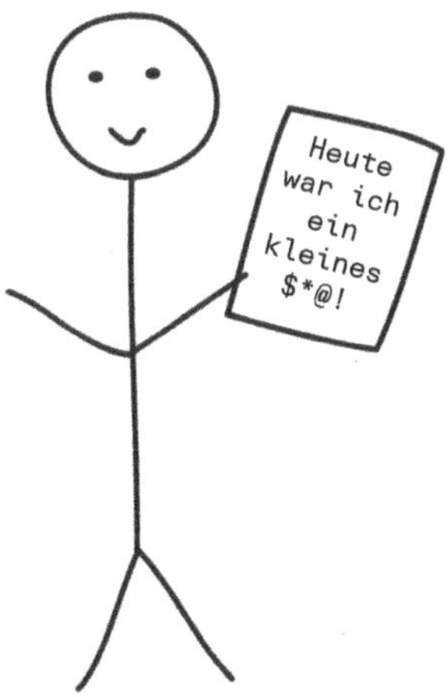

Um ehrlich zu sein, es ist mir so was von egal, wann mein Sohn den Zangengriff hinbekommt - wie wär's, wenn mir jemand sagen könnte, wann er wohl anfangen wird, mir Geld aus der Handtasche zu klauen?

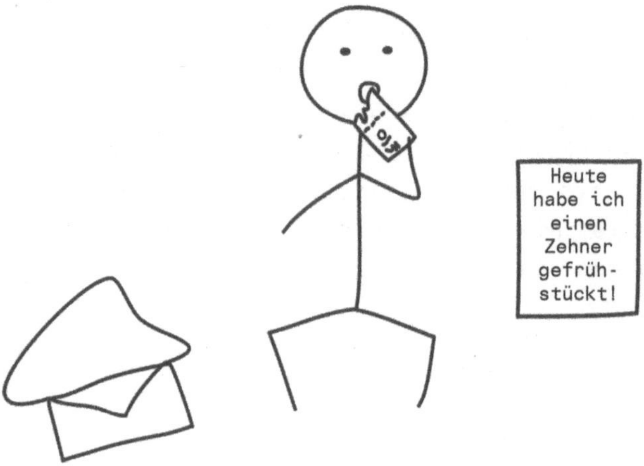

Ich weiß ungefähr, ab wann ich damit rechnen kann, das Wort »Mama« zu hören – aber keines der Bücher verrät mir das durchschnittliche Alter, ab dem ich damit rechnen muss, in der Öffentlichkeit Schimpfwörter zu hören.

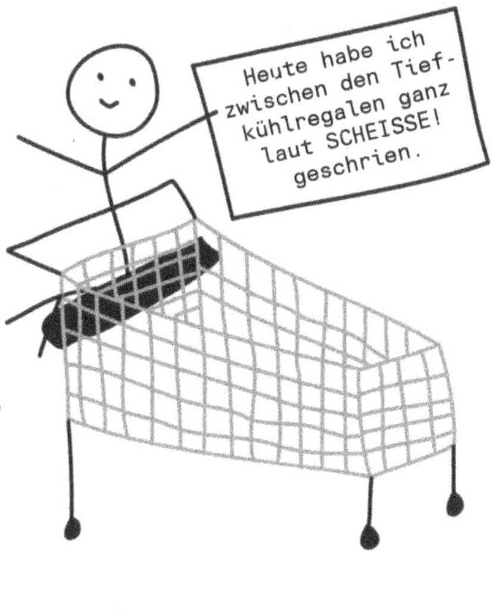
Heute habe ich zwischen den Tief-kühlregalen ganz laut SCHEISSE! geschrien.

Wen schert es, wann sie anfangen zu sitzen! Was ich wissen will, ist, wann sie anfangen zuzuhauen!

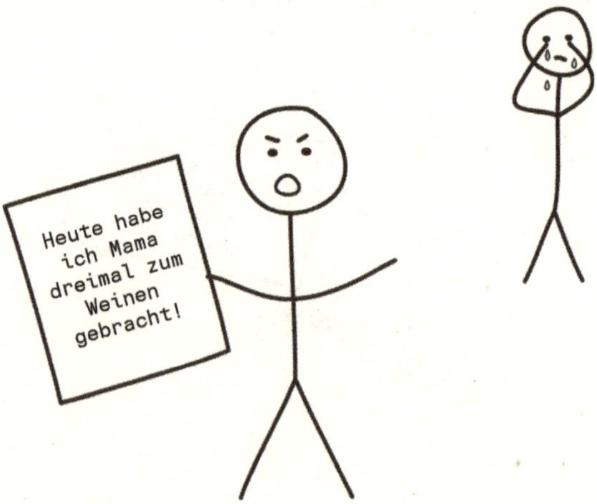

Mit sechs Monaten fangen sie an zu zahnen, aber wann können sie fest genug zubeißen, um Blut zu saugen?

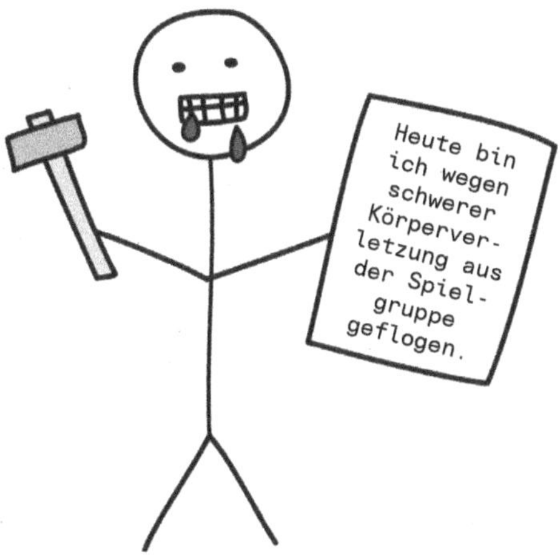
Heute bin ich wegen schwerer Körperverletzung aus der Spielgruppe geflogen.

Klötzchen stapeln ist gut und schön, aber ab welchem Alter müssen Sie damit rechnen, dass sie Ihr Zuhause mit obszönen Graffitis verunstalten?

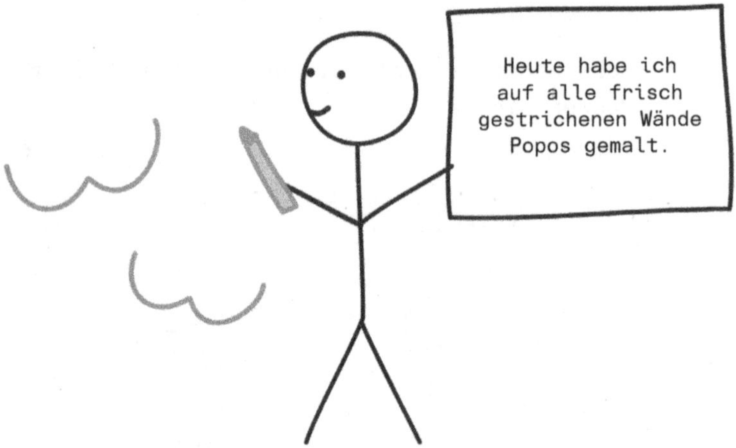
Heute habe ich auf alle frisch gestrichenen Wände Popos gemalt.

Na toll, sie können Spielzeug greifen! WANN WERDEN SIE IN DER LAGE SEIN, DIE WIRKLICHKEIT ZU BEGREIFEN?!?!?

Ich hätte gerne, dass Unterhaltungen wie diese gesellschaftlich akzeptierter wären…

Andere Mutter: Unsere Jungs sehen ungefähr gleich alt aus, wie alt ist Ihrer?
Ich: Sechzehn Monate.
Andere Mutter: Tolles Alter, oder?
Ich: SO toll.
Andere Mutter: Er hat angefangen, drei Wörter aneinanderzureihen, wirklich erstaunlich.
Ich: Tja, erstaunlich. Kann er einen Stuhl zur Haustür zerren, sie entriegeln und nach draußen entwischen?
Andere Mutter: Hmm, nein…
Ich: Hmm, klingt ein bisschen zurückgeblieben.

Ob ich Spaß mache? Wünschen würde ich es, verflixt noch mal, sehr. Sechzehn Monate!

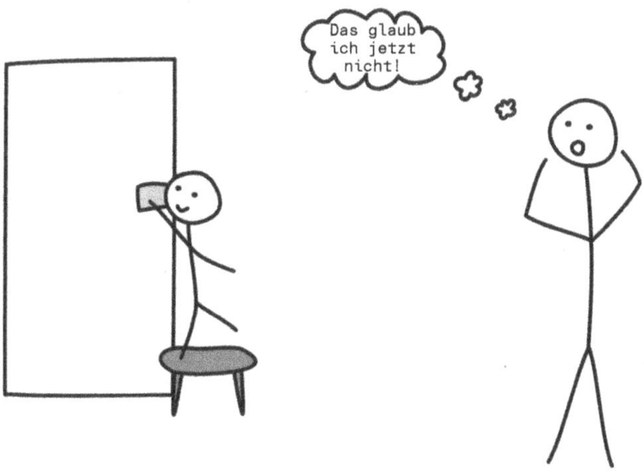

Der einzige Rat, den ich Ihnen zu dem Thema daher anzubieten habe, lautet, dass es, wenn Ihr Kind es im Alter von zwei Jahren immer noch nicht fertiggebracht hat, Ihr Smartphone zu killen, indem es das Teil bei einem Wutanfall aus einem komplett nichtigen Anlass quer durchs Zimmer gefeuert hat, vielleicht angebracht ist, es wegen Verdachts auf Entwicklungsverzögerung untersuchen zu lassen.

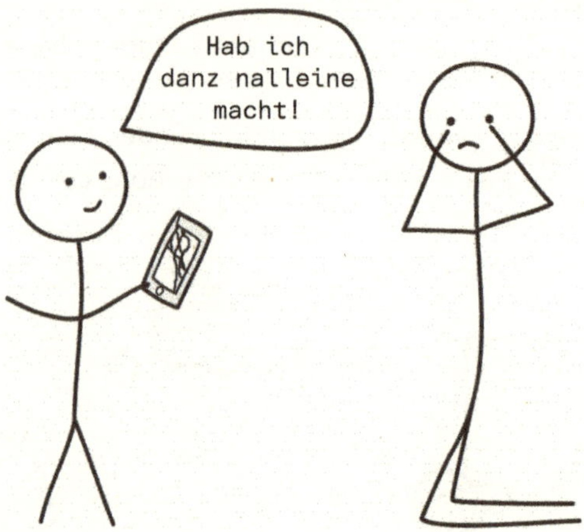

MAL WAS FÜR DIE PAPAS

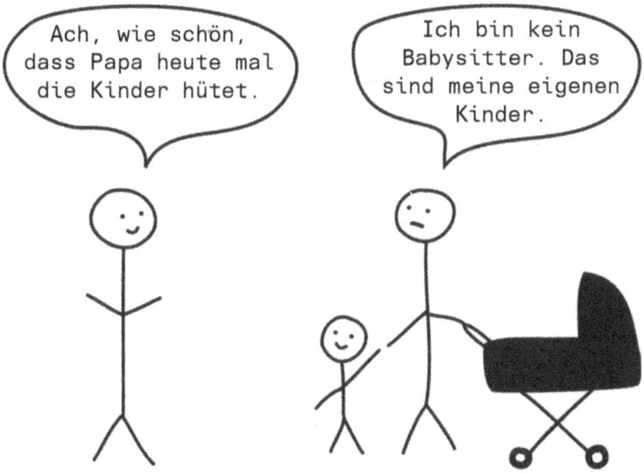
Ach, wie schön, dass Papa heute mal die Kinder hütet.
Ich bin kein Babysitter. Das sind meine eigenen Kinder.

Wir haben eine ganze Menge übers Muttersein gesprochen, nicht wahr? Das ist nicht zu vermeiden – ich bin Mutter, kann also nur in meinem Namen sprechen. Aber Elternsein ist nicht nur was für Mamas, also dachte ich, wenden wir uns auch den Papas ein bisschen zu.

Ah, und wenn Sie nun ein Kapitel darüber erwarten, wie komplett nutzlos Väter sind, dann muss ich Sie leider enttäuschen, das werden Sie hier nicht finden. Klar, Väter machen eine Menge dummes Zeug – J hat die Kinder bei mehr als einer Gelegenheit ins Auto gepackt, angeschnallt und erst am Zielort festgestellt, dass sie keine Schuhe anhatten (Stichwort: Notschuhkauf und eine Menge farbenfroher Kraftausdrücke), aber das liegt nicht daran, dass er ein untauglicher Vater ist, sondern dass er ganz allgemein manchmal ein bisschen schusslig ist. Aber, na ja, das bin ich auch, dafür gibt es in diesem Buch jede Menge Beispiele.

Und sicher gibt es die schlechten Väter, die faulen Väter, solche, die nie da zu sein scheinen, und solche, die die Familie im Stich lassen (all das gibt es auch unter Müttern), aber lassen Sie uns für einen Augenblick über die Väter reden, die ihre Rolle ernst nehmen.

Sehen Sie, die Dinge ändern sich. Man geht nicht mehr davon aus, dass Männer im Kreißsaal nichts verloren hätten, dass sie stattdessen gleich in den Pub marschieren, um das Baby ordentlich zu begießen, und dass sie in ihrem Leben keine einzige Windel wechseln. Heutzutage wird es langsam zur Normalität, sich die Verantwortung gerecht aufzuteilen. Warum sollten Väter nicht in der Lage sein, ihre Kinder ins Bett zu bringen? Die Wickeltasche zu packen und ein Wochenende allein auf sie aufzupassen? Ganz gewiss sollten sie imstande sein, ohne eine ellenlange Liste mit detaillierten Anweisungen ihre eigenen Kinder zu füttern, anzuziehen und zu beschäftigen (jedenfalls irgendwann)? Nicht nur weil es gut für die Mütter ist (ist es), nicht einmal weil es gut für die Väter ist (ist es absolut), sondern auch, weil es gut für ihre Kinder ist. Die beste Lektion in Gleichberechtigung, die sie je erfahren werden, fängt genau hier an.

Es ist nicht »süß«, wenn ein Vater mit seinen Kindern allein auf den vermaledeiten Spielplatz geht, sondern einfach »normal«. Es ist kein »Glück«, einen Ehemann zu haben, der nachts für seine Kinder aufsteht, es heißt einfach »Elternsein«. Es ist nicht »großartig«, wenn ein Mann sein eigenes Baby füttert, es bedeutet nur, »kein Volldepp sein«.

All das im Sinn, dachte ich, ich bitte J, ein paar eigene Gedanken zu den Sorgen und Höhepunkten des Vaterseins beizusteuern, denn wie kann ich ein Buch über das Elternsein schreiben, ohne denjenigen zu fragen, der an meiner Seite steht und sich den Job mit mir teilt (ehrlich gesagt, ist er ob dieser Bitte schier ausgeflippt, weil er felsenfest davon überzeugt war, dass er nicht schreiben könne. Und er bat mich auch, das Ganze mit der Warnung zu versehen: DAS WIRD NICHT LUSTIG, wenngleich ich ehrlich gesagt finde, er hat sich sehr wacker geschlagen. Die Zeichnungen sind allerdings nicht von ihm. Schließlich habe ich nicht umsonst Jahre auf der Kunsthochschule verbracht, um meine Strichmännchentechnik zu vervollkommnen, »räusper«).

Wie dem auch sei, los geht's…

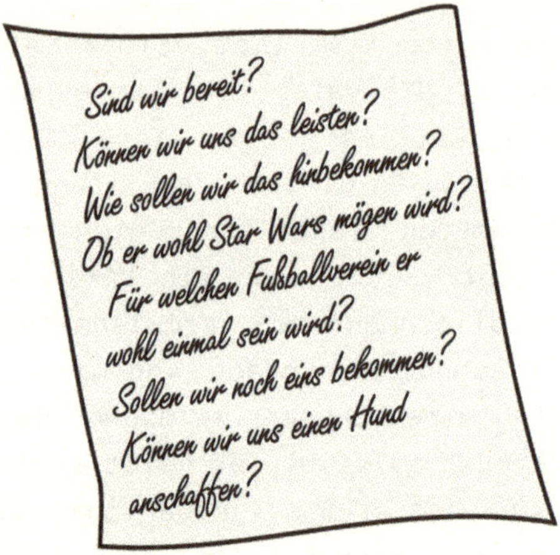
Sind wir bereit?
Können wir uns das leisten?
Wie sollen wir das hinbekommen?
Ob er wohl Star Wars mögen wird?
Für welchen Fußballverein er
wohl einmal sein wird?
Sollen wir noch eins bekommen?
Können wir uns einen Hund
anschaffen?

Wenn Sie mich aufforderten, meine erste Nacht als Vater zu beschreiben, würde ich sagen »unwirklich«. Sie sind seit Stunden auf den Beinen, haben Phasen von ausgemachter Panik, träumerischer Ruhe und unglaublicher Sorge hinter sich, und das Nächste, was Ihnen widerfährt, ist, dass man Sie nach Hause schickt. Allein. Die beiden wichtigsten Menschen in Ihrem Leben bleiben im Krankenhaus. Es war eine Nacht wie keine davor und danach. Ein normaler Abend zu Hause bedeutet für mich, bei einem Film, Musik oder der Xbox-Konsole zu entspannen, aber dieser Abend verging allein mit Dasitzen, ungläubigem Staunen über das, was geschehen war, und ungeduldigem Warten auf den anderen Morgen, damit ich zurückgehen und die beiden sehen konnte.

Ich hatte zwei Wochen Elternzeit, bis ich wieder zur Arbeit musste. Die ersten paar Tage brachten wir damit zu, uns ans Familienleben zu gewöhnen, unserem nagelneuen Jungen beim Windelnvollmachen, Essen und Schlafen zuzuschauen und uns daran zu freuen. Das Gute an Babys ist, dass sie schlafen. Viel. Nun, jedenfalls tat unseres das, zumindest am Anfang. Sonst tun sie nicht viel. Da es Sommer war und wir gerade in eine neue Gegend gezogen waren, konnten wir nach Herzenslust unterwegs sein (und damit meine ich: in Biergärten gehen).

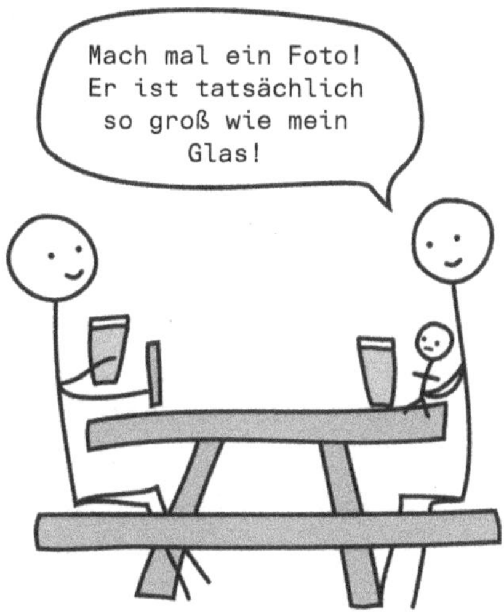
Mach mal ein Foto! Er ist tatsächlich so groß wie mein Glas!

Das Schlimmste an den ersten paar Wochen waren die ganzen Unbekannten. Wir machten uns über so viele Dinge Gedanken: Schlief er ordentlich? Bekam er genug Milch? Legte er genug Gewicht zu? Und so weiter. Es stellte sich heraus, dass Stillen für Katie nicht in Frage kam, und sie wurde sehr krank. Es lastet ein ungeheurer Druck auf Müttern, nur ja zu stillen, aber in manchen Fällen geht das nicht. Ich habe versucht, ihr so gut wie möglich zu versichern, dass es wirklich keine Rolle spiele, aber das ist eines von den Gebieten, auf denen du dir als Vater letztlich ziemlich hilflos vorkommen kannst.

Und ehe ich's mich versah, war ich wieder bei der Arbeit und der täglichen vierstündigen Pendelei nach und von London. Einer meiner Klienten witzelte: »Komm wieder arbeiten, wenn du mal Ruhe brauchst!«, und er hatte recht, wenn auch auf andere Weise. Mich um Katie und das Baby zu kümmern war körperlich anstrengend, mich an wenig Schlaf zu gewöhnen in den ersten paar Monaten nicht leicht, ich konnte nicht schlafen, lauschte auf jede Unregelmäßigkeit beim Atmen, stand beim Füttern auf, richtete Fläschchen und sterilisierte Sauger. Beim zweiten Mal konnte sie stillen, das war auch komisch, denn nun fühlte ich mich überflüssig, vor allem bei den Nachtmahlzeiten. Ich hatte ein ziemlich schlechtes Gewissen, weil ich das Ganze oft komplett verschlief.

Aber ich wollte nie ein Wochenendpapa sein,

ich wollte immer so viel wie möglich in ihr Leben eingebunden sein. Ich weiß, dass am Anfang oft eine Menge Verantwortung den Müttern zufallen kann, weil sie diejenigen sind, die den Hauptteil der Versorgung leisten, aber ich wollte immer (in vernünftigen Maßen) alles können, was Katie konnte, und sei es auch nur, damit sie eine kleine Pause hatte. Ich glaube, die Leute denken oft, dass Väter es leicht haben, weil sie häufig diejenigen sind, die aus dem Haus gehen und arbeiten, aber ich hatte auch immer das Gefühl, dass ich etwas verpasste. Fotos und Videos anschauen ist nicht dasselbe wie wirklich dabei sein.

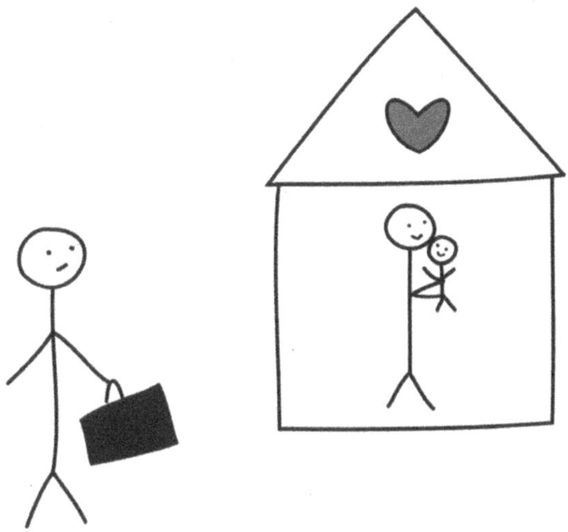

Und die Arbeit ist oft auch kein Spaziergang, die Pendelei kann ein Albtraum sein, Mittagessen findet am Schreibtisch statt oder gar nicht, und manchmal habe ich einfach das Gefühl, ich flitze den ganzen Tag wie ein Feuerwehrmann herum – so war ich manches Mal nicht schlecht neidisch, wenn mir Katie von ihrem Tag erzählte, aber ich weiß auch, dass mit Freundinnen auf einen Kaffee gehen in Wirklichkeit oft nicht so idyllisch ist, wie es sich anhört. Ich nehme an, das Gras ist immer woanders grüner, und man vergisst schnell, welche Herausforderungen der andere zu meistern hat, wenn man den Job nicht selbst tagein, tagaus macht.

Kaffee trinken gehen

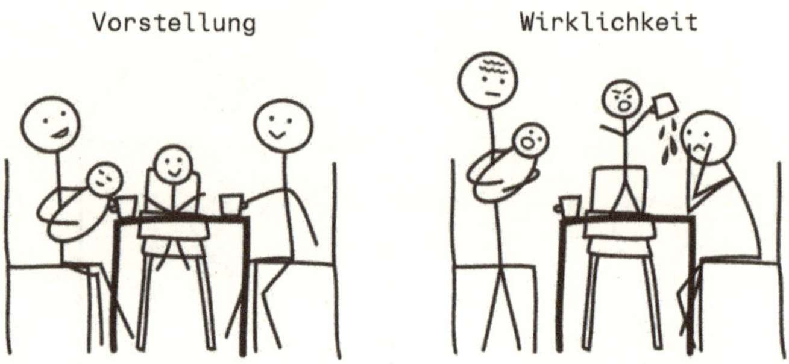

Manchmal muss ich arbeitshalber verreisen. Nicht sehr oft, aber hin und wieder mehrmals im Monat. Die Jungs sind jedes Mal traurig, wenn ich ihnen sage, dass ich weg muss, selbst wenn es

nur eine Nacht ist, daher ist mir die Zeit mit ihnen unglaublich kostbar: das Runterkommen vor dem Fernseher nach der Arbeit, das Gutenachtgeschichtenvorlesen, ihnen die Hände zu schrubben, wenn sie im Wald mal wieder in den Matsch gefallen sind, die festen Umarmungen, wenn sie müde/wütend/aufgeregt sind. Unsere Wochenenden sind unsere Familienzeit, also machen wir das meiste zu viert, versuchen aber auch, uns gegenseitig kleine Auszeiten zu verschaffen… Katie ist schon zufrieden, wenn sie in der Badewanne liegen und ein gutes Buch lesen kann.

Der Einzige zu sein, der Geld verdiente (im ersten Jahr), setzte mich ganz schön unter Druck. Ich lege großen Wert auf sichere Verhältnisse, und das wurde natürlich erst recht zum Thema, als mein Gehalt das einzige Einkommen war, das die Hypothek abstottern und Speisekammer und Kühlschrank gefüllt halten sollte. Ich strampelte mich ab, um die Arbeit mit einem Dasein als aktiver Vater unter einen Hut zu bringen, und es wurde bald klar, dass die tägliche Pendelei auf Dauer nicht funktionierte. Ich bekam meinen neugeborenen Sohn nicht halb so viel zu Gesicht, wie ich es gern gehabt hätte. Als sich daher eine Gelegenheit ergab, näher an unserem Zuhause arbeiten zu können, packte ich sie beim Schopf. Damals schien uns der Wechsel ein gewisses Risiko, auch verdiente ich weniger, aber die Lebensqualität für uns als Familie wog das mehr als auf.

Es gibt so vieles, das ich am Elternsein genieße. Den Großen zum ersten Mal aufs Fahrrad zu setzen war ein echtes Highlight. Er war ein Naturtalent. Ernsthaft, es hat ungefähr zwanzig Sekunden gedauert, schon war er auf und davon. Niemand kann Sie auf die Welle von Stolz vorbereiten, die Sie überrollt, wenn Ihr Kind etwas zum allerersten Mal tut. Obwohl da auch die schreckliche Angst ist, die in einem hochsteigt, wenn er auf dem Bürgersteig radelt, und ein Auto sich nähert. Auch auf dieses Herzklopfen kann Sie niemand vorbereiten.

Dann gibt es da noch die Dinge, die mir schwerfallen, mit denen ich zu kämpfen habe. Es betrübt mich hin und wieder, dass ich keine Zeit mehr für meine Hobbys habe. Ich habe Freude am Fotografieren, an Musik und Computerspielen, aber im Moment läuft es so, dass ich versuche unterzukriegen, was ich kann, wann immer ich es kann. Auch fehlt es mir im Umgang mit den Jungen manchmal an Geduld, und ich werde nicht gerne laut. Aber dann sind da die stillen Augenblicke, wenn wir mit Legos bauen, Autos aus Knete formen, ausmalen, lesen, fernsehen und sie plötzlich innehalten, zu mir aufschauen und sagen…

Der Große: *Daddy?*
Ich: *Ja, Kumpel?*
Der Große: *Ich hab dich lieb.*

Und alles ist einfach gut. Alle Wutanfälle, die vielen nervtötenden »Warum«-Dialoge, die Zwergenaufstände beim Essen, Angezogenwerden und Schlafengehen sind wie weggeblasen.

Und allzu schlimm kann es nicht gewesen sein, oder? Schließlich haben wir noch einen bekommen. Ich glaube, manche Leute finden, es sei ein Nachteil, zwei Kinder vom gleichen Geschlecht zu haben, aber es ist auch toll, weil sie so viel gemein haben. Zu Anfang war Eifersucht ein großes Thema, aber inzwischen haben sie angefangen, mehr und mehr miteinander zu spielen. Klar streiten sie sich über Dinge und bekämpfen sich mit selbst gebauten Waffen, aber hinter dem ganzen Imponiergehabe merken sie sehr wohl, dass sie einander gernhaben. Ich hoffe, dass sie immer gute Freunde bleiben werden.

Sie verändern sich gerade ungemein, das gilt auch für meine Beziehung zu ihnen. Dem Großen helfe ich, wenn er bei Sonic der Igel festhängt, und mit dem Kleinen kicke ich. Wir haben angefangen, zusammen Dinge zu unternehmen, von denen ich auch etwas habe – sie sind wild auf Star Wars *(was für ein Glück), und ich bete, dass sie zu Arsenal-Fans werden.*

Vor allem aber besteht mein Job als Papa darin, meine Familie nach Kräften zu unterstützen. Jeder darin braucht etwas anderes, und es ist an mir zu wissen, ob das nun darin besteht, Spielzeugautos unter dem Kühlschrank hervorzukramen, herauszubekommen, warum sie nicht zur

Schule gehen wollen, sie zu knuddeln, mit ihnen zu schimpfen oder einen ordentlichen Gin Tonic zu mixen, wenn wir sie endlich im Bett haben. Ich hoffe, ich mache meine Sache ganz gut.

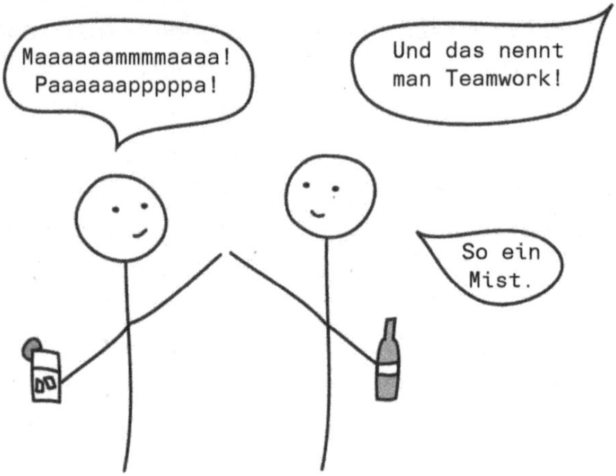
Maaaaaammmmaaaa! Paaaaaappppa!
Und das nennt man Teamwork!
So ein Mist.

Er ist nicht vollkommen, aber wer ist das schon? Er ist ein guter Vater. Ich würde fast so weit gehen, gut durch »toll« zu ersetzen, wenn er aufhören würde, ihre vermaledeiten Schuhe zu vergessen, also… Ja, ich glaube, er macht seine Sache ganz ordentlich.

P.S: Mir ist klar, dass es alleinerziehende Mütter gibt, die das hier lesen, und auch alleinerziehende Väter und vielleicht auch ein paar Eltern, in denen einer die Verantwortung komplett alleine schultert. Hut ab, tiefe Verneigung. Ich hoffe, Ihnen ist klar, wie bewundernswürdig Sie sind!

DIE VERWANDLUNG

Kleinkindpsychologie für Anfänger…

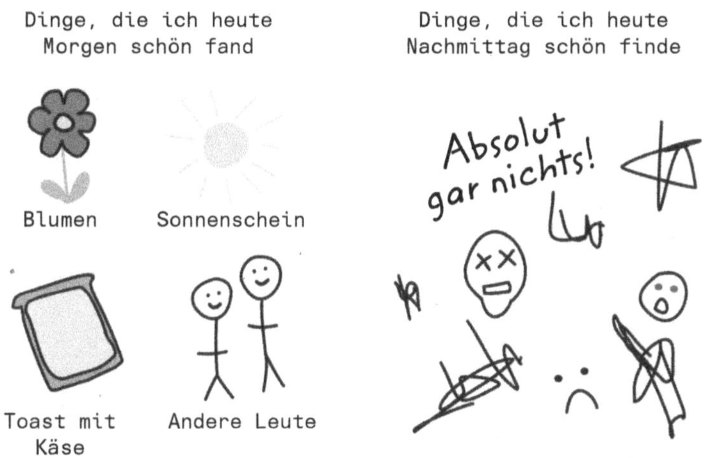
Dinge, die ich heute Morgen schön fand
Dinge, die ich heute Nachmittag schön finde
Blumen
Sonnenschein
Toast mit Käse
Andere Leute
Absolut gar nichts!

Ich erinnere mich bei beiden Jungen an eine einschneidende Veränderung um den ersten Geburtstag herum. Was für ein Alter! Plötzlich taten sie erwachsene Dinge wie Laufen und Sprechen; es war faszinierend zu beobachten, wie sie anfingen, ihre eigenen Persönlichkeiten und Marotten zu entwickeln.

Wie könnte man keine Freude empfinden angesichts des Selbstbewusstseins, des Lebenshungers und der Begeisterung eines Kleinkindes? Wäre es nicht wunderbar, wenn wir alle es fertigbrächten, eine Prise von diesem Zauber ins Erwachsenendasein hinüberzuretten?

Sie sehen etwas, das ihnen gefällt, und sie nehmen es, sie sehen, wie jemand etwas tut, was ihnen nicht passt, und sie schubsen ihn beiseite. Sie sind unablässig am Herumrennen und Erkunden, wollen ständig wissen, was auf der anderen Seite der Tür passiert. Sie sind unbändig fasziniert von einem verdreckten Zigarettenstummel und schütten sich vor Lachen aus über etwas, das ehrlich gesagt nicht besonders lustig ist. Sie stampfen durch die Welt, als gehörte das ganze verdammte Ding ihnen.

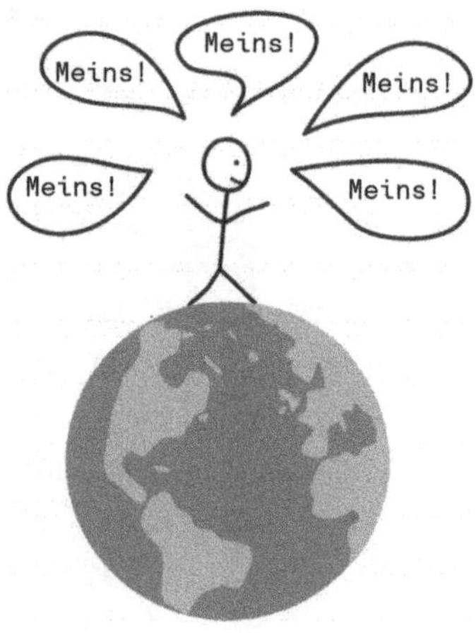

Kleinkinder, wow, sie sind ein solches Wunder für ihre Eltern (für kurze Zeit). Sie verbringen so viel Zeit damit zu sagen: »Hast du das gerade gesehen? Hast du das eben gehört?« Sie können praktisch nichts tun, was nicht unbeschreiblich knuffig ist.

Aber alle guten Dinge gehen einmal zu Ende. Ich erinnere mich, wie ich nichtsahnend auf dem Sofa lag, irgendwie mit meinem Kram beschäftigt (ja, mein Fehler), als der Kleine anmarschiert kam und mir seine Tasse ins Gesicht haute. Es war ein ordentlicher Schlag für einen noch nicht einmal Zweijährigen, und während ich zusah, wie das Veilchen um mein linkes Auge größer und größer wurde, konnte ich mich des Gedankens nicht erwehren, dass das Ganze etwas sehr Sinnbildliches hatte – es machte unmissverständlich klar, dass die Babyzeit nun wirklich und wahrhaftig ein für alle Mal vorüber war.

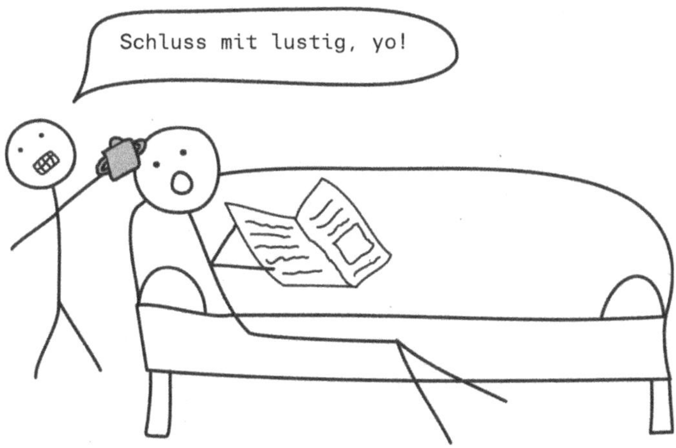

Willkommen im SCHRECKLICHEN ZWEITEN LEBENSJAHR (das meiner Erfahrung nach irgendwann um die vierzehn Monate anfängt und dauern kann bis… nun, selbst mit sechs Jahren ist der Große damit noch nicht komplett durch), eine Zeit, die sich im Prinzip dadurch auszeichnet, dass kleine Menschen auf komplett beliebige und offen gestanden häufig komplett absurde Dinge extrem angefressen reagieren.

Es tut mir furchtbar leid, aber Ihr liebes süßes Knuddelkind wird für die nächste Zeit von einem inneren Dämon besessen sein und sein einst so gefügiger kleiner Körper sich gegen jedes Anliegen Ihrerseits aufbäumen.

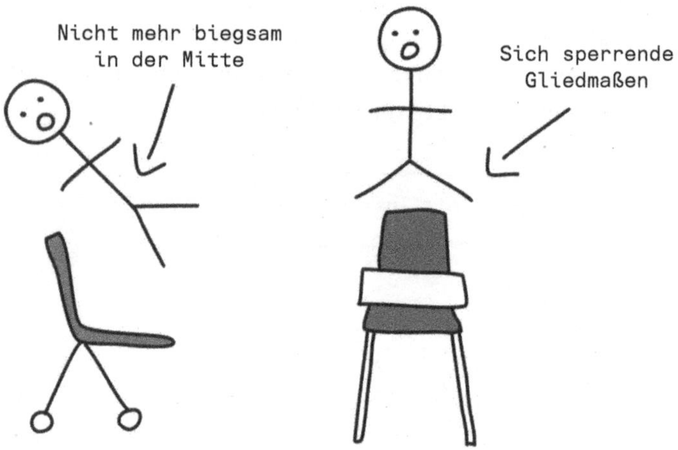

Ich lüge nicht, das Ganze kann verdammt furchteinflößend sein. Ich erinnere mich an einen Wutausbruch unseres Großen, der so weit ging, dass er blau anlief und wild zuckend am Boden lag. Ich weiß noch, dass ich laut aufschrie, weil ich überzeugt war, dass er irgendeine Form von epileptischem Anfall hatte, und zum Telefon sprintete, um 999 zu rufen. Wie sich herausstellte, war er nur »ein wenig verstimmt«, weil ich ihm seine Banane in der Mitte durchgebrochen hatte, und in diesem Augenblick war die ganze Wut über das unvollständige Stück Obst ihm offenbar wichtiger als – nun ja – das Atmen.

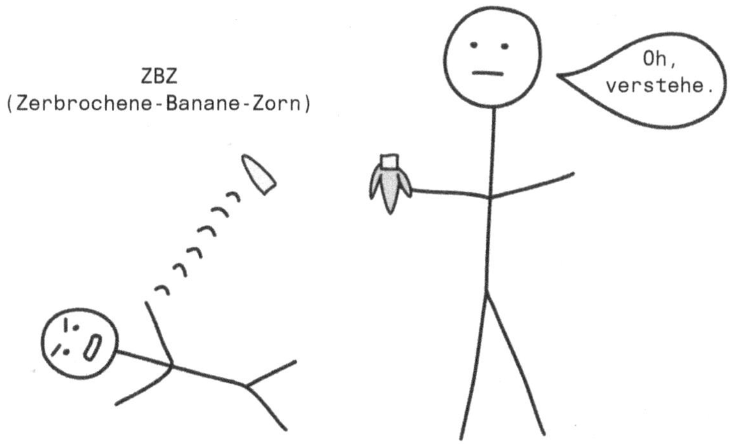

Und das war natürlich längst nicht alles. Im Folgenden nur einige wenige der Dinge, die meiner Erfahrung nach geeignet sind, ein Kleinkind wirklich in Rage zu bringen:

- Ohne Keks in der Hand im Buggy angeschnallt zu werden
- Einen Bus oder Zug sehen und nicht drin zu sitzen
- Verboten zu bekommen, sein Wasserglas über sich auszuleeren
- Nass sein, weil man sein Wasserglas über sich ausgeleert hat
- Ein nicht unendlicher Vorrat an Heidelbeeren
- Der Katze keinen Joghurt geben zu dürfen
- Dass die Katze keinen Joghurt mag
- Nicht auf dem Tisch malen zu dürfen
- Nicht malen zu dürfen
- Keine Stifte essen zu dürfen
- Keine Knete essen zu dürfen
- Knete essen
- Erde essen
- Seife essen
- Hunger zu haben, weil man nichts Ordentliches gegessen hat
- Verboten zu bekommen, Stiftedeckel im Mund zu horten
- Unbiegsames verbiegen zu wollen
- Sachen kaputtzumachen, indem man sie verbiegt
- Die physikalischen Gesetze im Allgemeinen
- Verboten zu bekommen, nach Lust und Laune Gegenstände aus Fenstern zu pfeffern

- Wenn jemand den eigenen Roller anfasst
- Wenn jemand den eigenen Roller anschaut
- Nasse Füße, nachdem man vorsätzlich in Pfützen gehüpft ist
- Bohnensaft an den Händen, nachdem man Bohnen mit den Händen gegessen hat
- Nicht mit dem Schwert auf dem Fernseher herumdreschen zu dürfen
- Wenn die Socken ein kleines bisschen verdreht angezogen sind
- Socken nicht allein ausgezogen zu bekommen
- Keine Socken anzuhaben
- Socken
- Handschuhe anzuhaben
- Kalte Hände zu haben
- Käse in Scheiben statt in Würfeln
- Tauben

Natürlich erhebt diese Liste keinerlei Anspruch auf Vollständigkeit. Ich könnte endlos so weitermachen, aber das würde nicht viel bringen, denn was ein Kleinkind in einem beliebigen Moment ankekst, kann schon im nächsten zum absoluten Lieblingshit avancieren. Denken Sie beispielsweise an Modellbahnschienen – sind sie ein heißgeliebtes Spielzeug oder doch vielleicht eher ein Meuchelmordinstrument?

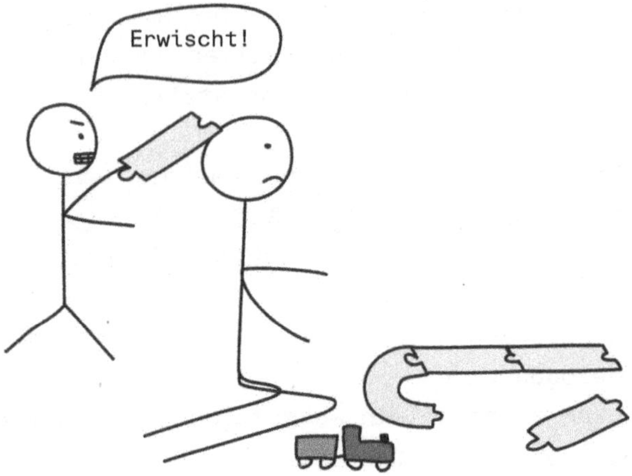

Kleinkinder können ganz schön übergeschnappt sein, sag ich Ihnen. Wir konnten uns beispielsweise fröhlich für einen Ausflug zum Spielplatz bereitgemacht haben, und genau in dem Augenblick, in dem wir uns anschicken, das Haus zu verlassen, erklärt der Kleine, er werde nur mitkommen, wenn er nackig gehen darf. Er rennt mit dem Kopf gegen einen Tisch und gibt mir die Schuld daran. Er beschließt, wegen der Farbe seiner Tasse (DIE ER SICH AN DEM MORGEN, VERFLIXT NOCH MAL, SELBST AUSGESUCHT HATTE) ernsthaft gekränkt zu sein, während wir auf der Suche nach dem letzten Zubehörteil für eine höchst komplizierte PAX-Kleiderschrankkombination rastlos durch IKEA mäandern.

Es wäre nicht halb so schlimm, wenn sich alles nur an mir entlüde, aber vieles davon wird in der

Öffentlichkeit ausgetragen. Geben Sie uns einen gestopft vollen Zug oder Aufzug, und er reibt sich in Vorfreude die Hände, bevor er irgendeinen wütenden Protestkrampf vom Zaun bricht. Das ist der Grund dafür, dass wir vorerst einen Bogen ums London Eye machen.

Und er gibt nicht nach. Ich reagiere mit einem nervösen Kichern auf seine Forderung nach »blauer Katzeneiscreme« (?!), aber er wird lauter und lauter und lauter und macht weiter und weiter, bis er vergessen hat, was er eigentlich wollte, ich hatte von vorneherein keine Ahnung, und über kurz oder lang heulen wir beide dicke Tränen, während uns die Leute angewidert anschauen.

Wie dem auch sei, nun, da wir also wissen, dass kleine Kinder wahre Pissnelken sein können, wette ich, dass Sie von mir hören wollen, wie man am besten mit ihnen umgeht, oder? Mein Vorschlag lautet, sie ein paar Stunden länger in der Kita zu lassen, damit Sie ein bisschen mehr Zeit allein in einem dunklen Zimmer verbringen können. Wenn Sie etwas anderes hören möchten, tut mir leid, da müssen Sie sich ein anderes Buch kaufen.

Es liegt ein gewisser Trost in dem Wissen, dass es nur eine Phase ist, eine lange, scheinbar nie enden wollende Phase, der jedoch – wie die Leute Ihnen mit größter Freude versichern – eine noch viel schlimmere folgen wird.

Ja, es kann schwer sein, sich an die guten

Seiten Ihres Kindes zu erinnern, wenn es ausgestreckt zu Ihren Füßen liegt und den Fußboden mit seinen Fäusten malträtiert, weil Sie ihm nicht erlaubt haben, Playmobilfiguren in der Mikrowelle zu garen, aber seien Sie bitte gewiss, das wird nicht ewig so sein. Eines Tages wird er schließlich und endlich zu würdigen wissen, was Sie für ihn getan haben. Eines Tages wird er sich freudestrahlend vor Ihnen aufbauen und Ihnen mitteilen: »Mami, ich schneide dich jetzt in Stücke, damit ich ein Haus aus dir bauen kann«, während er mit seiner Plastiksäge an Ihrem Bein herumfuhrwerkt.

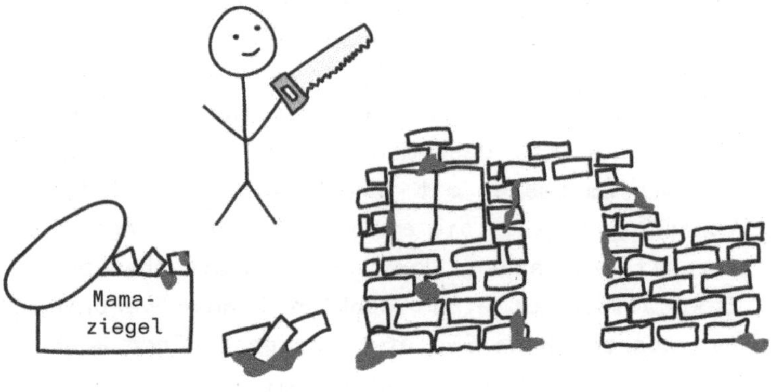

Elternschaft – »Weil ich es mir wert bin«.

DEN TAG HERUMBRINGEN

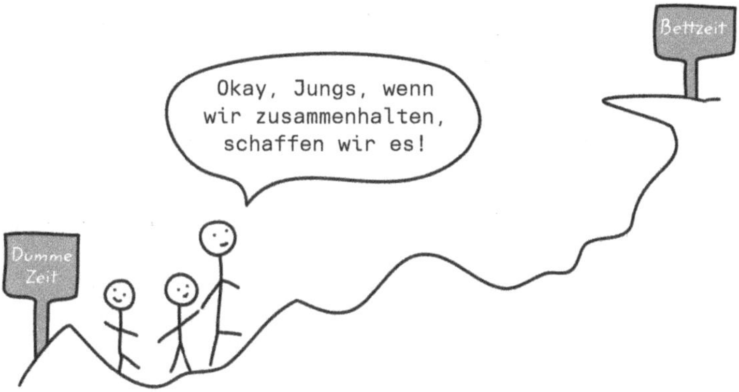
Bettzeit
Okay, Jungs, wenn wir zusammenhalten, schaffen wir es!
Dumme Zeit

Wenn ich – zu welcher unchristlichen Zeit auch immer meine Kinder beschließen, dass jetzt Morgen ist – geweckt werde, ist mein erster Gedanke: Kaffee. Unzählige Tassen wunderbaren Kaffees … gefolgt von der Frage: Was zum Teufel sollen wir den ganzen Tag über machen? Die Antwort lautet: Aktivitäten! In diesem Kapitel habe ich eine Liste meiner liebsten »unterhaltsamen« Dinge zusammengestellt, die ich mit kleinen Kindern gerne unternehme, um den Tag zu füllen, bis Bettzeit ist.*

* Gin-Zeit. Ich meinte Gin-Zeit.

Babykurse

Babykurse sind toll. So viel Auswahl – Musikgarten, Entspannung und Bewegung, Denken, Fühlen und Entwickeln, Sprache und Musik, Babyschwimmen, Baby-Yoga, Baby-Shiatsu, Höhere Mathematik für Kleinstkinder, Strafgesetz für freche Engelchen... Ein paar davon mögen erfunden sein, aber Sie wissen schon, was ich meine.

In der Regel müssen Sie im Voraus eine schwindelerregende Summe hinblättern, obwohl Sie nur ungefähr die Hälfte der Kurse besuchen werden, aber das geht in Ordnung, denn zwanzig Euro pro Stunde, um sich mit einem brüllenden Kind in irgendeiner Zimmerecke aufzuhalten und sich als unfähige Mutter zu fühlen, ist nicht übertrieben!

Zur Illustration im Folgenden ein Bild von mir (links zu sehen) in einem Kurs für Babymassage. Um ehrlich zu sein, ich glaube nicht, dass irgendjemand an dem Kurs viel Spaß hatte – außer der Dame vor uns mit der Hosentasche voller Geldscheine und ohne ein vor Öl triefendes und absolut genervtes Baby auf dem Arm.

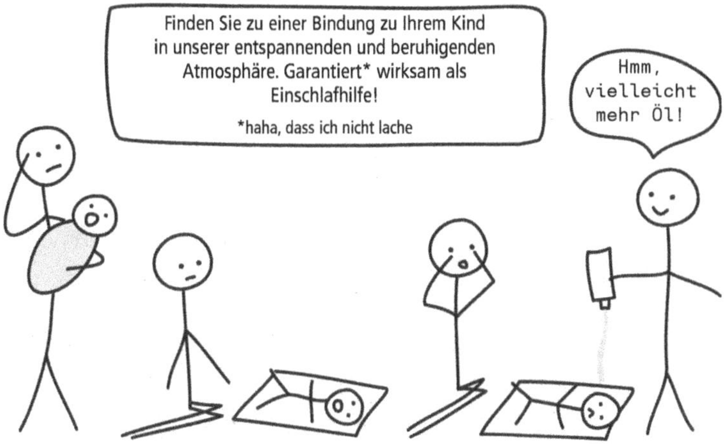

Viele dieser Kurse werden Ihnen als intellektuell stimulierend für Ihr Kind verkauft, aber genau genommen liefern sie ihm weniger Stimulation als eine leere Chipstüte.

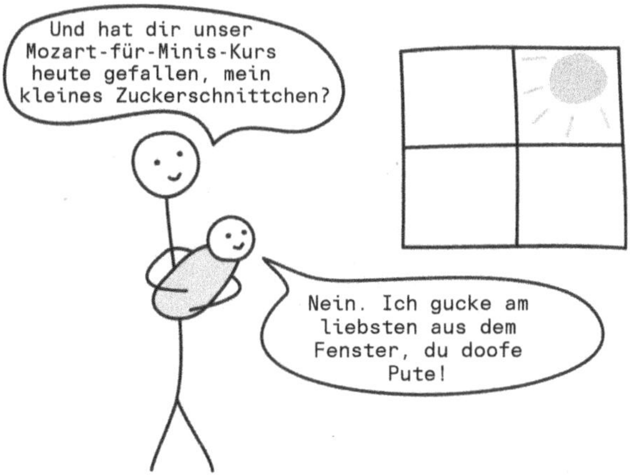

Es lohnt, im Kopf zu behalten, dass eine Tüte Chips einen Bruchteil von »Yoga für Mummy und mich« kostet und in jedem Pub zu bekommen ist. Ich meine ja nur…

TOP TIP – von meinen Freunden Charlie und Matt. Bringen Sie Ihren Kindern bei, dass eine Kneipe eigentlich ein »Café« ist. »Ich war am Wochenende mit Mama im Café« klingt nach einer sehr viel erbaulicheren Unternehmung. Einer unserer Pubs hier hat einen tollen Oudoor-Spielplatz, und wir nennen ihn »Park«.

Spielgruppe

Wenn Sie und Ihr Baby die Nase voll haben von Babykursen, können Sie mit Krabbel- oder Spielgruppen weitermachen. Die kosten ein oder zwei Ocken, und dafür bekommen Sie eine beaufsichtigte Spielfläche, Sauereien, die Sie nicht aufputzen müssen, eine Tasse Plörrkaffee und Kekse mit Füllung!

Ein anderes Wort, das ich für Spielgruppen gerne verwende, ist: AKS – Anonyme Keks-Süchtige, denn die meisten Kinder dort weisen eine pathologische Abhängigkeit von Waffeln mit rosa Cremefüllung auf, die einer Metamphetaminsucht in nichts nachsteht.

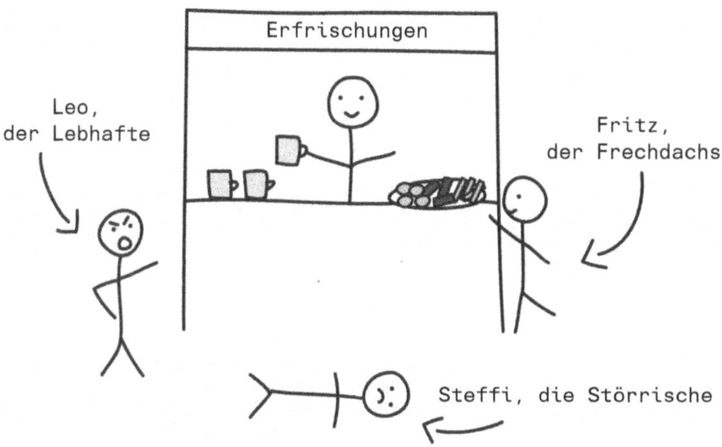

Alles in allem mag ich Spielgruppen; manche Leute meiden sie, weil sie keine Lust darauf haben, mit Fremden über das Wetter zu plaudern, aber ich rede lieber mit einem lebendigen Menschen als mit dem Herd, also gehen wir hin. Allerdings sind sie sicher nicht ohne Makel.

Das Hauptproblem an Spielgruppen ist, dass es immer ein bestimmtes Spielzeug gibt, das jedes Kind partout haben will – meist etwas zum Draufherumfahren. Mir rutscht jedes Mal das Herz in die Hose, wenn ich durch die Tür trete und ein einzelnes Spielzeugauto umgeben von einer Fangemeinde von dreißig Kindern erspähe.

Ich kann nicht das einzige elterliche Geschöpf sein, das heimlich davon träumt, nachts ins Spielzimmer einzubrechen und DAS DING im Rahmen eines feierlichen Rituals den Göttern elterlicher Zurechnungsfähigkeit zu opfern.

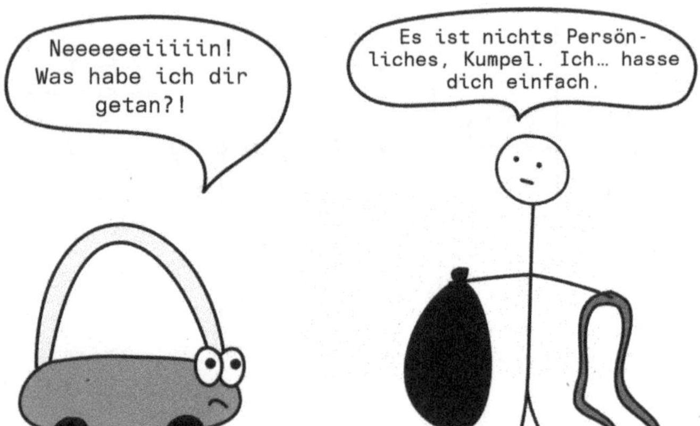
Neeeeeeiiiiin! Was habe ich dir getan?!
Es ist nichts Persönliches, Kumpel. Ich… hasse dich einfach.

Dann gibt es da noch die Tage, in denen Sie an eine Gruppe mit lächerlich fröhlichen Erzieherinnen geraten, deren Konzept darin besteht, die Spielgruppe vom Schwanz her aufzuzäumen…

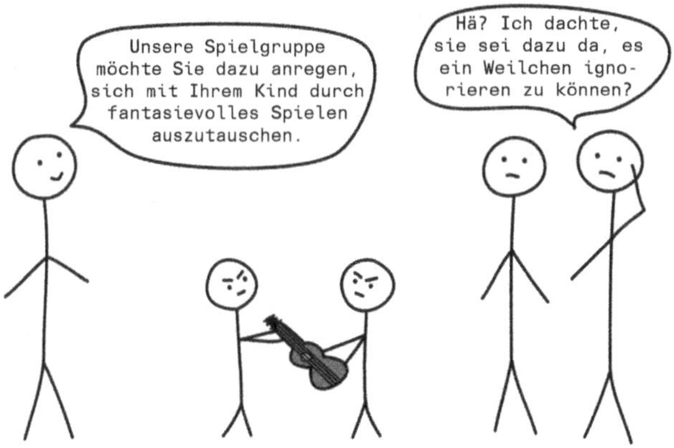
Unsere Spielgruppe möchte Sie dazu anregen, sich mit Ihrem Kind durch fantasievolles Spielen auszutauschen.
Hä? Ich dachte, sie sei dazu da, es ein Weilchen ignorieren zu können?

Genau das ist eine Spielgruppe nicht. In einer Spielgruppe geht es um wild gewordene Kinder, die einander zerquetschte Rosinen von den Schuhsohlen pflücken, während die Eltern darüber lamentieren, was für eine miserable Nacht sie wieder hatten, und/oder sich in eine Ecke verkrümeln und sich die Urlaubsfotos anderer Leute auf dem Handy anschauen. Alle sind glücklich (mehr oder weniger).

Eine andere beliebte Beschäftigung in einer Spielgruppe ist Beißen. Die Parallelen zwischen einer Spielgruppe und einer Folge von *The Wal-*

king Dead sind ziemlich offensichtlich, wenn Sie mal kurz darüber nachdenken.

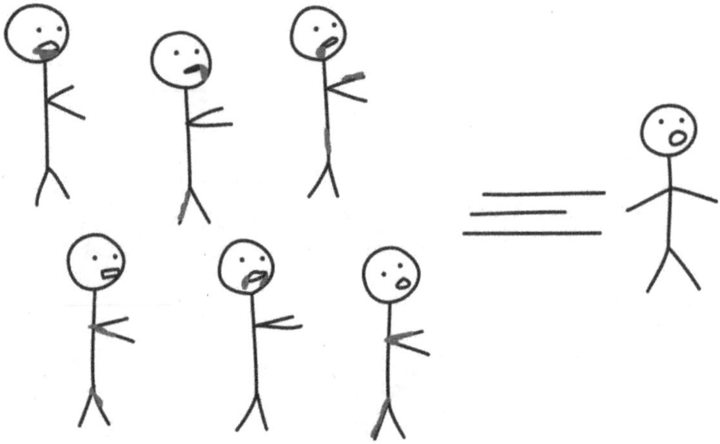

Nach einer gefühlten Ewigkeit wird irgendwer die Parole ausgeben: »Zeit zum Aufräumen«, und das heißt, dass Sie nur noch das Singen zu überstehen haben, um dann nach Hause gehen und ein Weilchen die Glotze anmachen zu dürfen.

Alle haben zu diesem Zeitpunkt ein bisschen glasige Augen…

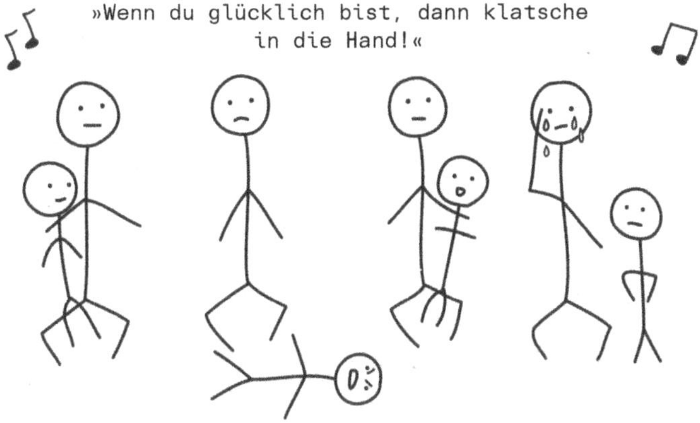

Oh je, die Frau dahinten scheint zu weinen, ich glaube, sie heißt Rachel.

Alles in Ordnung, Rachel?

Nichts ist in Ordnung mit Rachel. Rachel langweilt sich buchstäblich zum Heulen. Rachel überlegt angestrengt, ob sie mit ihrer Tochter JE WIEDER in eine Spielgruppe gehen wird!

Keine Sorge, Rachel, ehe du dich's versiehst, wird sie ein Teenager sein, und du wirst um drei Uhr morgens am Telefon die schönste Zeit deines Lebens mit Stoßgebeten gen Himmel verbringen und hoffen, dass sie nicht gerade geschwängert wird.

Indoor-Spaß

Bei uns gibt es ein paar Indoor-Spielgelegenheiten in der Nähe; die schöneren, edleren, bei denen der Eintritt ungefähr 50 Pfund kostet, und der um die Ecke, der ein bisschen alt und schäbig ist und in dem es ziemlich grob zugeht. Ich gehe meist in Letzteren, weil der am besten zu uns passt.

Ihr Vergnügen an solchen Indoor-Einrichtungen hängt im Großen und Ganzen davon ab, in welche Elternkategorie Sie fallen:

Kategorie 1 – Eltern größerer Kinder, die es sich gemütlich machen, heißen Kaffee schlürfen, Zeitschriften lesen und den Tod verdienen.

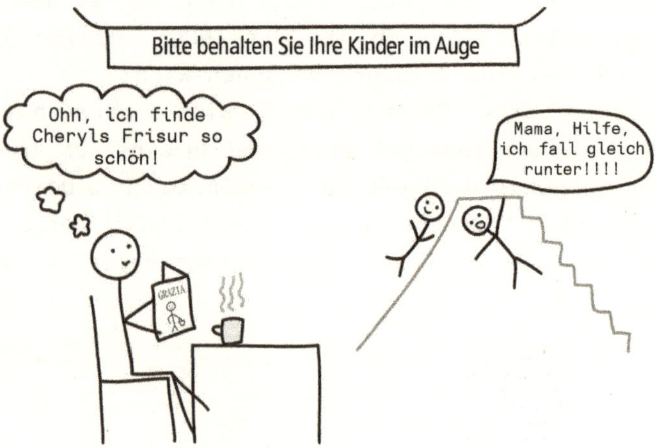
Bitte behalten Sie Ihre Kinder im Auge
Ohh, ich finde Cheryls Frisur so schön!
GRAZIA
Mama, Hilfe, ich fall gleich runter!!!!

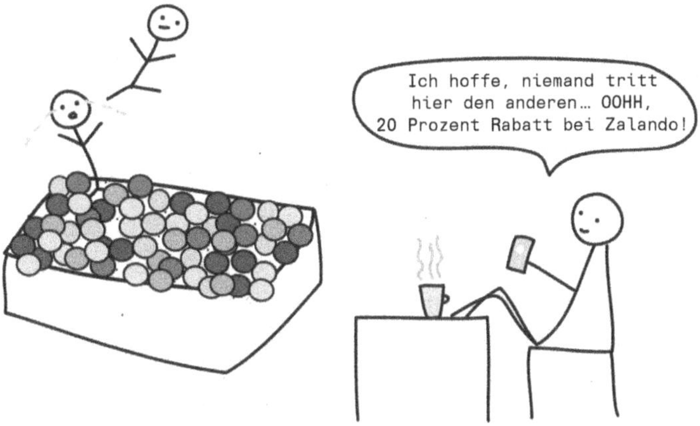
Ich hoffe, niemand tritt
hier den anderen… OOHH,
20 Prozent Rabatt bei Zalando!

Ich will ehrlich sein: Ich wünschte, ich gehörte in diese Kategorie, die die ganze Zeit auf Facebook rumhängen und gelegentlich eine halbherzige Entschuldigung wegen des ungezogenen Kindes murmeln.

Warum macht Spielzeug aus Schaumstoff Kinder so brutal? Und warum heißt es »Soft-Play«, wenn es doch blutiger Ernst ist?

Egal, lassen Sie uns zur zweiten Kategorie kommen. *Leiser Seufzer* MEINER Gruppe…

Kategorie 2 – Eltern kleinerer Kinder, die ihrem Nachwuchs die ganze Zeit hinterherstiefeln und aufpassen, dass die Größeren (deren Eltern keine Zeit haben, weil sie grade Hochglanzzeitschriften lesen) die Kleinen nicht mit einem Tritt an den Kopf außer Gefecht setzen.

Der Große ist kein Problem, er rennt los und kommt etwa alle fünfzehn Minuten zurück, um mir seine jüngste Snack-Bestellung zuzuschreien, aber der Kleine ist so enttäuschend verantwortungslos.

Ein kleiner Tipp an dieser Stelle – essen Sie drei Snickers, bevor Sie aus dem Haus gehen, und ziehen Sie sich ein paar von diesen Energy-Gel-Tütchen rein, die die Marathonläufer verwenden, weil WAS ZUM KUCKCUCK….

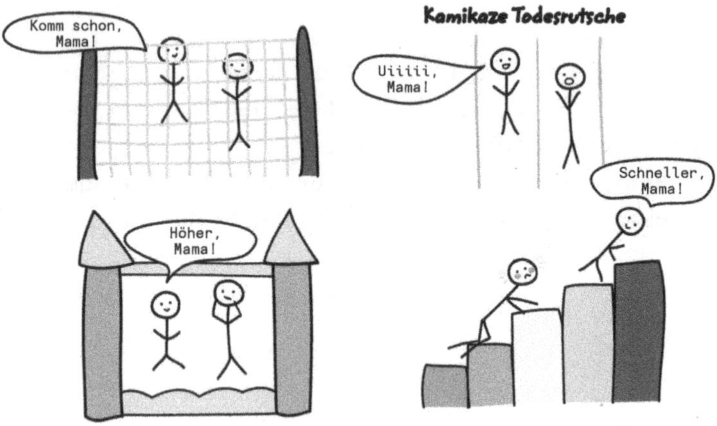
Komm schon, Mama!
Kamikaze Todesrutsche
Uiiiii, Mama!
Höher, Mama!
Schneller, Mama!

Ich glaube, oben auf dem Vesuv war ich für einen kleinen Augenblick klinisch tot. Dank dem Himmel für das Kind, das mich ins Leben zurückholte, indem es mir etwas Caprisonne ins Gesicht träufelte.

ES HEISST: ESSEN UND TRINKEN AUF DEN SPIELGERÄTEN VERBOTEN, DU KLEINER NICHTSNUTZ!

Und natürlich wird Kategorie 1 es sich nicht entgehen lassen und nur darauf warten, Ihnen gönnerhaft mitleidige Blicke zuzuwerfen, während Sie versuchen, dem lebensgroßen Glückstopf namens Bällebad mit einem letzten Rest an Würde zu entkommen (ich habe darin mal ein halb aufgegessenes KitKat und ein gebrauchtes Feuchttuch erbeutet. Es war ein ganz besonderer Tag). Aber keine Sorge, ihr blasierten Eltern! Ich habe mir fest vorgenommen, genau dasselbe zu tun, wenn der Kleine groß genug ist, sich selbst zu verteidigen, und Sie mit vierzig aus Versehen noch mal schwanger werden und wieder in Kategorie 2 zurückfallen ☺

Der Spielplatz

Wenn Kinder erklären, sie wollten auf den Spielplatz gehen, kann dies das elterliche Herz mit blanker Furcht erfüllen. Vor allem, weil es ganz egal ist, wie lange Sie dort bleiben – drei Stunden, vier Stunden, fünf –, die Kinder werden am Ende immer das Gefühl haben, sie seien zu kurz gekommen.

Abbildung A:
Ausflug in
den Park

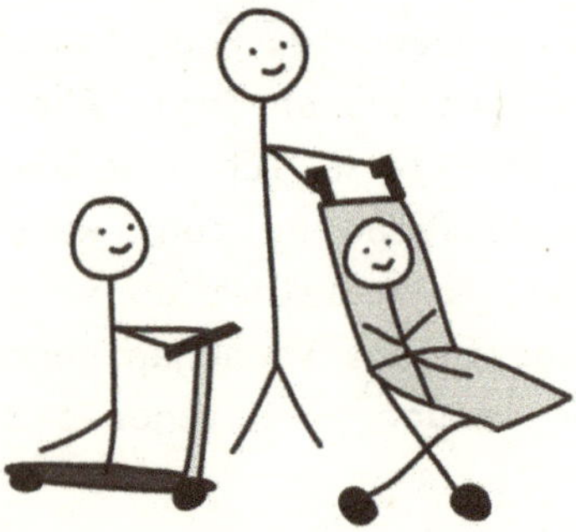

Abbildung B:
Der Heimweg

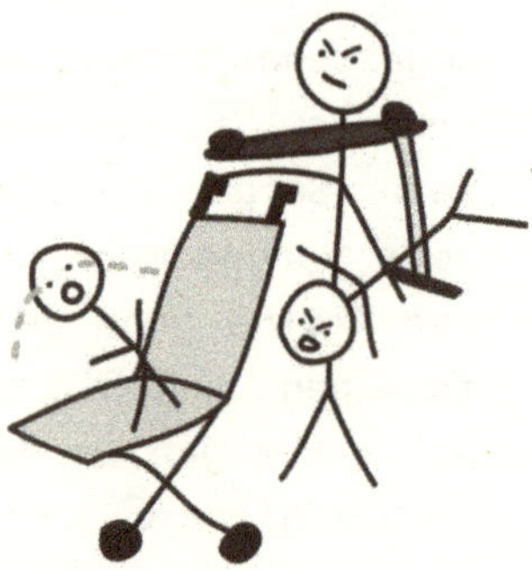

An besonders schlimmen, nervtötend langweiligen Tagen kommt es sogar vor, dass wir zweimal in den Park gehen. Manchmal treffen wir andere Eltern, die auch zum zweiten Mal da sind, und manchmal führen wir zweimal exakt die gleiche Unterhaltung. Manchmal fühlt es sich ein bisschen an wie *Und täglich grüßt das Murmeltier*. Und im Prinzip ist es auch so.

In unserem Park im Viertel gab es in der Kleinkindecke vier Babyschaukeln, aber nach einer vor Kurzem durchgeführten Spielplatzüberholung gibt es nur noch zwei. Kleine Kinder schmissen sich protestierend auf die Erde und verstanden nicht, warum sie plötzlich so lange warten sollten, bis sie an der Reihe waren. Es gab einen öffentlichen Aufschrei, alle waren in Aufruhr.

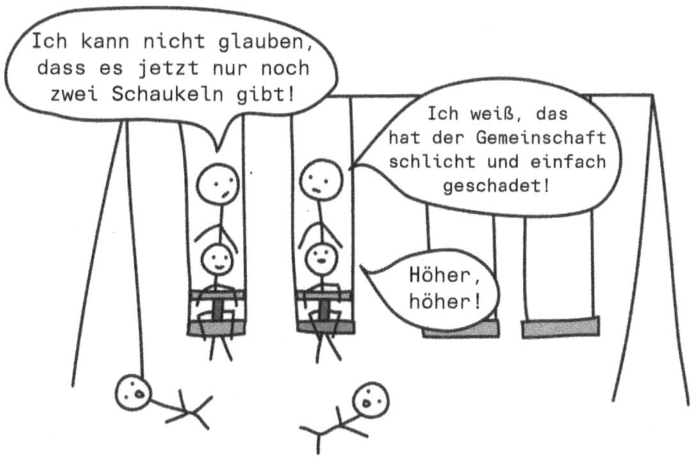
Ich kann nicht glauben, dass es jetzt nur noch zwei Schaukeln gibt!
Ich weiß, das hat der Gemeinschaft schlicht und einfach geschadet!
Höher, höher!

Aber das Deprimierendste an alledem ist die Tatsache, dass ich obenstehende Unterhaltung in den vergangenen sechs Monaten 237 Mal geführt habe. Ich versuche, versuche wirklich mit aller Kraft, die Klappe zu halten, aber ich schaffe es nicht zu verhindern, dass mir die Worte aus dem Mund purzeln. Es ist, als führe mein Small Talk eine Art Eigenleben, jetzt, da ich Mutter bin.

sticht sich selbst mit dem Finger ins Auge

Wenn Sie wirklich nichts für Small Talk übrig haben, versuchen Sie vielleicht die Zeit damit totzuschlagen, Ihren angeschmachteten Star auf Instagram zu stalken. Sorgen Sie nur dafür, dass Sie es hinter einem Baum versteckt tun, um den abwertenden Blicken von Leuten zu entgehen, die bessere Eltern sind als Sie.

Zu Hause spielen

Gelegentlich ist es wunderbar, einen Tag drinnen zu verbringen, eingesperrt ohne Chance zur Flucht. Vielleicht regnet es, oder Sie haben nicht die Energie aufbringen können, ordentliche Klamotten anzuziehen oder Ähnliches.

Babys vor dem Krabbelalter sind vergleichsweise leicht zu Hause zu amüsieren. Bugsieren Sie sie einfach in die Hüpfschaukel (Gott, ich vermisse dieses klobige hässliche Plastikmonstrum), und schon können Sie *Das perfekte Dinner* anschauen.

Mit älteren Kindern können Sie Ihr Heim verwüsten, indem Sie einen Kuchen backen oder irgendeine Bastelei anzetteln.

Wenn Sie Spaß daran haben, sich ein paar Tage lang echt miserabel zu fühlen, warum nicht nach ein bisschen Inspiration auf Pinterest suchen? Das letzte Mal, als ich meinen Augen gestattete, diese Seite anzuschauen, habe ich mich anschließend eine Stunde lang von plötzlichem Hospitalismus befallen in einer Zimmerecke hin und her gewiegt. Außerdem verderben Kinder mir das Basteln IMMER.

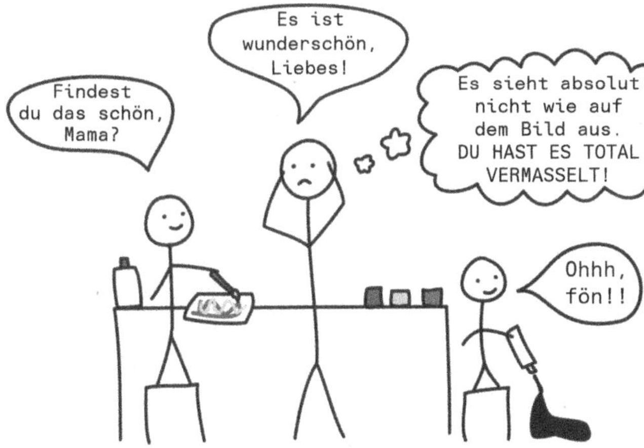

Findest du das schön, Mama?
Es ist wunderschön, Liebes!
Es sieht absolut nicht wie auf dem Bild aus. DU HAST ES TOTAL VERMASSELT!
Ohhh, fön!!

Etwas anderes, das meine Kinder immer gerne gemacht haben, war das Herumschieben von Autos unter lautem Brrrrumm-Brrrummm-Getöse, etwas, das, wie sage ich es höflich…

WIRKLICH SCHEISSLANGWEILIG ist.

Vielleicht ziehen Sie sich lieber Plastikverbrennungen vom Teppichboden an den Knien zu, weil Sie den braven Tiger zum Reiten geben müssen??

NEIN.

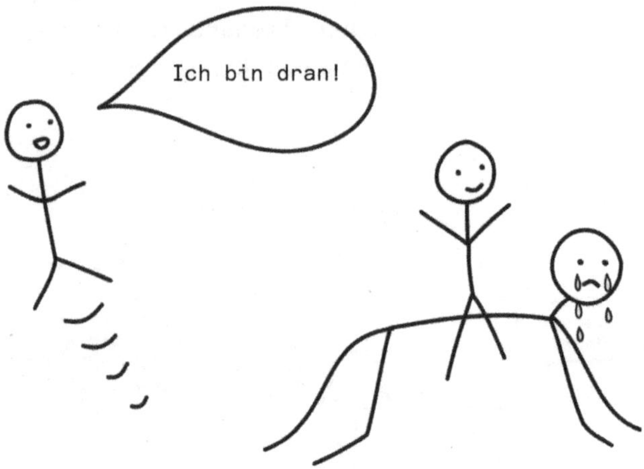
Ich bin dran!

Technik

Lassen Sie uns mit einem meiner Favoriten schließen: technikbasiertem LERNEN. Das Kinderprogramm BILDET, also…, und ich weiß ja nicht, wie es bei Ihnen ist, aber die Gesichter meiner Kinder sehen besonders hübsch aus, wenn sie vom fahlen Licht eines iPads erleuchtet werden.

Ja, wir haben es auch vor Tablets und Smartphones fertigbekommen, Kinder ordentlich großzuziehen, aber wir kamen schließlich auch ohne Lockenstäbe und Glätteisen klar (genau genommen stimmt das nicht – wir hatten Zottelhaare und hässliche Ponys).

Wer etwas ablehnt, wird das auch weiter tun, aber manchmal ist der Einsatz von Technik nötig, damit Sie Ihr Zeug im und ums Haus geregelt bekommen. Und Sie müssen nur mal an einem Sonntag um die Mittagszeit in Ihren Pub um die Ecke gehen und kurz die Elternpaare zusammenzählen, die ihre Flasche Pinot Noir köpfen, während ihre Kinder gebannt auf den »digitalen Babysitter« starren, um einzusehen, dass Mittelschichteltern ihrem Erziehungsauftrag heutzutage nun einmal auf diese Weise nachkommen.

Das Schlüsselwort hier lautet: Ausgewogenheit.

Es ist mit Sicherheit an der Zeit, den Fernsehkonsum zurückzufahren, wenn Ihre Kinder anfangen, seltsame Akzente zu sprechen und »YouTuber« mit echten Menschen verwechseln.

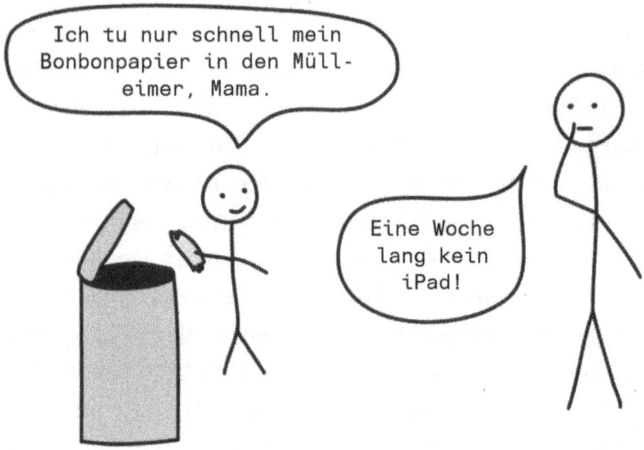
Ich tu nur schnell mein Bonbonpapier in den Müll-eimer, Mama.
Eine Woche lang kein iPad!

SHIT.

(Wobei obenstehende Zeichnung nicht ganz zutreffend ist, denn meine würden nie freiwillig etwas in den Mülleimer werfen.)

Was ich damit sagen will, ist, dass Sie sich, wenn Sie oft den anderen hier genannten Beschäftigungen nachgehen, wirklich keinen Kopf machen müssen, sollten Sie hin und wieder zur letzten Option greifen. Wenn Ihre Kinder so sind wie meine, werden sie ihre Tablet-Zeiten ohnehin selbst beschränken – in den meisten Fällen, um mir ihr Laserschwert in den Allerwertesten zu rammen.

Wenn Sie noch immer mit Ihren Bedenken ringen, dann bitte, tun Sie sich keinen Zwang an und sprechen Sie ein kleines Gebet für uns. Ich würde es ja selbst tun, aber ich habe zu viel mit den wirklich wichtigen Dingen der Gegenwart um die Ohren – dem Klimawandel oder der Frage, ob Jesse aus *Breaking Bad* es letztlich doch schafft, seinem Leben eine Wende zu geben.

LEBT WOHL, IHR SÜSSEN MITTAGSSCHLÄFCHEN

…die Mutter schüttelt's Bäumelein,
da fällt herab ein Träumelein,
doch ab sofort schlaf ich nicht mehr,
und tobt die Mama noch so sehr…

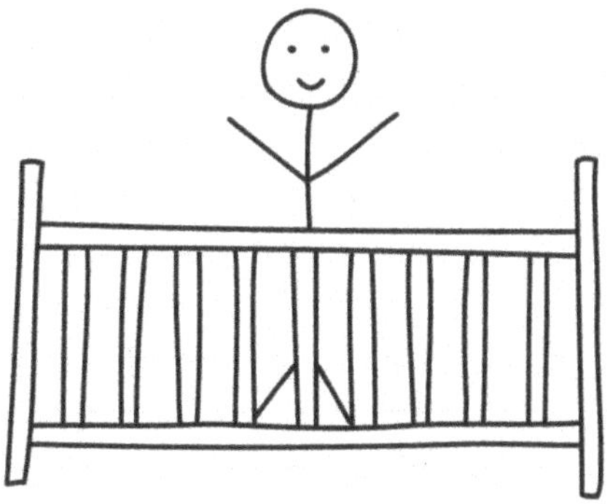

Ich fand es wunderbar, als meine Kinder einen Mittagsschlaf hielten (jawohl, fand – Vergangenheitsform), es war eine tolle Möglichkeit, ein bisschen Zeit abzuknapsen und etwas Gutes für mich zu tun… den Geschirrspüler ausräumen oder Wäsche zusammenlegen zum Beispiel.

Als der Große vor seinem zweiten Geburtstag plötzlich aufhörte, untertage ein bis zwei Schläfchen zu halten, hielt ich das noch für einen Ausreißer in der großen kosmischen Ordnung der gerechten Mittagsschlafverteilung. Als der Kleine genau dasselbe tat, ging mir auf, dass es keine solche Ordnung gibt.

Ich kapiere es einfach nicht! Warum zum Teufel sollten sie auf ein wunderbares, entspannendes, erholsames, gemütliches, behagliches (in Ordnung, ich bin schon still) Nickerchen verzichten wollen? Wenn man sie nur fragen könnte…

Ich: Also, äh, ich habe mich gefragt… warum willst du keinen Mittagsschlaf mehr machen?

Der Kleine: Zu viel zu tun, muss Leute treffen. Du weißt, wie es ist, wenn man einundzwanzig Monate alt ist. Die Welt ist so neu und AUFREGEND!

Ich: Die meisten Kinder in deinem Alter schlafen mittags, weißt du?

Der Kleine: Die meisten Kinder in meinem Alter sind Weicheier.

Ich: Ein Mittagsschlaf ist kein Zeichen von Schwäche, ein kleiner Schlummer nach dem Essen ist völlig normal.

Der Kleine: Scheiß auf normal.

Ich: Die Erziehungsratgeber sagen, dass die meisten Kinder –

Der Kleine: Scheiß auf die Erziehungsratgeber.

Ich: – bis ungefähr zum Alter von drei Jahren noch Mittagsschlaf machen!

Der Kleine: Was verstehst du daran nicht? MITTAGSSCHLAF IST WAS FÜR DOOFE!

Ich: Es ginge dir viel besser, wenn du ein bisschen schlafen würdest, weißt du?

Der Kleine: Dir ginge es viel besser, wenn du aufhören würdest, so verdammt pingelig mit dem Mittagsschlaf zu sein!

Ich: Ich wünschte, ich könnte einen Mittagsschlaf machen.

Der Kleine: Die alte Leier. »Wehe mir, ich hab's so schwer, heul, Scheißleben.« Wenn du nicht aufhörst, endlos rumzujammern, wache ich ab sofort um vier Uhr morgens auf.

Ich: Gut, gut, wir wollen nichts Unüberlegtes tun! Es ist nur so, dass ich wirklich glaube, dass in deinem Alter –

Der Kleine: Oh bitte, hör auf mit dem Mist. Wir beide wissen, an wen du hier denkst. Wer hat denn am meisten von meinen Schläfchen, hä? HÄ?

Ich: Ich habe keine Ahnung, was du meinst.

Der Kleine: Ich seh doch, wie nervös du deine Zeitschrift umkrallst und zur Sky Box schielst. Du siehst auch aus, als müsstest du aufs Klo… wartest du vielleicht, bis ich schlafe, damit du allein gehen kannst?

Ich: Das ist einfach lächerlich. Du tust so, als sei es der pure Luxus, wenn ich allein aufs Klo gehen kann!

Der Kleine: Ist es nicht?

Ich: Nun ja, aber…

Der Kleine: Nun komm schon, was hast du dir auf das

Ding geladen? Die neue Folge von *Made in Chelsea*? *The Apprentice*? Hoffst wohl, du könntest genüsslich deinen Kaffee schlürfen, ohne ihn dreimal in der Mikrowelle wärmen zu müssen, oder?

Ich: Ich denke nur an dich!

Der Kleine: In Ordnung, ich werde nicht schlafen, also gib's auf. Wenn du mich ins Bett legst, werde ich wie der Teufel ausrasten und mich über das Gitter fallen lassen. Und du willst doch nicht schon wieder in der Notaufnahme Rede und Antwort stehen, oder?

Ich: Nein.

Der Kleine: Gut. Also lass uns das EIN FÜR ALLEMAL klarstellen. Ich schlafe im Kindergarten, ich esse im Kindergarten. Zu Hause schlafe ich nicht, und ich esse zu Hause auch nicht. Kapiert?

Ich: Mehr oder weniger. Äh, ich frage mich nur gerade, ob du dir nicht vorstellen könntest, das Ganze umzukehren und zu Hause kooperativ zu sein?

Der Kleine: Was glaubst du?

Ich: Nein?

Der Kleine: Gut. Alles klar. In Ordnung, Zeit für den Spielplatz – lass uns gehen.

Ich: Aber es regnet.

Der Kleine: ICH HABE GESAGT, ES IST ZEIT FÜR DEN SPIELPLATZ!

Ich: Die Leute gucken mich komisch an, wenn wir die Einzigen sind, die dumm genug sind, bei Regen im Park herumzustiefeln…

Der Kleine: Regenmantel! Anziehen! Sofort!
Ich: Verdammter Mist.

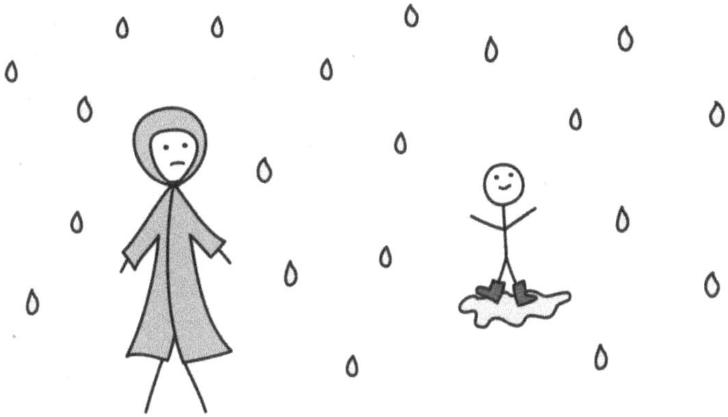

Oh, und wenn Sie das Kapitel in der Hoffnung zur Hand genommen haben sollten, darin Tipps zu finden, wie Sie Ihr Kind wieder zum Schlafen bringen, dann suchen Sie… an der falschen Stelle. Es ist vorbei.* Meiner Ansicht nach gibt es kaum etwas Nervtötenderes als den Versuch, jemanden zum Schlafen überreden zu wollen, wenn man selbst nichts lieber hätte, als ein paar Minuten die Augen zuzumachen. Keine Zeit für so was nicht.

*Abgesehen von unangebrachten Nickerchen um Viertel vor sechs am Abend oder im Auto, drei Minuten bevor Sie am Ziel sind.

ICH WILL ALLES (ABER ICH KRIEGE NICHTS HIN)

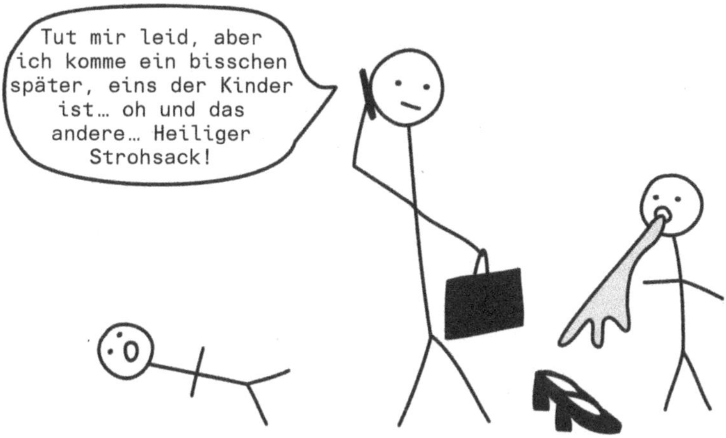
Tut mir leid, aber ich komme ein bisschen später, eins der Kinder ist… oh und das andere… Heiliger Strohsack!

Eine der schwerwiegendsten Entscheidungen, die Sie als Mutter zu treffen haben, steht an, wenn der Mutterschutz zu Ende geht und Sie an Ihre Arbeitsstelle zurückkehren müssten. Da gibt es jede Menge Aspekte zu bedenken – lohnt es sich finanziell? Wie steht es mit der Kinderbetreuung? Ist Ihr Arbeitgeber flexibel? Was ist, wenn Ihre Kinder krank werden? Wird Ihr Chef Verständnis zeigen, wenn aus Versehen mit Absicht ein Glas Apfelsaft über Ihren nagelneuen Arbeits-Laptop gekippt wird? Geht es in Ordnung, wenn Sie mit Cornflakes im Haar im Büro aufkreuzen? Sind Sie noch immer in der Lage, Ihre »Fantasie walten« zu lassen, »sich zu organisieren«, »sich erreichbare Ziele zu setzen« und »einen ganzheitlichen Ansatz zu entwickeln«? Wichtiger noch – ist Ihnen das womöglich völlig egal?

Es besteht kein Zweifel daran, dass Kinder das Arbeitengehen erschweren. Aber können Sie die Mutter sein, die Sie sein wollen, und trotzdem Ihre Karriere voranbringen? Ist es wirklich möglich, alles zu haben?

Ich glaube, dass bei diesem Thema die Emotionen sehr rasch hochkochen, es ist daher extrem heikel, darüber zu reden. Egal welche Entscheidung sie letztlich fällt – jede Mutter hat ihr eigenes Päckchen zu tragen.

Die nicht berufstätige Mama

Lassen Sie uns als Erstes über die Mutter reden, die sich dazu entschließt, zu Hause bei den Kindern zu bleiben. Vielleicht hat sie ihre Karriere aufgegeben, weil für sie die Erziehung ihrer Kinder vorgeht, vielleicht war Letzteres auch immer schon ihr Lebensziel. Diese Mutter tut genau das, was sie tun will, sie hat es also leicht, stimmt's? Nein. Das Problem beginnt da, wo andere Leute sie für unmotiviert und faul halten oder finden, dass sie ihren Kindern ein schlechtes Beispiel in Sachen Arbeitsethos vorlebt. Wenn sie gefragt wird, was sie denn so macht, antwortet sie unter Umständen kleinlaut: »Oh, ich bin nur Mama«. »Nur Mama« gibt es nicht! Diese Frau ist selbstlos und zu bewundern, und wenn Sie sie fragen, »was sie den ganzen Tag über macht« – dann auf eigene Verantwortung.

Die unfreiwillig nicht berufstätige Mama

Für diese Mutter packt mich stellvertretender Frust. Sie ist motiviert und erfahren und hat eine Menge zu bieten, aber die Stellen, auf die sie sich gerne bewerben würde, vertragen sich nicht mit der Erziehung von Kindern, oder die Bezahlung reicht hinten und vorne nicht, um die Kinderbetreuung abzudecken. Sie ist dankbar für die Zeit mit ihren Kindern, aber sie fühlt sich im Stich gelassen von einer Gesellschaft, die sich noch immer nicht genügend darum bemüht, ihr die Rückkehr in die Arbeitswelt zu ermöglichen.

Die in Vollzeit arbeitende Mama

Dieser Mutter ist ihre Karriere wichtig. Manchmal fühlt sie sich womöglich schuldig, weil sie bei ihren Kindern in jungen Jahren einiges verpasst, aber ihr ist auch bewusst, dass das Dasein als Vollzeitmutter nichts für sie ist. Ihre Kinder müssen uns nicht leidtun (sie sind bestens versorgt), und wir müssen auch nicht fragen »Warum hast du überhaupt Kinder bekommen?« (sie liebt sie abgöttisch). Letztlich weiß sie, dass ihre Kinder nur dann glücklich sein können, wenn sie es auch ist, und genau das funktioniert in ihrer Familie.

Die unfreiwillig arbeitende Mutter

Mit ihr habe ich Mitleid, denn sie würde gern weniger arbeiten, als sie es tut, aber sie hat keine Wahl – sie kann es sich einfach nicht leisten. Sie wäre lieber zu Hause oder wenigstens weniger Stunden beschäftigt, also hat sie wegen ihrer »Entscheidung« Appelle an ihr Gewissen genauso nötig wie ein verflixtes Loch im Kopf. Wenn Sie so jemand sind, dann seien Sie bitte nachsichtig mit sich (und kaufen sich eine große Flasche Gin).

Die in Teilzeit arbeitende Mutter

Diese Frau hat sich das Beste aus beiden Welten gepickt, stimmt's? Die perfekt ausgewogene Kombination aus Karriere und Elternschaft. Leider heißt Teilzeit aber nicht immer Teilzeit, und diese Frau hat häufig mächtig zu kämpfen, um alles, was ihr aufgetragen wurde, in der offiziellen Arbeitszeit unterzubekommen. Infolgedessen hat sie das Gefühl, sowohl ihrem Arbeitgeber als auch ihrer Familie nicht hinreichend gerecht zu werden. Obwohl hoch qualifiziert empfindet sie ihrem Boss gegenüber womöglich übertriebene Dankbarkeit für dessen Flexibilität (was totaler Unsinn ist) und verdient ihrer Ansicht nach vielleicht auch keine Gehaltserhöhung oder Beförderung auf Positionen, die über denen ihrer in Vollzeit arbeitenden Kollegen stehen (und auch das ist Blödsinn).

Die freiberuflich tätige Mutter

Die Freiberuflerin sieht viele Vorteile. Sie arbeitet allein und kann sich ihre Arbeitszeit aussuchen. Sie kann die Kinder zur Schule bringen und auf Elternabende gehen. Aber das Problem für freiberuflich tätige Mütter ist, dass sie, eben weil sie immer da sein KÖNNEN, sich schuldig fühlen, wenn sie es einmal nicht sind. Sie organisieren ihre Arbeit so, dass sie um die Kinder herum passt, und holen Liegengebliebenes am Abend nach, bevor sie um Mitternacht ins Bett kriechen und sich wegen ihres unzuverlässigen Einkommens sorgen. Die freiberuflich tätige Mutter ist, genau wie die meisten anderen der oben genannten Muttertypen, rechtschaffen geschlaucht.

Der in Vollzeit arbeitende Vater

Nachteile – keine. Oh, Vater sein!

Der nicht berufstätige Vater

Nur nicht diese Sorte, die, wie ich mir vorstelle, permanent unter Beschuss steht, ein einkommenstechnischer Volltrottel zu sein, obwohl das Einzige, was er verdient, höchste Anerkennung dafür ist, dass er einsieht, dass seine Karriere nicht automatisch wichtiger ist als die seiner Partnerin, bloß weil er über einen Penis verfügt.

Die Frage lautet also: Wer hat es am besten?

Ich war nicht berufstätige Mutter, in Teilzeit arbeitende Mutter und bin jetzt freiberuflich zu Hause tätige Mutter. Ich weiß eine Menge über das Für und Wider aus erster Hand, und jede dieser Mütter hat zu kämpfen. Keine hat es auch nur ansatzweise leicht, vor allem nicht, wenn wir einander nicht gegenseitig den Rücken stärken.

Um eine gute Mutter zu sein, ist es das Wichtigste, dafür zu sorgen, dass es um die eigene geistige Gesundheit und Zufriedenheit so gut bestellt ist wie irgend möglich. Ich selbst habe immer ein sehr starkes Bedürfnis gehabt, zu arbeiten und meinen Leidenschaften außerhalb des Elternseins nachzugehen. Das allein führt in meinem verwirrten kleinen Gehirn gelegentlich zu Problemen.

Wissen Sie, ich kann, um glücklich zu sein, nicht als Vollzeitmutter existieren. Ich empfinde nichts als Hochachtung für diejenigen, die den Job machen, aber damit meine Kinder mein wahres Ich sehen und kennenlernen, muss ich mich auch auf meine eigenen Träume konzentrieren, nicht nur auf ihre. Aber eines der schwierigsten Dinge am Arbeiten ist, dass ich oftmals das Gefühl habe, mich so zu verzetteln, dass ich nichts mehr gut mache. Ich fühle mich weder als Mutter noch als Ehefrau, Freundin oder Arbeitnehmerin gut genug.

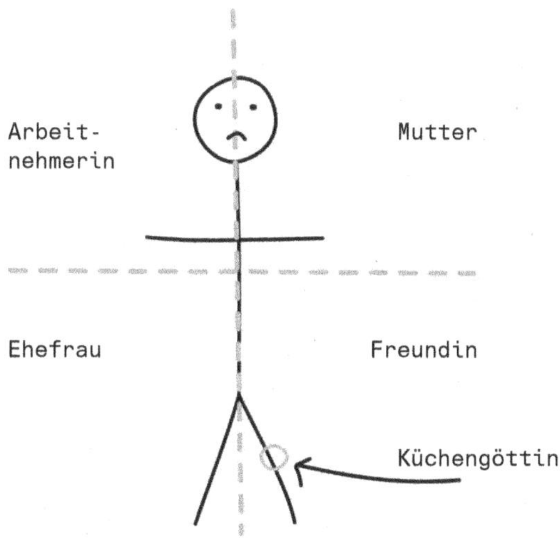

Irgendwo über meinem linken Knie gibt es darüber hinaus auch einen Küchengöttinnen-Fleck, er ist klein und vernachlässigt und raunt mir ständig zu, ich solle Apfelkuchen backen. Aber dazu komme ich nie.

Ich frage mich auch, ob ich eine schlechte Mutter bin, weil ich mich an den Tagen, an denen ich arbeite, darauf freue, Zeit ohne meine Söhne zu verbringen, wobei das Dümmste an alledem ist, dass ich in der Zeit, in der ich eigentlich Gefallen daran haben sollte, dass ich weg bin, die beiden am Ende total vermisse.

Das ist der große gordische Knoten im Elternhirn.

Das Bedürfnis danach zu entwischen, Schuldgefühle, Sorgen, das permanente Zweifeln, dass man seine Sache vielleicht doch nicht gut genug macht. Wie soll das jemand unter einen Hut kriegen?

An den Tagen, an denen ich zu Hause bin, habe ich das Gefühl, ich müsste zum Ausgleich DIE BESTE MAMA ALLER ZEITEN sein.

Aber, äh, auch dazu kommt es nie, weil ich immer das Gefühl habe, als renne ich mit dem Kopf gegen eine Mauer. Ich habe das mangelnde Mittun satt und den Unwillen gegen alles, was nicht als Spaß empfunden wird. Mir geht meine eigene Stimme auf die Nerven, die siebenunddreißigmal dieselbe Bitte wiederholt und immer noch nicht gehört wird.

Ich bin von mir selbst enttäuscht, weil ich (wieder) zu viel herumschreie, obwohl mein Kopf mir sagt, dass ich das lassen sollte. Ganz ehrlich, wenn jemand einfach Kinderschuhe erfinden könnte, die von selbst an die Füße schlüpfen, wäre das eine Riesenhilfe!

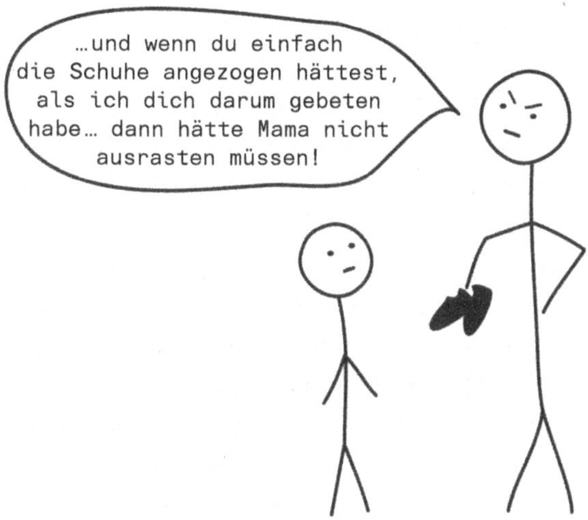
...und wenn du einfach die Schuhe angezogen hättest, als ich dich darum gebeten habe... dann hätte Mama nicht ausrasten müssen!

Manchmal denke ich, dass wir uns als Eltern selbst zu viel Druck machen, alles richtig machen zu müssen. Aber wir sind nur Menschen, wir haben keine unendliche Geduld, wir können nicht immer das Richtige sagen. Wir müssen akzeptieren, dass es, wenn wir so viele Rollen spielen und so vielen Herren dienen müssen (von denen manche unnachsichtiger sind als andere), unausweichlich ist, dass wir Dinge verhauen.

Aber auf unsere jeweils eigene Weise geben wir unseren Kindern die Gewissheit, dass wir die Konstante in ihrem Leben und sie von uns geliebt sind. Ob Nachmittage im Park oder Bücherschmökern und inniges Geknuddel nach dem Tag im Büro – die Routinen, die wir entwickeln, liefern unseren Kindern die Geborgenheit, die sie brauchen, egal, wie lange wir mit ihnen zusammen oder von ihnen getrennt sind.

Ich will damit nicht sagen, dass ich die Dinge voll im Griff habe, ja, manchmal hab ich das Gefühl, dass mir beim Jonglieren die Teller links und rechts und in der Mitte zu Bruch gehen…

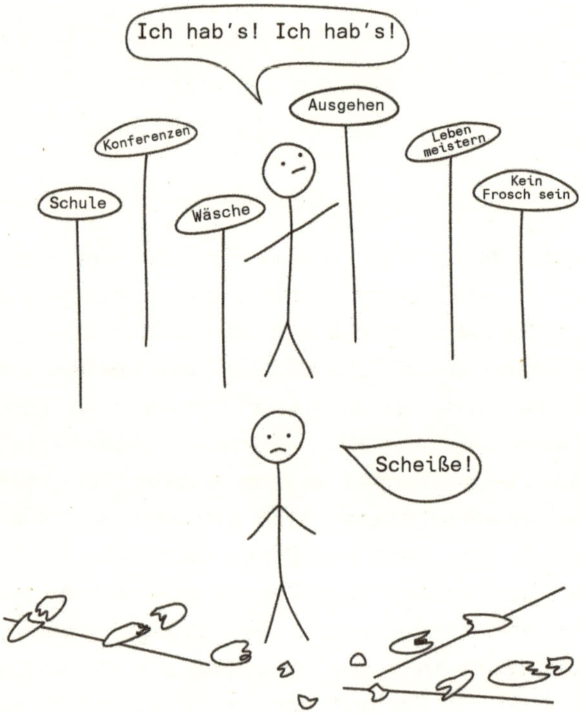

Aber binnen fünf Sekunden können zwei liebe Gesichter, die mir nach einem langen Tag außer Haus entgegengerannt kommen, diesen Scherbenhaufen sehr viel weniger wichtig erscheinen lassen.

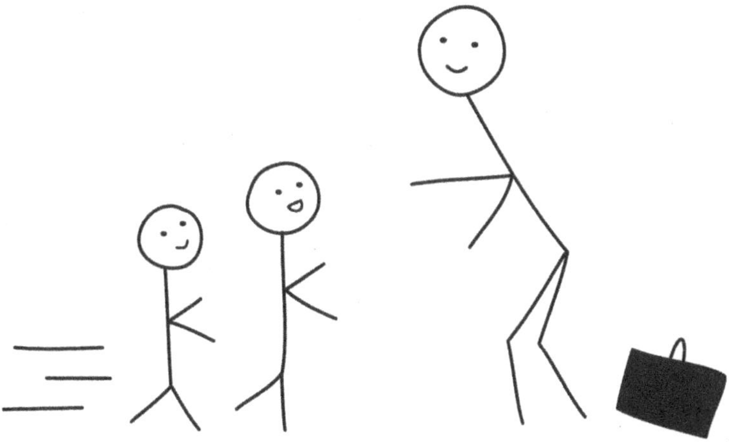

Das nennt man Präzisionstiming.

Sie sehen, ich bin nicht immer für sie da, und wenn doch, versage ich bisweilen als Mama. Aber mitunter versagt ihr Papa auch… und hey, auch die Kinder selbst sind sehr oft komplett daneben. Und manchmal oder auch öfter, das hängt vom Tag ab, kugeln wir uns allesamt in einer großen Wolke des Versagens. Aber das macht nichts, denn wir haben einander lieb, und Liebe ist immer stärker als Verdruss.*

Obwohl ich also längst nicht den Bogen raushabe, alles unter einen Hut zu bekommen (und noch immer eine Menge vergeige), vermag ich doch zu sehen, dass das, was wir haben, gut genug ist.

*Zumindest in 97 Prozent aller Fälle

PIPI UND AA

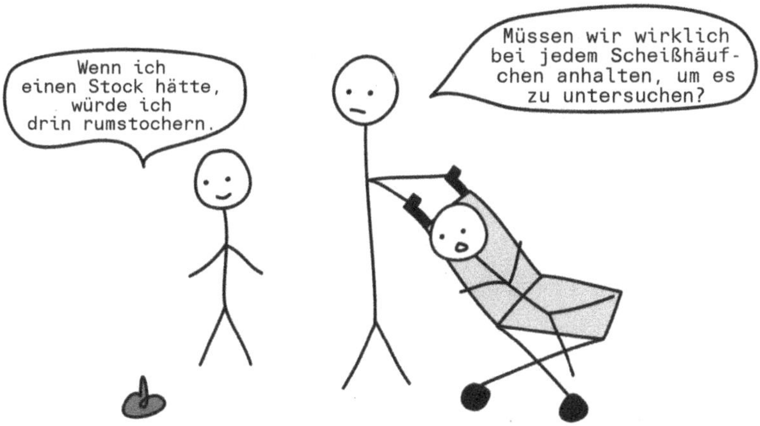
Wenn ich einen Stock hätte, würde ich drin rumstochern.
Müssen wir wirklich bei jedem Scheißhäufchen anhalten, um es zu untersuchen?

Ich habe lange gezögert, ein Kapitel über dieses Thema zu schreiben (die Gründe liegen auf der Hand), aber wenn Sie Eltern von Kleinkindern sind, ist es wirklich so sicher wie das Amen in der Kirche: Aa und Pipi werden einfach zu einem umfangreichen Teil Ihres Lebens. Meine Kinder sind davon besessen, und manchmal hat man das Gefühl, dass wir über nichts anderes reden können:

Ich: Was möchtet ihr zum Abendessen?
Der Kleine: Aa!
Der Große: Haha und Pipi!
Der Kleine: PIPI UND AA!
Der Große: Pupse und Aa und Pipi und Bang-Bang!
Ich: Ich hatte eigentlich mehr an etwas zu essen gedacht?
Der Kleine: Stinkende Bang-Bang-Pupse!
Der Große: Eklige große Aas und Pipi zu trinken und ganz viele stinkende Pupse überall!
Ich: Okaaaaaaaaaaaay.

Das kann ewig so weitergehen, aber Sie verstehen, worauf ich hinauswill (eines Tages setze ich ihnen womöglich vor, was sie verlangen, und schau mal, ob es ihnen schmeckt).

Wie dem auch sei, damit ist es jedoch noch längst nicht getan. Der Kleine nennt mich zurzeit tatsächlich »Mama Aa«, was … herzallerliebst ist, und eine Lieblingsbeschäftigung der beiden besteht momentan darin, Wörter von Liedertexten durch Begriffe für Exkremente zu ersetzen.

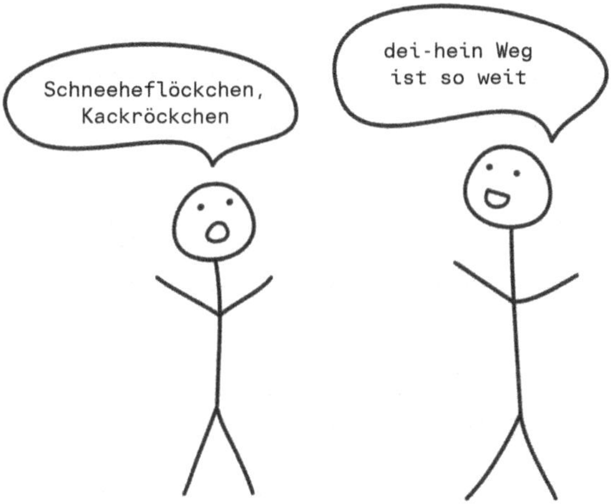

Irgendwie witzig, wenn es hinhaut, oder? Na ja. Vielleicht auch nicht.

Bei dem übergroßen Interesse an Exkrementen sind Sie vielleicht versucht anzunehmen, Töpfchentraining müsse ein Kinderspiel sein. Nun… nicht unbedingt. Keiner von meinen beiden hat je auch nur das geringste Interesse daran gezeigt, die Windeln loszuwerden. Ich habe Kinder von Freunden beobachtet, die sich mit der aufregenden Aussicht auf schicke Schlüpfer selbst beigebracht haben, aufs Töpfchen zu gehen. Aber meine? Kein Gedanke.

Ich habe etwa mit zwei Jahren das Töpfchen eingeführt und den Rat befolgt, dass man häufig fragen solle, ob sie vielleicht gehen wollen, und auf keinen Fall drängeln dürfe, wenn sie noch nicht so weit sind. Das Problem war, dass Monat um Monat verstrich und die Antwort immer »NEIN!« lautete. Ich nehme an, Sie würden auch nicht Ihr schönes Spiel Katzenfellrupfen unterbrechen wollen, um aufs Klo zu gehen, wenn es doch das Problem von jemand anderem ist, oder? (Ruhe in Frieden, Pickle, Gott sei deiner Seele gnädig.)

Als der Große fast zweidreiviertel war, hatte ich die Nase voll und beschloss, dass wir in den sauren Apfel beißen müssten. Leider hatte ich zu diesem Zeitpunkt außerdem ein drei Monate altes Stillkind zu versorgen. Oh ja, Kinder können ganz schön schlau sein…

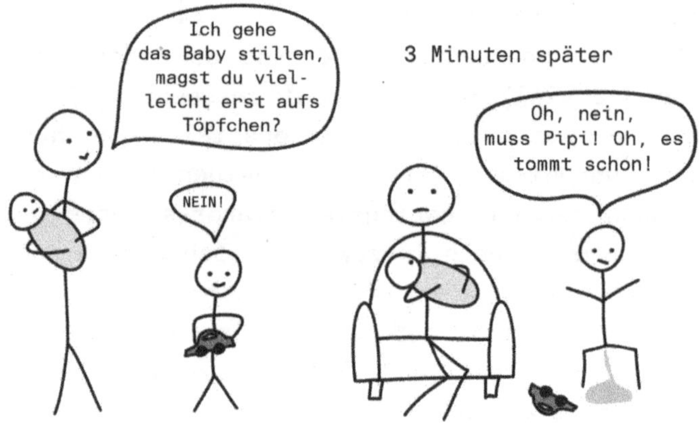
Ich gehe das Baby stillen, magst du vielleicht erst aufs Töpfchen?
NEIN!
3 Minuten später
Oh, nein, muss Pipi! Oh, es tommt schon!

Den Kleinen haben wir ungefähr im selben Alter versucht aufs Töpfchen zu kriegen, sein Lieblingskunststück bestand darin, auf den Fußboden zu pinkeln und dann in der Pfütze auf und ab zu hüpfen wie ein bekifftes Ferkel.

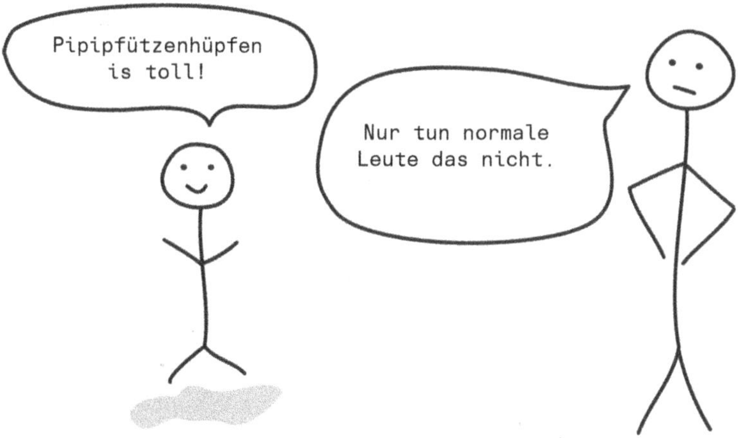

Aber ich schwöre Ihnen, Sie erreichen eine neue Dimension an elterlichem Tief, wenn Sie mit bloßen Händen ein Kackhäufchen aus dem Badewasser fischen oder sich selbst dabei ertappen, wie Sie vor einem Töpfchen den Cheerleader geben, um jemand anderen dazu zu animieren, seine Notdurft zu verrichten.

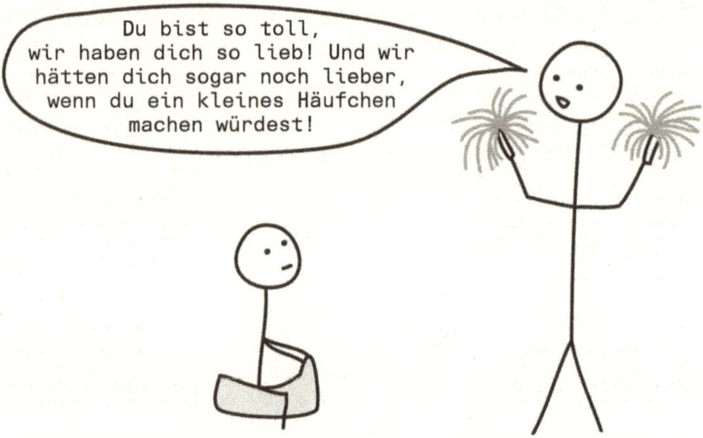
Du bist so toll, wir haben dich so lieb! Und wir hätten dich sogar noch lieber, wenn du ein kleines Häufchen machen würdest!

In der Zeichnung oben stellt Mama unter Beweis, wie wenig ihr von ihrer Würde geblieben ist, seit sie Kinder hat.

Bei beiden Kindern bestand mein Hauptwerkzeug aus meinem Waffenarsenal an Schokolinsen – was bedeutete, die Bestechung in der zweiten Runde zu verdoppeln, schließlich können Sie nicht einem Kind Schokolade geben und das andere leer ausgehen lassen, stimmt's? Aus diesem Grund entwickelte der Große ein sehr lebhaftes Interesse an den Blasen- und Darmaktivitäten seines kleinen Bruders. Als eines denkwürdigen Tages der Kleine einen ordentlichen Haufen auf dem Wohnzimmerteppich platziert hatte, lautete die erste Frage des Großen:

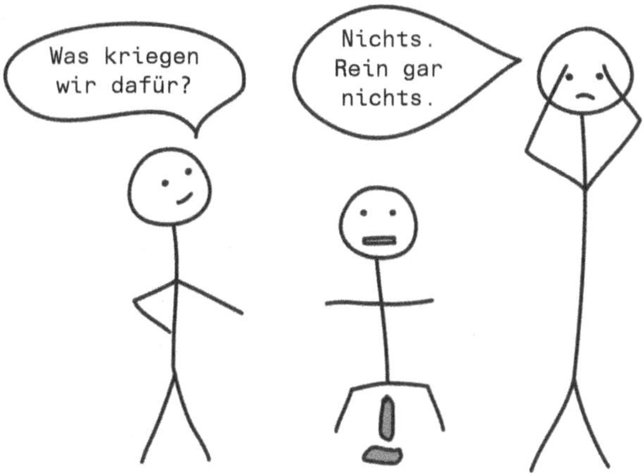

Tut mir leid, Jungs, die Antwort heißt nullkommanullnullnichts, es sei denn, ihr rechnet den Wein mit, den Mama sich später aufmachen wird.

Wie dem auch sei, es wird Sie freuen zu lesen, dass wir heute ein windelfreier Haushalt sind! Der große Vorteil daran zu warten, bis sie ein bisschen älter – und natürlich daran, dass beide scharf auf Schokolinsen – waren, bestand darin, dass sie sich dadurch relativ leicht knacken ließen. Auch wenn sie sich jetzt immer noch hin und wieder einnässen, weil sie zu sehr ins Spiel vertieft sind, um sich mit der Verantwortung für ihre Blase herumzuschlagen. Und dann ist da auch noch das Thema Popo abputzen. Wenn sowohl ich als auch Papa zu Hause sind, sucht sich der Kleine gerne aus, wem er die Ehre zuteilwerden lassen will – so als handle es sich um eine heiß begehrte Auszeichnung.

»Gut, ich gehe jetzt aufs Klo, und wenn ich fertig bin, überleg ich mir, ob Papa oder du raufkommen und mich abputzen darf. Ich rufe dann, wenn ich fertig bin, ja?«

Oh bitte, nimm mich, nimm mich!

Auch halten mich beide gerne sekündlich über den Fortgang ihres Geschäfts auf dem Laufenden… »Es kommt. Es kommt. Das wird ein großer! Mama, ich hab dich lieb! Du bist die beste Mama der Weeeeeelt!«

So richtig was fürs Gefühl, ne?

Dann, wenn sie fertig sind, nehmen sie sich gerne einen Augenblick Zeit, um ins Klo zu schauen und zu beschreiben, welchem Tier oder Fahrzeug ihr Produkt am ähnlichsten sieht.

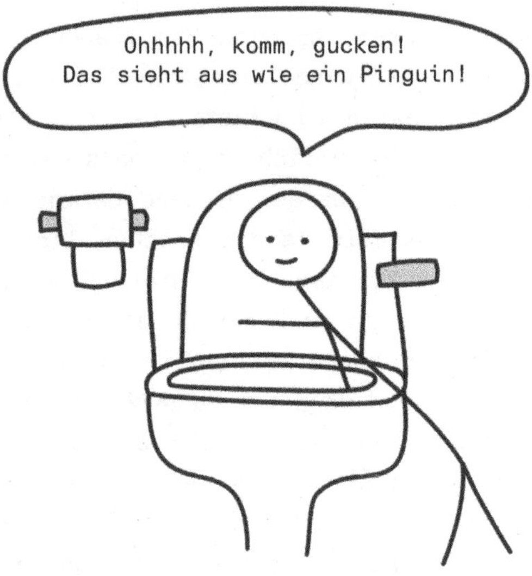

Nein. Schon in Ordnung. Ich glaube dir.

Wann ist der Gang aufs Klo eigentlich ein gesellschaftlich relevanter Anlass geworden? Er sollte doch ganz bestimmt eine höchst private Angelegenheit sein. Ein Moment, die Gedanken zu sammeln und über das Leben nachzusinnen.

Ich trauere den Tagen nach, da ich genau das als gegeben nahm, und würde alles für die Chance geben, einmal ungestört aufs Klo gehen zu können. Es sind die einfachen Dinge, nicht?

Es wird nicht passieren…

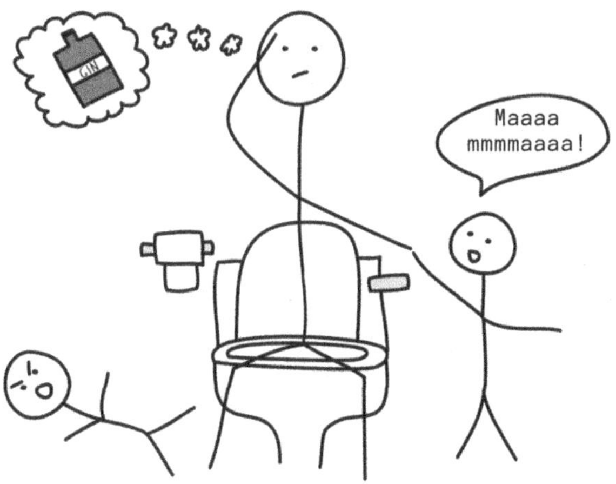

NIMM ZWEI

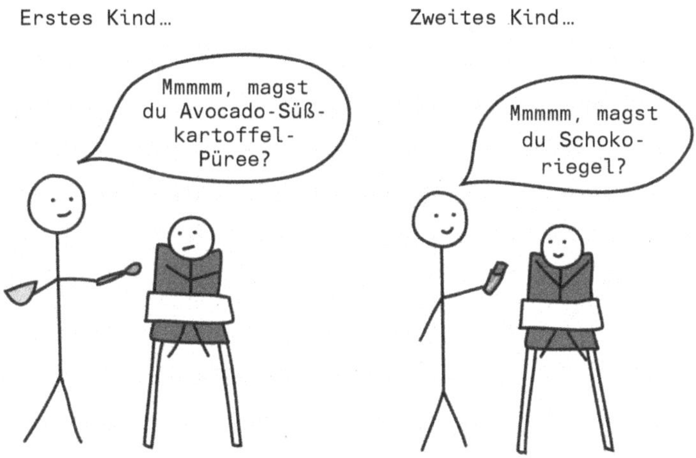
Erstes Kind …
Mmmmm, magst du Avocado-Süß-kartoffel-Püree?
Zweites Kind …
Mmmmm, magst du Schoko-riegel?

Ich erinnere mich daran, dass ich, als der Große noch ganz klein war, oft gedacht habe »Warum und wozu zum Teufel kriegen Leute mehr als ein Kind?« Ich konnte mir beim besten Willen nicht vorstellen, worin das Verkaufsargument bestehen sollte, wo ich doch so viel daran beschissen fand (im wahrsten Sinne des Wortes).

Als er jedoch etwas über ein Jahr war, wurde er leichter zu handhaben und wirklich ziemlich süß, und plötzlich schien Nummer zwei eine gute

Idee. Ein Jahr ist so ein goldiges Alter, nicht wahr? Es ist auch ziemlich weit weg von den Neugeborenentagen, und so schauen Sie milder auf diese Zeit und sagen Dinge wie »Ach, so schlimm war das alles gar nicht« und »Eigentlich war es recht schön«. WARNUNG: DAS IST DAS, WAS KINDER TUN, UM SIE DRANZUKRIEGEN!

Aber wissen Sie, wir wollten immer mehr als eins, und rückblickend… war es eigentlich nicht so schlimm, und eigentlich war es auch ganz schön (VERFLIXT!). Wie dem auch sei, um es kurz zu machen, solche Gedanken kamen mir, das ganze Biologische auch, und ein paar Monate später stand ich wieder würgend im Gebüsch.

Etwas, das mir beim zweiten Durchlauf auffiel, war, dass ich meiner Schwangerschaft viel weniger Aufmerksamkeit geschenkt habe. Beim ersten Mal brütete ich über meinem »Sehen Sie zu, wie Ihr Fötus wächst«-Buch. Ich wusste genau, wie groß er war und welche Entwicklungsschritte gerade bei ihm passierten.

Beim zweiten Mal? Nicht den Hauch einer Ahnung. Daher kann es ein bisschen seltsam sein, wenn die Leute Ihnen komplizierte Fragen stellen wie…

»Oh, das Kleine wächst ordentlich. In der wievielten Woche bist du?«

Wenn Sie wissen, in welchem Drittel Sie sind, gut gemacht, wenn nicht, schlage ich Ihnen vor, sich für Ihre Antwort ein Stück Obst oder Gemüse auszusuchen und mit ein paar menschlichen Attributen auszustatten. Zum Beispiel:

»Ja, es wächst wirklich gut. Es ist jetzt ungefähr so groß wie eine Avocado mit Wimpern. Oder Fingernägeln. Oder so.«

Was auch immer. Interessiert doch ohnehin niemanden, oder?

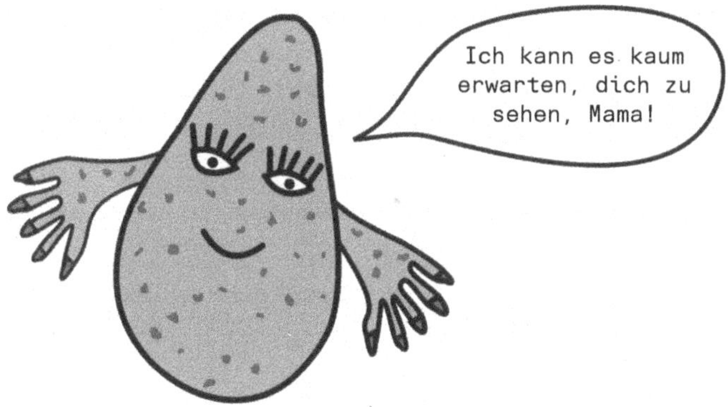

Fühlen Sie sich frei, die obige Zeichnung als Hintergrund auf Ihr Handy zu laden. Sie ist ein hundertprozentig sicheres Verhütungsmittel… Sie weckt in Ihnen garantiert den Wunsch, nie mehr Sex zu haben. Niemals.

Jedenfalls geht Ihnen nach gefühlten fünf Minuten urplötzlich auf, dass Sie ein Kind erwarten, und Sie drehen durch. Verstärkt vermutlich durch den Umstand, dass der knuffige Einjährige, der Sie dazu gebracht hat zu glauben, ein zweites Kind sei eine gute Idee, inzwischen zu einem verdammten Albtraum geworden ist. Das hatte ich beim Unterschreiben übersehen, aber jetzt ist es zu spät.

Von Anfang an ist beim zweiten Kind alles, ach, so anders…

Erstes Kind – Aus der Klinik nach Hause zurückgekehrt ziehen Sie sich für ein wohlverdientes Schläfchen aufs Sofa zurück.

Zweites Kind – Aus der Klinik zurückgekehrt lassen Sie sich schuldbewusst auf unerhört öde Feuerwehrmann-Sam-Spiele mit Ihrem Kleinkind ein, während Sie nebenbei versuchen, das Neugeborene zu stillen, nicht einzuschlafen und Ihren verdammten Verstand nicht zu verlieren.

Erstes Kind – Sie werden mit Geschenken, Liebe, Lasagne und Babysitting-Versprechen überhäuft, Besucher geben sich die Klinke in die Hand.

Zweites Kind – Wo zum Teufel sind alle? Kurze Zwischenbilanz: Niemand interessiert sich.

Erstes Kind – Ahhh, ein ganzer Schrank voll jungfräulicher Garnituren aus handgesponnener Lamawolle, frisch gewaschen, gebügelt und säuberlich zusammengefaltet.

Zweites Kind – Ein Haufen verfleckter Strampler.

Erstes Kind – Sie knipsen mit Ihrer Spiegelreflexkamera tagtäglich neunundsiebzig Fotos und führen sorgfältig ein Entwicklungstagebuch.

Zweites Kind – Hmmm, ich glaube, da ist ein Foto auf Instagram. Jemand hat seinen ersten Zahn dokumentiert.

Erstes Kind – Ein sorgsam durchdachter Fütter- und Schlaftagesplan.
Zweites Kind – Füttern und Schlafen immer dann, wenn der Große mal gerade nicht eine komplette Nervensäge ist.

Erstes Kind – Oh mein Gott! Baby hat Schnupfen und kriegt keine Luft! Schnell in die Notfallambulanz!
Zweites Kind – Ups, ein Arm ist abgefallen. Macht nix, kleb ihn wieder dran.

Erstes Kind – Abkochen wie der Teufel.
Zweites Kind – Wechsel zur Drei-Sekunden-Regel.

Erstes Kind – Sorgsam ausgewählte und dem Alter entsprechende Fernsehsendungen mit ein bisschen Musik und ethisch wertvollen Botschaften.
Zweites Kind – Das Gleiche, was der andere guckt, offen gestanden. Bisschen Mord und Gewalt hat noch keinem geschadet, oder?

Erstes Kind – Mit Liebe selbst zubereitete ökologisch einwandfreie Mahlzeiten.
Zweites Kind – Solange Sie beim McMenü das Salz von den Pommes lutschen, geht das Ganze schon in Ordnung.

Erstes Kind – Baby akquiriert jede Menge Freunde, denn es hat einen straffen Wochenplan voller Spielgruppen und Babykurse.

Zweites Kind – Null eigene Freunde, weil es überall dahin mitgezerrt wird, wo der Große hinwill.

Erstes Kind – Ein aufwendiges Fest zum ersten Geburtstag mit selbst gebastelter Deko, Wassermelonenschnitzereien, einer Champagner-Kaskade, lebenden Feuer speienden Drachen und einem Überraschungsbesuch von Kermit und Miss Piggy.
Zweites Kind – Äh… keinen Bock.

Wenn ich das Ganze nochmals lese, wird mir klar, dass Sie vermutlich denken müssen… oh, arme vernachlässigte zweitgeborene Kinder… und ein bekümmertes Gesicht ziehen. Aber das eigentliche Thema ist nicht Vernachlässigung, ja noch nicht einmal die große Metageschichte von einem Elternteil, das einfach weniger Zeit hat. Es läuft vielmehr auf Eltern hinaus, die gelernt haben, Eltern zu sein und sich daher nicht mehr von Nebensächlichkeiten stressen lassen.

Sicher, ein Neugeborenes zu haben UND ein (lassen Sie uns sagen, eigenwilliges) Kleinkind, das auf Schritt und Tritt miteinzubeziehen ist, sollte um einiges anstrengender sein, und in körperlicher Hinsicht war es das in vielem – es waren immer zwei herumzukutschieren, dazu zwei Taschen mit Zubehör, zwei Blasen und überhaupt zwei sehr unterschiedlich ausgeprägte Bedürfnisse zu berücksichtigen. Ich hatte weniger Hände frei und brauchte mehr Geduld – und Gin!

Aber ich wusste (meistens), was ich tat, und das allein macht das Umschalten von einem auf zwei so viel weniger beängstigend als das von keinem auf ein Kind. Ich habe Leute sagen hören, dass der Schritt von zwei auf drei noch einfacher ist, aber ich werde den Betreffenden in dieser Hinsicht wohl vertrauen müssen, denn ich habe nicht die Absicht, das selbst herauszufinden. Solange ich kein winzig kleines Baby sehe, dann…

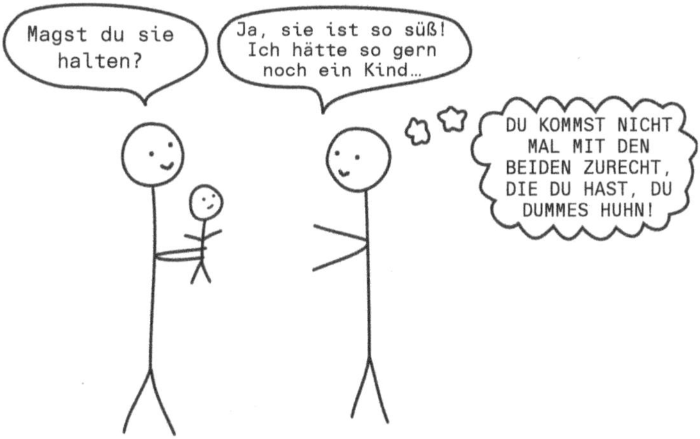

Magst du sie halten?
Ja, sie ist so süß! Ich hätte so gern noch ein Kind…
DU KOMMST NICHT MAL MIT DEN BEIDEN ZURECHT, DIE DU HAST, DU DUMMES HUHN!

Aber für den Augenblick haben wir zwei, und ich bin glücklich mit den beiden. Das schlagkräftigste Argument und der Trumpf bei der Entscheidung für ein zweites Kind war von vornherein der Große. Die Vorstellung, dass er ein heißgeliebtes Geschwisterkind haben würde, jemand zum Spielen, jemand, dem er vertraut, einen Freund fürs Leben, war einfach zu verführerisch!

Jedoch liefen die Dinge – wie bei den meisten meiner erzieherischen Erfahrungen – nicht ganz wie geplant, und der Große betrachtete unseren brandneuen Zuwachs umgehend mit unverhohlener Abneigung. Dauernd sehe ich auf Facebook liebreizende Fotos, auf denen große Brüder und Schwestern ihre Geschwister zum ersten Mal zu Gesicht bekommen – bei uns gab es davon NICHTS. Auf den einzigen Fotos aus den ersten Tagen, die wir von ihnen zusammen haben, lehnten wir den Kleinen gegen den Arm des Großen, solange Letzterer bis über beide Ohren ins iPad vertieft und die Gefahr, dass er seinen Bruder einfach beiseiteschubsen würde, ein bisschen weniger akut war.

Als sie heranwuchsen, lernten wir, dass es Leute gibt, die Kinder haben, die sich vertragen und aufeinander aufpassen, und solche, die Kinder haben, bei denen das bestmögliche Szenario darin besteht, dass diese sich an entgegengesetzten Enden eines Raumes aufhalten und einander komplett ignorieren. Wir gehörten zum zweiten Lager – HURRA!

Auch wenn sie inzwischen netter zueinander sind, kommt es immer noch vor, dass ich das Gefühl habe, sie keine fünf Sekunden aus den Augen lassen zu können, ohne dass ein ausgewachsener Krieg losbricht. Hier ein paar der Dinge, über die sie sich regelmäßig zoffen, während ich versuche, Essen zu machen/Wäsche aufzuhängen/ein wichtiges Telefonat zu führen:

1. Zank aus der »Das gehört mir«-Kategorie

Egal, um was es sich handelt, ein aus der Mülltonne gefischtes zerfetztes Stück von einem alten Teletubbies-Heft oder was auch immer: Wenn es einmal dir gehört hat und jemand anderer es jetzt anfasst, ist das Grund genug, fuchsteufelswild durch die Decke zu gehen, bis du es zurückbekommst.

Wenn du es dann wiederhast, kannst du es auf der Stelle wegschmeißen, denn du hast es ja sowieso nicht WIRKLICH haben wollen. Natürlich.

Dazu gehört auch, sich bedroht zu fühlen, weil jemand anderer etwas, mit dem du gerade spielst, ANSCHAUT (puh).

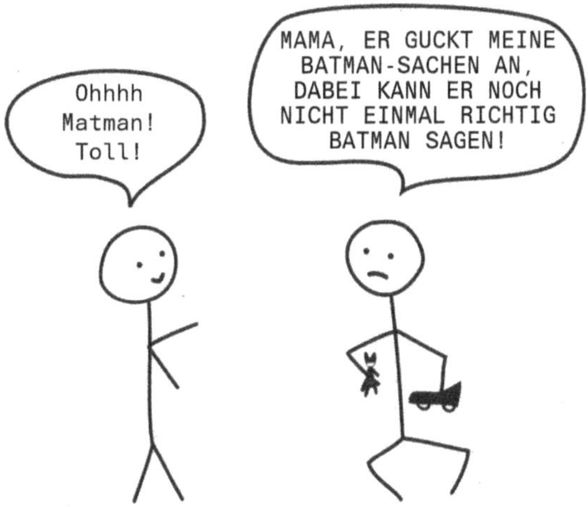
Ohhhh Matman! Toll!
MAMA, ER GUCKT MEINE BATMAN-SACHEN AN, DABEI KANN ER NOCH NICHT EINMAL RICHTIG BATMAN SAGEN!

2. Zank ums Fernsehprogramm

Unter anderem von der Sorte: »Er hat schon zwei Folgen von seiner Lieblingssendung gesehen und ich nur eine«, »er steht vor dem Fernseher, und ich kann nichts sehen«, »er hat meine Sendung ausgemacht, und sie war noch gar nicht fertig«, »er schreit, und ich kann nichts hören«, usw., usf.

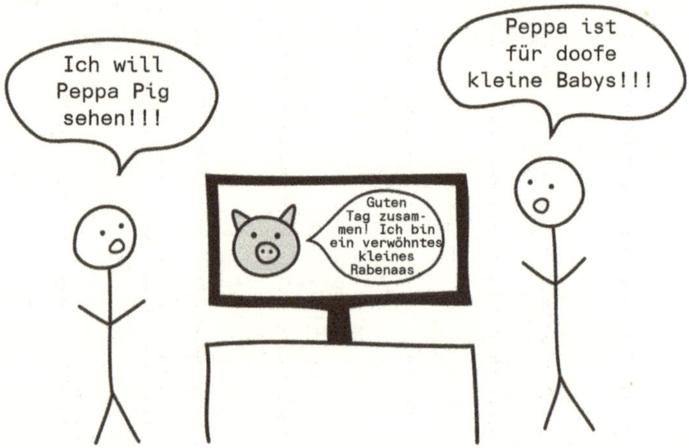
Ich will Peppa Pig sehen!!!
Guten Tag zusam-men! Ich bin ein verwöhntes kleines Rabenaas
Peppa ist für doofe kleine Babys!!!

Selbst wenn ich etwas finde, was beide gerne gucken, und es außerdem hinbekommen habe, dass sie brav auf dem Sofa sitzen, kommt es zu…

3. Nachbarschaftsstreitigkeiten

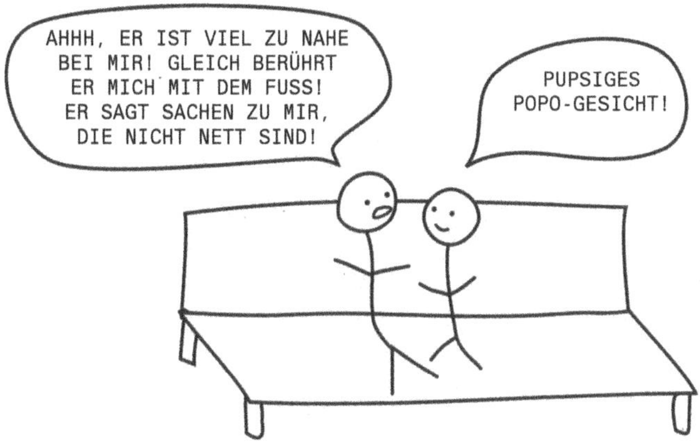
AHHH, ER IST VIEL ZU NAHE BEI MIR! GLEICH BERÜHRT ER MICH MIT DEM FUSS! ER SAGT SACHEN ZU MIR, DIE NICHT NETT SIND!
PUPSIGES POPO-GESICHT!

Wenn ich mich zu ihnen setze und versuche, Frieden zu stiften, zanken sie um mich, als sei ich ein Stück Grillfleisch…

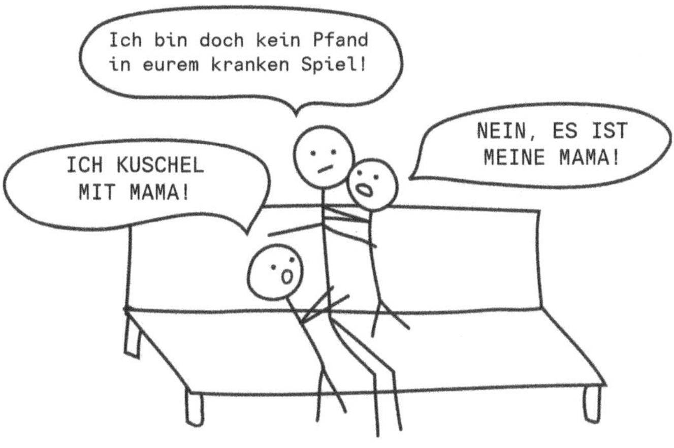
Ich bin doch kein Pfand in eurem kranken Spiel!
ICH KUSCHEL MIT MAMA!
NEIN, ES IST MEINE MAMA!

4. »Ich zuerst!«-Gestänker

Hierbei bin ich (in fast allen Fällen) zu einem glühenden Verfechter von Vermeidungsstrategien geworden. Bei uns zu Hause geht es zu wie in einem Fünfsternerestaurant – ich achte darauf, dass ich den beiden Essen, Trinken und Zwischenmahlzeiten EXAKT gleichzeitig hinstelle.

Gegen das »Wer wird als Erster aus dem Auto geholt«-Lamento bin ich allerdings machtlos, aber der Fairness halber sei gesagt, dass es für die beiden auch ein Riesending ist. Wer würde nicht mit Zehen und Klauen um die heißersehnte Auszeichnung kämpfen, zehn Sekunden länger auf dem Bürgersteigpflaster stehen zu dürfen…? Genau.

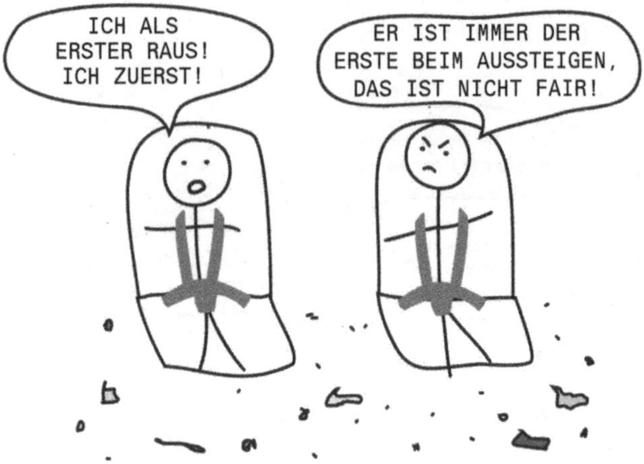
ICH ALS ERSTER RAUS! ICH ZUERST!
ER IST IMMER DER ERSTE BEIM AUSSTEIGEN, DAS IST NICHT FAIR!

(Bitte entschuldigen Sie den Zustand meines Autos.)

5. Besteckgerangel

Das finde ich echt frustrierend, weil ich dabei so oft etwas falsch mache – aber es liegt nicht nur an mir, denn da die Lieblingslöffel, -teller und -tassen einander sehr ähnlich sehen, aber offenbar unglaublich unterschiedlich sind, ändern sich hier die Präferenzen allem Anschein nach täglich.

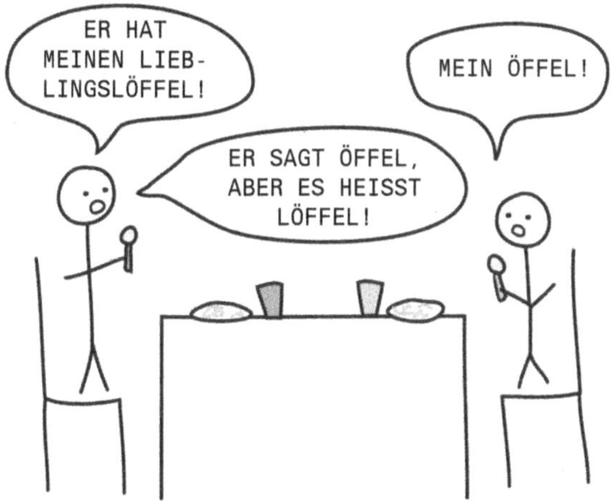
ER HAT MEINEN LIEB-LINGSLÖFFEL!
MEIN ÖFFEL!
ER SAGT ÖFFEL, ABER ES HEISST LÖFFEL!

Ich habe leise Zweifel, dass dieses Argument vor Gericht Bestand haben wird…

Ich: Hiermit bringe ich dem Gericht Beweisstück A zur Kenntnis, ein Dokument von – äh – GESTERN, aus dem hervorgeht, dass besagter »Lieblingslöffel« (Anmerkung fürs Protokoll: auf keinen

Fall als »Öffel« zu bezeichnen) der mit dem orangefarbenen Griff ist, an dessen Ende ein Stück fehlt. Ist das Ihr Name da auf der Seite neben der krakeligen Zeichnung von Raphael, dem Ninja Turtle?

Der Große: Oh, ja, Raf ist mein Lieblingsturtle.

Ich: Dann stelle ich hiermit fest, dass der Löffel, den Ihr Bruder soeben in der Hand hält, nicht Ihr Lieblingslöffel ist und Sie solches nur behaupten, um ihn auf die Palme zu bringen!

hörbares Einatmen unter den Zuhörern

Ich: Ich frage Sie daher erneut – IST IHR LIEBLINGSLÖFFEL DER ORANGEFARBENE MIT MACKE ODER DER GELBE WINNIE-THE-POO-LÖFFEL?

Der Große (mit beschämt gesenktem Kopf): Es ist der orangefarbene mit der Macke.

Ich: Das Verfahren ist hiermit eingestellt.

Geschwister, hey, wer braucht so was?

BETTZEITTERROR

Tag-Kind	Abend-Kind
Findet Wasser eklig	Entwickelt einen unstillbaren Durst
Macht sich in die Hosen	Geht unablässig aufs Klo
Redet nur von Pupsen	Möchte die Urknall-theorie diskutieren
Kickt seine Teddys herum	Braucht 27 »beste Freunde« im Bett
Hält mich für einen doofen Pupskopf	Liebt mich mehr als alles in der Welt
Versucht andauernd, sich umzubringen	Hat zu viel Angst vorm Sterben, um einschlafen zu können

Der Große hätte es gern, wenn er sein Leben nicht mit Schlafen vergeuden müsste, weil es »zu lange dauert und zu langweilig ist«. Wenn er siebzehn ist, werde ich ihn daran erinnern, indem ich um sechs Uhr morgens bei ihm ins Zimmer marschiere und neben seinem Kopf zwei Topfdeckel zusammenschlage.

Ich will ehrlich zu Ihnen sein. Ich nehme an,

Kinder ins Bett zu bringen, sollte etwas sein, dass man zu genießen hat – eine so besondere Zeit, nicht wahr? Vorlesen, Kuscheln, über den Tag reden… Nun, tut mir leid, aber in den meisten Fällen hasse ich es einfach. Oftmals gleicht es einem letzten »fick dich« nach einem harten Tag.

Allerdings, nun, da ich *räusper* inzwischen eine erfahrene Mutter mit sechs Berufsjahren auf dem Buckel bin, haben wir das Verfahren ziemlich perfektioniert, also dachte ich, ich teile unsere *räusper* entspannende Schlafenszeit-Routine mit Ihnen…

1. **Fernsehen und Milch** – um ungefähr sechs Uhr abends fangen wir an, einen Gang zurückzuschalten. Das Ganze beginnt mit einem Streit darüber, welches Programm wir im Fernsehen anschauen wollen (wie im vorherigen Kapitel nachzulesen), gefolgt von einem Streit darum, dass die Milch doch ein Milchshake sein sollte und nicht einfach nur Milch, und endet mit einem Ringkampf nach allen Regeln der Statuten des WWF, bei dem ein Kind auf dem Sofa liegt, während das andere vom Kaffeetisch auf es drauf springt. Das Lachen-Weinen-Verhältnis liegt bei etwa eins zu eins, womit die Angelegenheit wunderbar beschrieben ist.

2. Ein schönes warmes Bad – Als Nächstes durchleben wir eine zweiphasige Revolte gegen die verflixte Baderei.

1. Ich will nicht in die Badewanne!

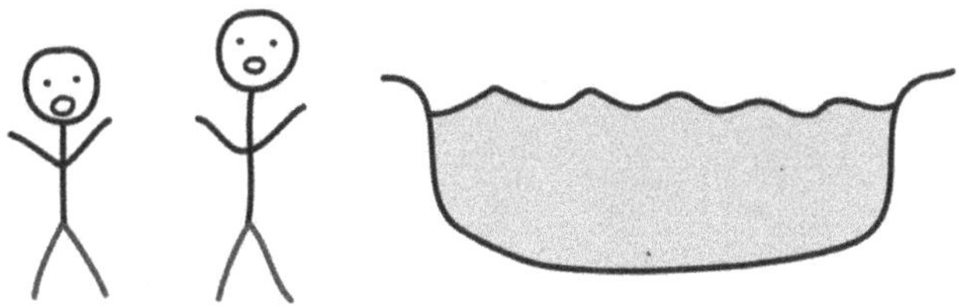

2. Ich will nicht raus aus der Badewanne!

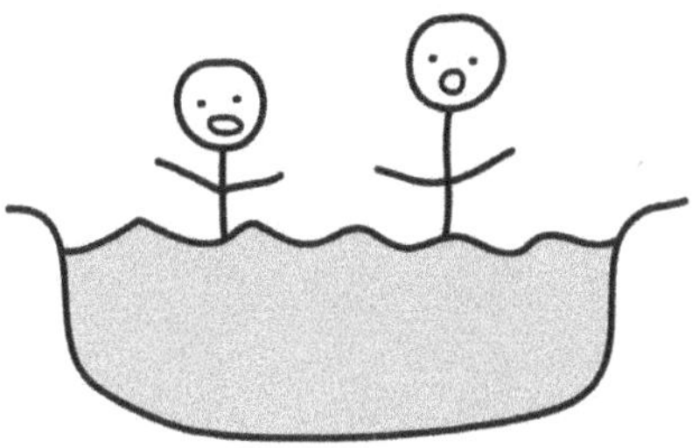

3. **Zähneputzen** – An diesem Punkt sind wir alle superentspannt, also machen wir uns daran, die Zähne zu putzen. Das ist eines meiner Lieblingsstadien, denn es bringt den Kleinen dermaßen in WUT, dass körperliche Zwangsmaßnahmen nötig werden.

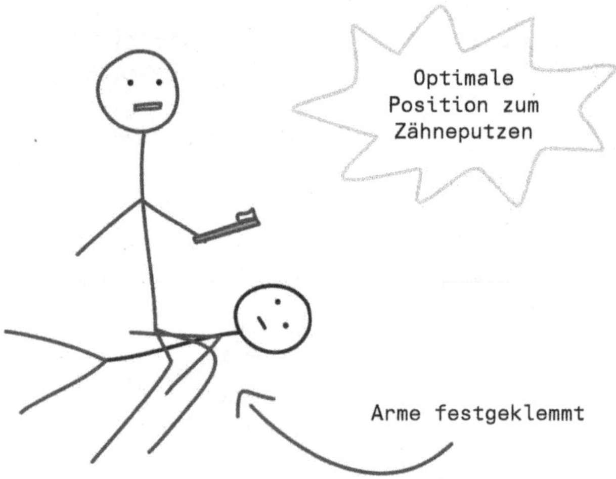

4. **Gutenachtgeschichte** – Jeder hat es gern, vorm Zubettgehen gekuschelt zu werden und vorgelesen zu bekommen, nein?

Die Fantasie …

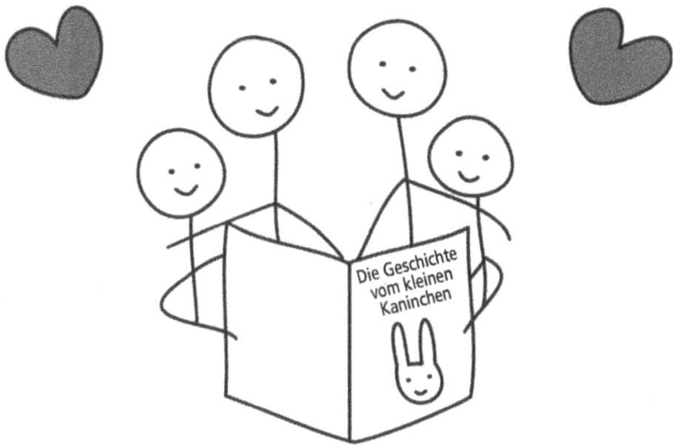
Die Geschichte vom kleinen Kaninchen

Die Wirklichkeit …

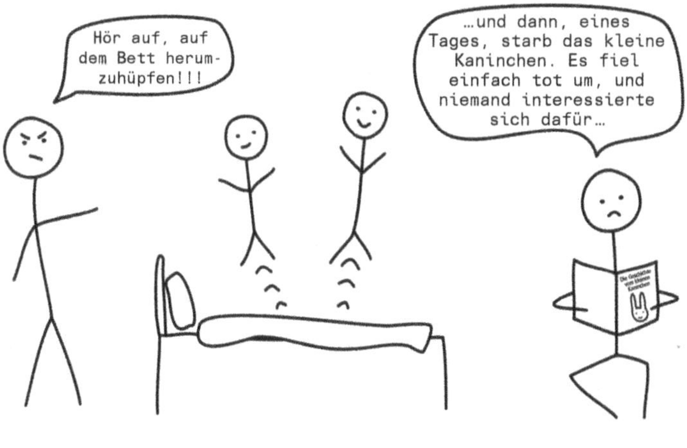
Hör auf, auf dem Bett herumzuhüpfen!!!
…und dann, eines Tages, starb das kleine Kaninchen. Es fiel einfach tot um, und niemand interessierte sich dafür …

5. **Licht aus und allgemeine Randale** – und jetzt die 137 Gründe dafür, dass der Große noch nicht ins Bett gehen kann (vergleiche die Tabelle zu Beginn des Kapitels als grobe Richtschnur). Als ich diese Zeilen schrieb, kam er gerade zum zweiten Mal aus dem Bett geklettert, weil er groß muss und dies bequemerweise so feststeckt, dass es nicht herauskommen will. Dass er es vorzieht, auf dem kalten Klo zu hocken und so zu tun, als müsste er, statt im gemütlich warmen Bett zu liegen, sagt Ihnen alles, was Sie über Kinder wissen müssen. Total. Durch. Geknallt.

6. **Eine Stunde im Dunkeln warten** – Für den Kleinen ist es wichtig, dass einer von uns dabei bleibt, bis er eingeschlafen ist. Wenn ich sage »ist wichtig«, meine ich damit mehr eine Präventionsmaßnahme, denn lässt man ihn allein, springt er aus dem Bett und kommt, wie ein gestörtes Meerschweinchen quiekend, die Treppe raufgerannt. Immerhin kann ich dabei auf dem Fußboden liegen und ~~Klatsch- und Tratsch~~ Nachrichtenartikel auf meinem Smartphone lesen, es ist also nicht allzu schlimm.

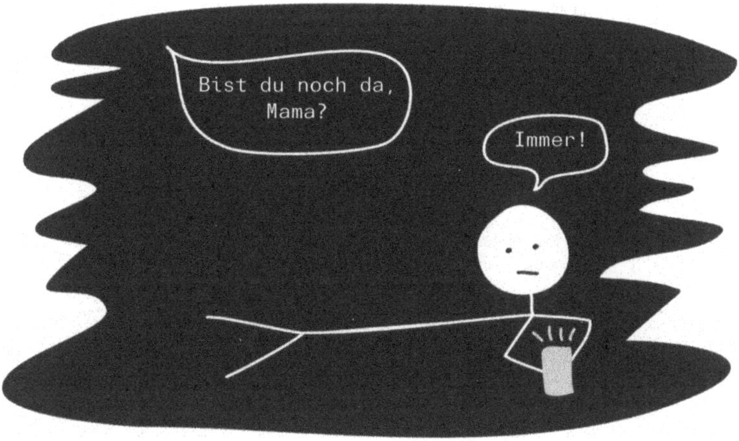

7. **Alkohol** – Nummer sieben ist genau genommen das einzig Entspannende an unserer entspannten Zubettgehroutine. Oder sollte es zumindest sein, aber leider wird das süße Geräusch, mit dem der ersehnte Abenddrink ins Glas plätschert, oftmals unterbrochen von…

8. **Einer weiteren Runde Unfug** – auch bekannt unter dem Titel »Ich muss dir was ganz, ganz Wichtiges erzählen!«

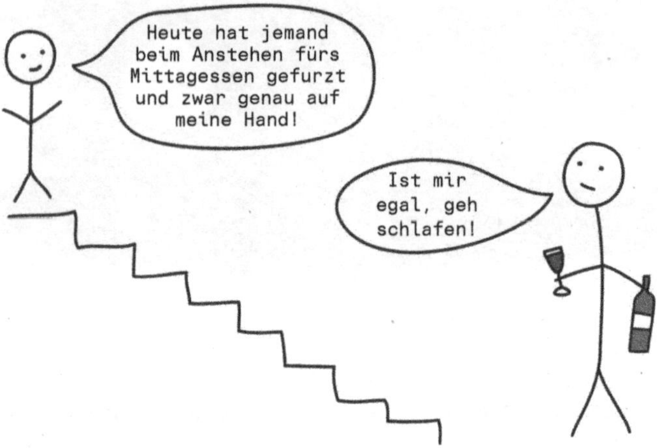
Heute hat jemand beim Anstehen fürs Mittagessen gefurzt und zwar genau auf meine Hand!
Ist mir egal, geh schlafen!

stummer Schrei

Aber letzten Endes, letzten Endes geben sie immer klein bei. Hurra! Das heißt, bis zum anderen Morgen! ES SEI DENN, Sie haben ein Kleinkind am Hals, das zur Pest in Tüten geworden ist, wenn es darum geht, dass es in seinem eigenen Bett schläft.

Über diese Art von Dingen reden die Leute nicht so viel, stimmt's? Sie hören ständig von Babys, die schlafen, und davon, wie viel Mitleid die Leute für frischgebackene Mütter haben, aber in meinen Augen sind die Neugeborenentage allem anderen vorzuziehen, weil Babys Sie wenigstens nicht treten und um Viertel vor drei morgens verlangen, dass Sie ihnen ein Marmeladentoastbrot schmieren und dabei so tun, als seien Sie eine Katze.

Wenn Sie mich fragen würden »Wie steht's bei Ihren Kindern mit dem Schlafen?«, so würde ich antworten: »Hmm, geht so. Nicht doll, aber so einigermaßen… wissen Sie, kommt auf den Tag an. Ja. Oft. Bisschen scheiße.«

Wenn beide durchschlafen und keiner vor sechs Uhr morgens aufsteht, dann ist das wie ein Sechser im Lotto. Ich kann mich nicht daran erinnern, wann das das letzte Mal passierte. Aktuell besteht unser Hauptproblem in der Angewohnheit des Kleinen, mitten in der Nacht in unser Schlafzimmer zu platzen und uns zu Tode zu erschrecken. (Ich sage *uns*, aber wenn ich ehrlich sein soll, ist J mit der Gabe eines besonders festen Schlafs gesegnet und bekommt meistens nichts mit).

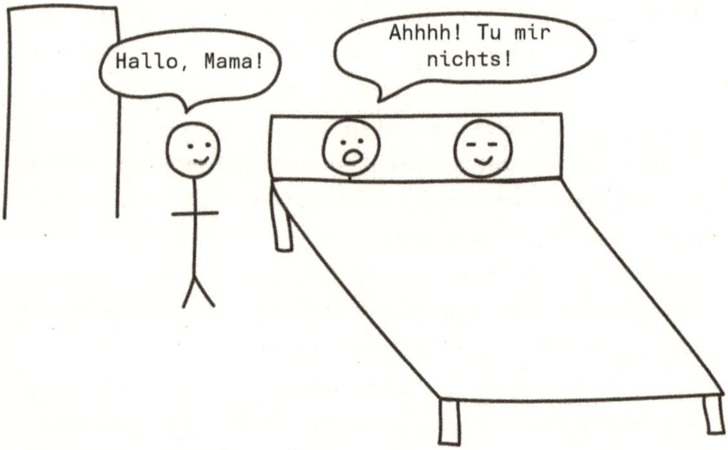

Ich weiß, wir sollten ein paar mehr Anstrengungen unternehmen, um ihm beizubringen, in seinem eigenen Bett zu schlafen, ihn postwendend und leise in sein Zimmer zurückbringen, konsequent sein, blablabla, aber OH DIE MÜHSELIGEN UND BELADENEN. Es ist viel zu verführerisch, sich einfach umzudrehen und den Weg des geringsten Widerstands zu gehen.

(Obwohl ich nie um Viertel vor drei Marmeladentoast geschmiert und so getan habe, als sei ich eine Katze.*)

Wie dem auch sei, der Idealfall ist, dass er zu uns ins Bett schlüpft und sofort wieder einschläft. Das kommt vor. Gelegentlich.

Unglücklicherweise werden uns auch andere, weniger wünschenswerte Varianten zuteil. Manchmal wird er beispielsweise zum **Quasselkind**…

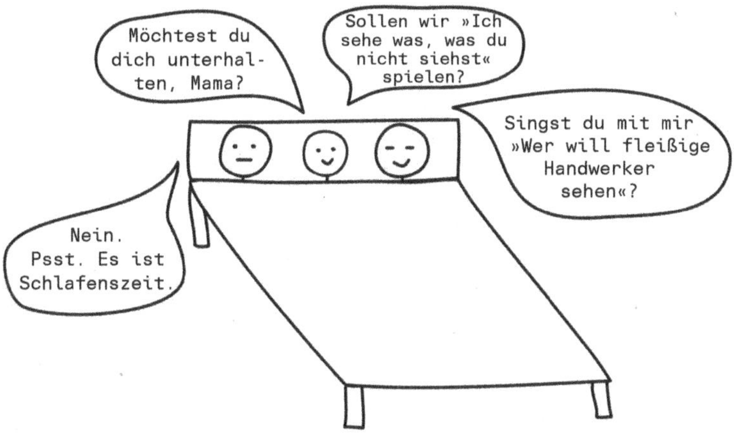

Möchtest du dich unterhalten, Mama?
Sollen wir »Ich sehe was, was du nicht siehst« spielen?
Singst du mit mir »Wer will fleißige Handwerker sehen«?
Nein. Psst. Es ist Schlafenszeit.

In anderen Fällen wird er zum **Fummelkind** und entspannt sich, indem er eine halbe Stunde an mir herumpiekst und stochert…

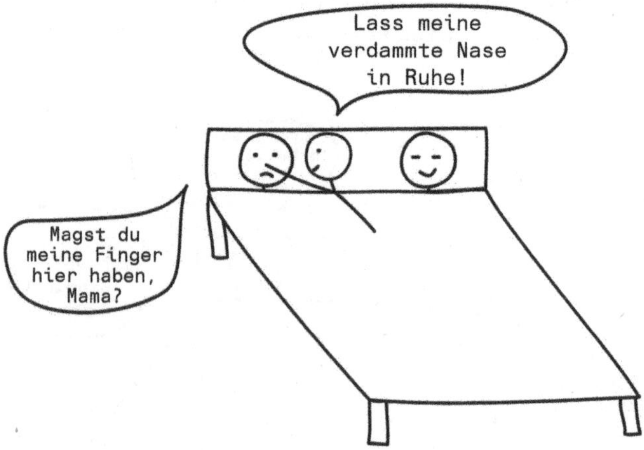
Lass meine verdammte Nase in Ruhe!
Magst du meine Finger hier haben, Mama?

Und das süße **Knuddelkind** toppt alles mit schlauen Ablenkungsmanövern (er kann noch nicht richtig »lieb« sagen, sondern sagt stattdessen »hieb«, und ich schmelze dahin...).

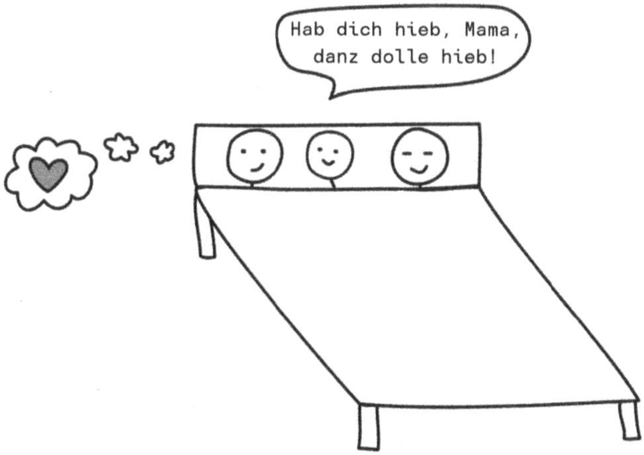

Ist Ihnen aufgefallen, dass der Vater noch immer schläft? Nicht mehr lange! Das **Bist du sicher, dass er keine Drogen intus hat?-Kind** wird schon bald dafür sorgen…

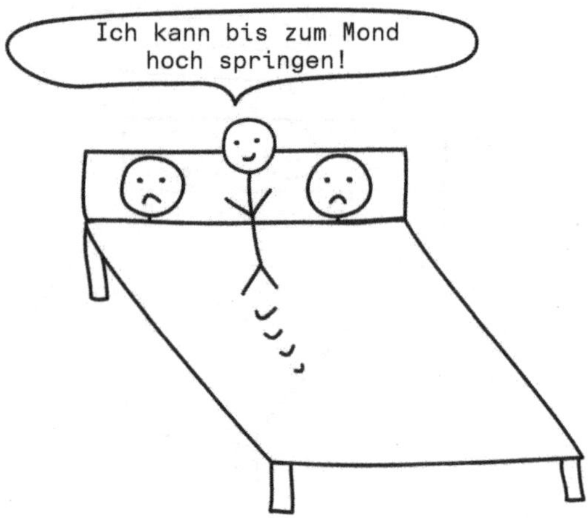

So manches Mal beschließt er auch, das **Hungrige Kind** zu geben und will mit einem Mal auf der Stelle die Mahlzeit vertilgen, die auch nur zu kosten er sich zur Abendessenszeit vehement geweigert hat...

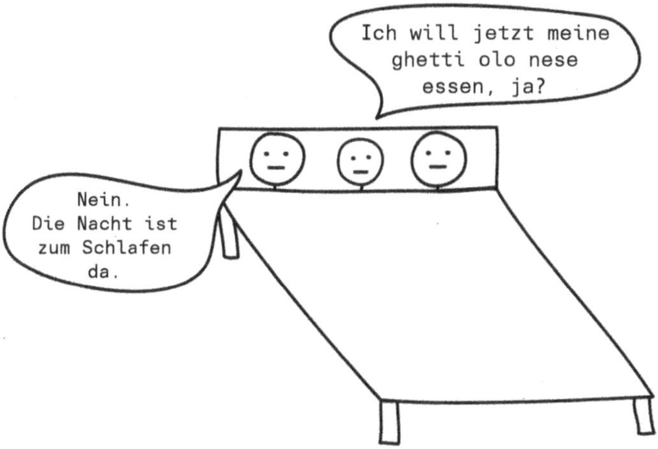
Ich will jetzt meine ghetti olo nese essen, ja?
Nein. Die Nacht ist zum Schlafen da.

Aber all diese Szenarien sind jedoch um Welten besser als das **Wutkind**. Niemand weiß so ganz genau, warum Wutkind wütend ist, nicht einmal Wutkind selbst. Es pickt sich einfach nach Belieben irgendeine lächerliche Sache aus, um sich darüber aufzuregen und auf die Palme zu gehen (und dabei allen Beteiligten die Bettdecke wegzuziehen).

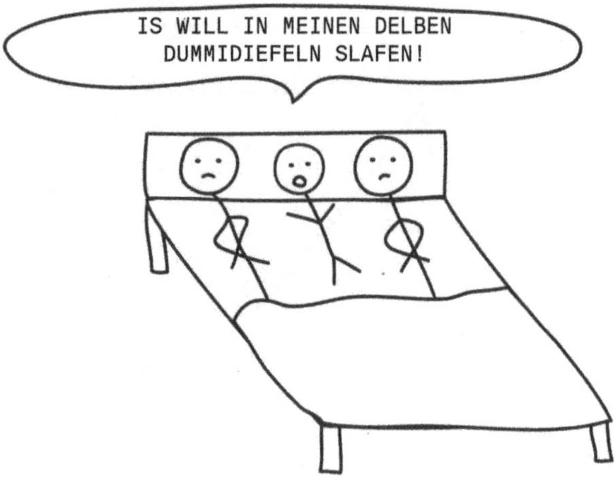

Er weiß genau, dass er keine gelben Gummistiefel hat.

Wenn wir richtig Pech haben, dann kriegen wir es mit einem **Hungrigen Wutkind** zu tun – einer grauenvollen Kombination der beiden letzten Varianten, was im Prinzip heißt, dass wir die Arschkarte gezogen haben…

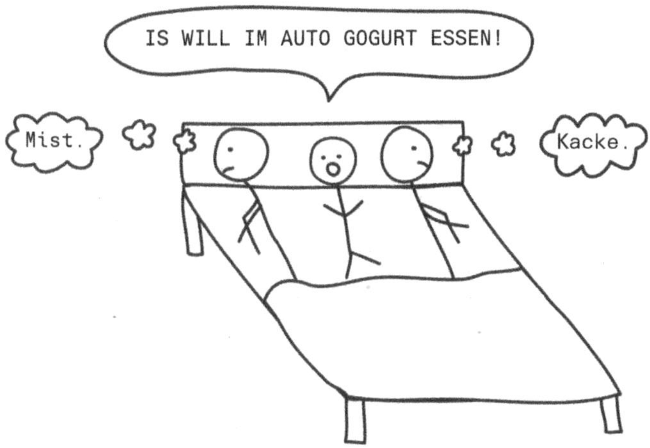

In den meisten Fällen wird aus dem hungrigen Wutkind über kurz oder lang das **Ich hau jetzt jeden so lange, bis er mir seinen Platz im Bett überlässt-Kind**…

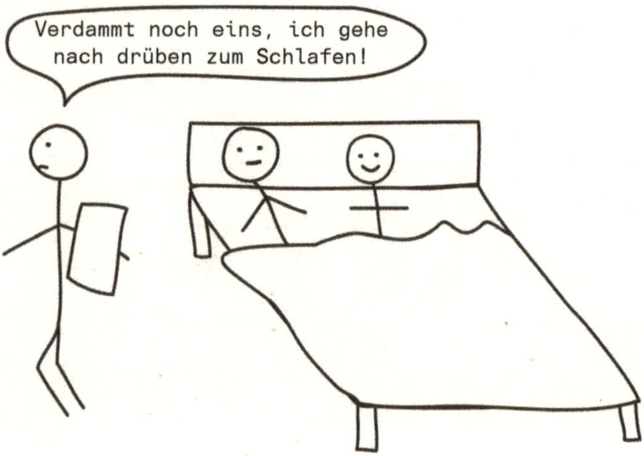

Aber das Beste habe ich mir für den Schluss aufgehoben. Keiner, wirklich kein einziger nächtlicher Bettpirat ist schockierender als das **Glaubt, dass schon Morgen ist-Kind**…

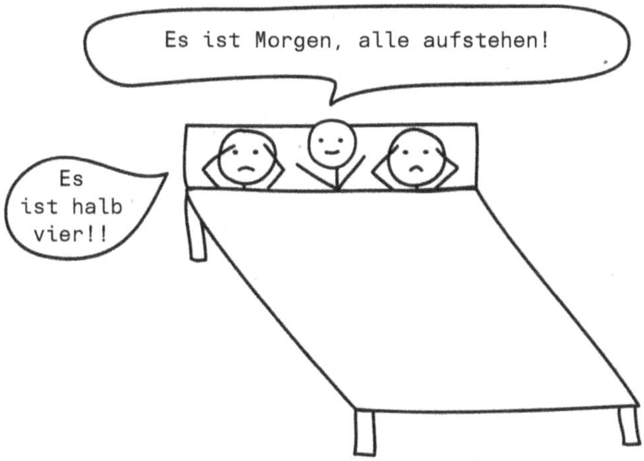

schlotter

Die gute Nachricht lautet allerdings, dass wir unseren Kleinen in den meisten Fällen wieder in einen friedlichen Schlummer zurückwiegen können. Leider ist es dann oft bereits 5.35, und gerade wenn ich dabei bin, wieder einzuschlafen, fällt es mir VERFLIXT NOCH MAL wieder ein: Wir haben ja noch ein Kind, das gerne vor Anbruch der Morgendämmerung aus den Federn kriecht…

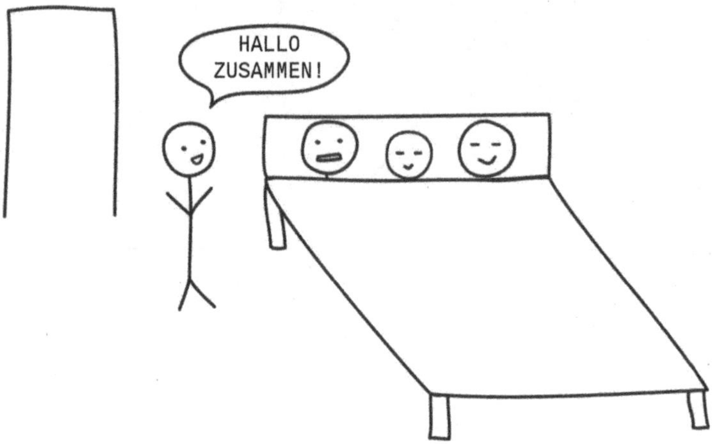

Bitte reiche mir jemand ein Neugeborenes.

* Jedenfalls bin ich mir zu 87 Prozent sicher, das nie getan zu haben…

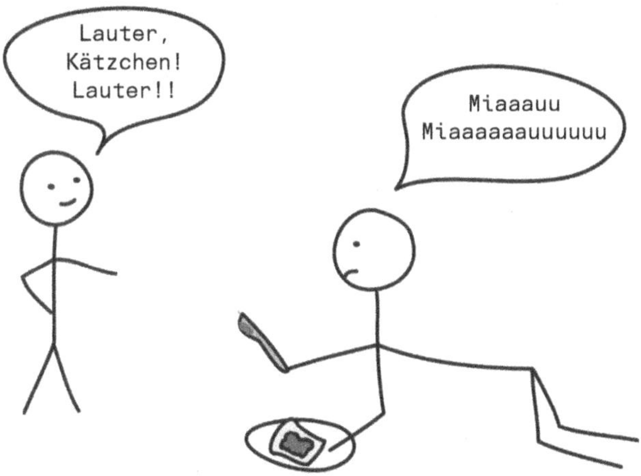

PS: Ja, wir haben eine Gro-Clock, eine dieser Schlafuhren für Kinder – und es funktioniert damit nicht. Die Kids sagen, es sei ihnen zu langweilig, darauf zu warten, bis die Sonne kommt, und/oder ziehen den Stecker raus. Wenn ich allerdings ehrlich bin, muss ich zugeben, dass ich jeden verstehe, der sich weigert, sich von einem Elektrogerät mit einem doofen, eingebildeten Gesicht darauf herumkommandieren zu lassen.

DIE WINDPOCKEN-TAGEBÜCHER

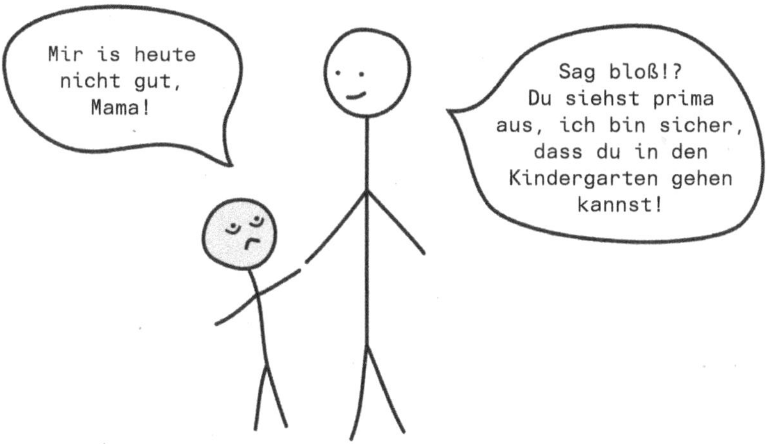
Mir is heute nicht gut, Mama!
Sag bloß!? Du siehst prima aus, ich bin sicher, dass du in den Kindergarten gehen kannst!

Kranke Kinder sind so verwirrend. Einerseits schauen Sie Ihr armes, krankes Würmchen an, das da verloren auf dem Sofa herumliegt, und möchten es in den Arm nehmen, ihm über die Stirn streichen und allen Schmerz von ihm nehmen. Andererseits möchten Sie, dass es aufsteht, seine Schuhe anzieht und zu Ihnen sagt: »Hör auf, an mir rumzufummeln!«

Jetzt seien Sie nicht so, ich habe Eltern gesehen, die ihren Kindern vor den Kindergartentoren eine Dosis Paracetamol verpassen, bevor sie sie reinschicken! Es ist eben einfach so, dass Kinder immer dann krank zu werden scheinen, wenn Sie einen furchtbar wichtigen Abgabetermin oder einen extrem seltenen kinderfreien Nachmittag für sich haben, oder? Und wenn Sie Ihr Kind jedes Mal zu Hause ließen, wenn ihm die Nase läuft, wäre der Kindergarten praktisch verwaist. Ich wundere mich jedes Mal, dass die Erzieherinnen überhaupt in der Lage sind, die Kinder auseinanderzuhalten, wenn man bedenkt, wie viele davon komplett rotzverschmierte Gesichter haben.

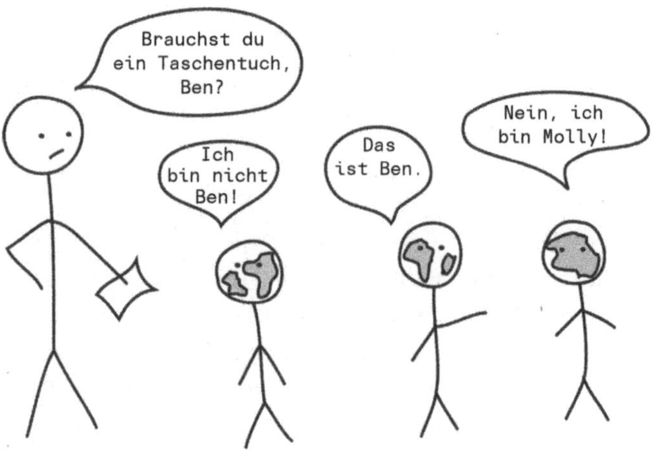
Brauchst du ein Taschentuch, Ben?
Ich bin nicht Ben!
Das ist Ben.
Nein, ich bin Molly!

Aber an den gefürchteten Windpocken führt kein Weg vorbei. Die kleinen roten Pünktchen auf Ihrem Kind bedeuten: kein Kindergarten. Schlimmer noch: Sie bedeuten Quarantäne. Ich habe, als wir dran waren, ein Tagebuch geführt, um den Schrecken festzuhalten. Bitte lassen Sie es mich mit Ihnen teilen …

Tag 1

Nachricht von J…

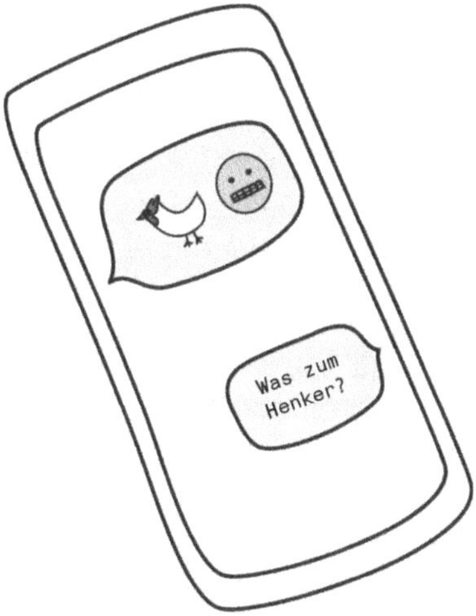

(Wir verwenden bei unseren Nachrichten manchmal nur Emojis und verzichten auf Worte, das ist echt ziemlich lustig, aber mir ist klar, dass es ein bisschen traurig klingt, wenn Sie es laut aussprechen und vielleicht sogar noch schlimmer, wenn Sie es niederschreiben.)

Wie dem auch sei, es stellte sich heraus, dass er sagen wollte, der Kleine habe Windpocken… egal, ich bin in London, Freunde treffen. Nicht mein Problem.

Tag 2
Na und? Ich bin immer noch in LONDON! :)

Tag 3 – Untertitel: Der Tag ohne Schlaf
Wieder zurück, und der Kleine scheint eigentlich ziemlich mit sich im Reinen zu sein. Das heißt, bis es Zeit wird zum Zubettgehen, dann beschließt er, aufs Schlafen zu verzichten und stattdessen herumzustrampeln wie ein kleines Raubtier.

Das Einzige, was ihn zur Ruhe bringt, ist Feuerwehrmann Sam. Wie lange, glauben Sie, kann ein Kleinkind aufbleiben und Netflix gucken?

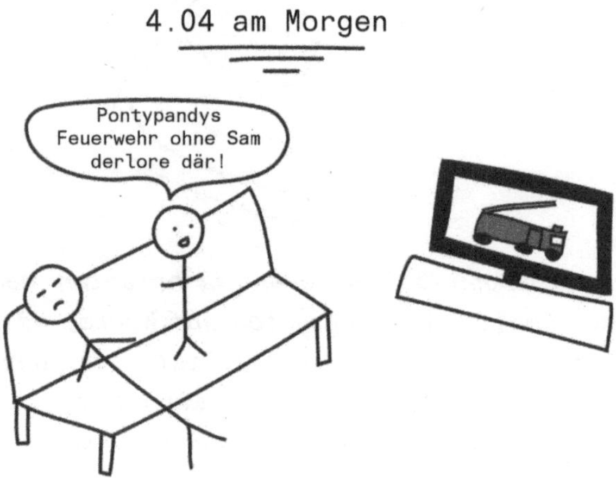

Ja, ich habe mich auch gewundert.

Tag 4

Wir alle hatten infolge des Schlafmangels und der übermäßigen Beschäftigung mit der Dreiecksbeziehung zwischen Dyles, Travor und Hauptfeuerwehrmann Steele weiche Knie und das Gefühl, selbst krank zu sein.

Um dafür zu sorgen, dass wir eine bessere Nacht verbringen würden, marschierte J in die Apotheke und versuchte den Leuten da ein paar von den richtig guten Sachen abzuschwatzen.

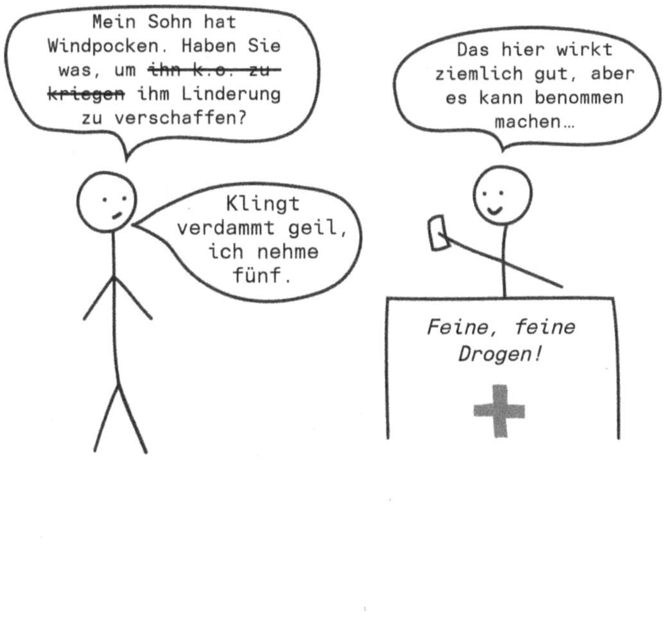
Mein Sohn hat Windpocken. Haben Sie was, um ~~ihn k.o. zu kriegen~~ ihm Linderung zu verschaffen?
Das hier wirkt ziemlich gut, aber es kann benommen machen…
Klingt verdammt geil, ich nehme fünf.
Feine, feine Drogen!

Tag 5

Sie wirkten – habe fantastische sieben Stunden geschlafen! Ich schlafe nie so lange, ich fühle mich seltsam… fast ein bisschen… euphorisch? Oder so.

Glücklicherweise geht es dem Kleinen auch viel besser. Nur dass er jetzt raus will und tun, was er immer tut, aber das geht nicht, weil er noch ansteckend ist. Ich überschütte ihn unermüdlich mit Knetgummi, Schokolade und Paracetamol und versuche zu vermeiden, dass er mir mit Zugschienen den Schädel einschlägt.

Komme nicht recht dahinter, ob ich sein krankes Ich lieber habe oder sein gesundes.

Gin.

Tag 6

Es wird langsam langweilig.

Verbringe einen Großteil des Tages damit, die Krustenbildung zu inspizieren und der Versuchung zu widerstehen, sie abzufriemeln.

Ich habe festgestellt, dass ein weiterer netter Zeitvertreib darin besteht, die Summe zu errechnen, die ich im letzten Monat an den Kindergarten überwiesen habe, sowie die Anzahl an Stunden, die wir leibhaftig dort verbracht haben. Aus beidem zusammen können Sie den wahren Preis für einen halben Tag dort errechnen.

Wir kamen auf 136,05 englische Pfund!

Kotz

Tag 7

Sehr gelangweilt und verzweifelt gesprächsbedürftig.

Hab das Gefühl, ich könnte zu einer der Irren werden, die Google Fragen stellen, als handele es sich um eine lebende Person.

Google – glaubst du, Kindergärten halten sich in einem Geheimlabor unter der Erde Reagenzgläschen mit Erregern von ansteckenden Krankheiten auf Vorrat, um ihren Gewinn zu maximieren? Gefallen dir meine neuen Turnschuhe? Was isst du heute zu Mittag?

Habe angefangen, mein politisches Manifest zu verfassen. Es muss noch ein bisschen ausgearbeitet werden, aber ich glaube, ich komme gut voran.

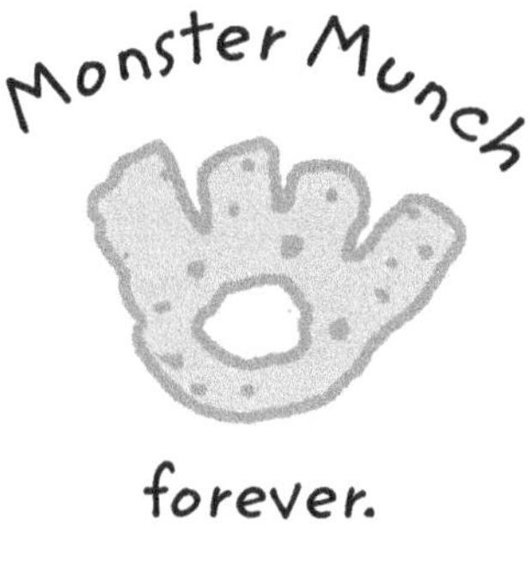

Ein toller Tag.

Tag 8

Wir sind KOMPLETT VERSCHORFT! Brachte den Kleinen zurück in den Kindergarten, war aber furchtbar aufgeregt und besorgt, dass die diebischen Halsabschneider dort versuchen würden, ihn wieder nach Hause zu schicken.

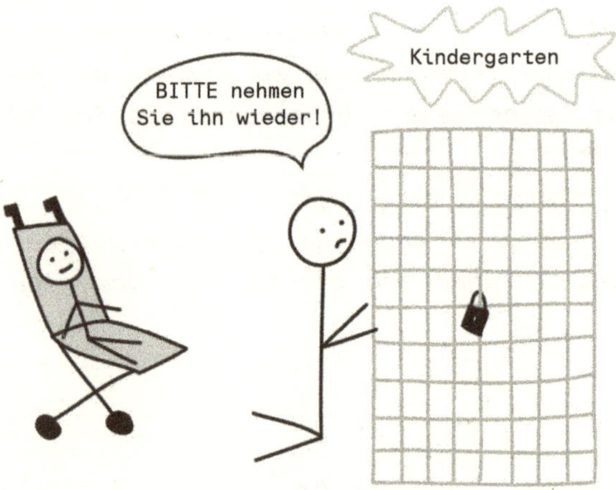

Zum Glück hatten sie offenbar ihre Quote an kranken Kindern für den Tag bereits erreicht.

Habe den Versuch gestartet, die Arbeit von einer Woche an einem Tag zu erledigen. Gescheitert.

Tag 9

Hurra! Wir können nun wieder nach Herzenslust unterwegs sein, das ist soooooooooooooo schön (meistens).

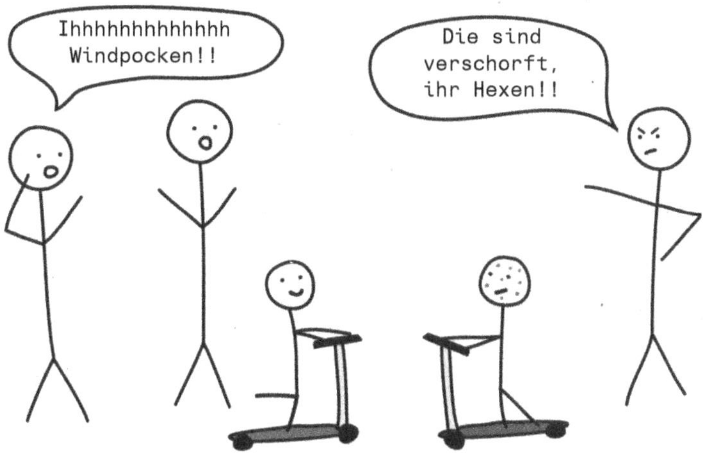

Tag 10

Allen geht es viel besser. Nur mir nicht. Ich bin ein bisschen im Stress, weil ich so viel zu tun und so wenig Zeit dafür habe.

Wenn ich müde und gestresst bin, neige ich dazu, wegen jeder Kleinigkeit zu weinen. Beispielsweise darüber, dass nur noch eine Nespresso-Kapsel übrig ist. HEUL.

Genau genommen ist das eine ziemlich große Sache.

Ich kann mich den meisten Dingen des Lebens stellen, aber nicht ohne Kaffee …

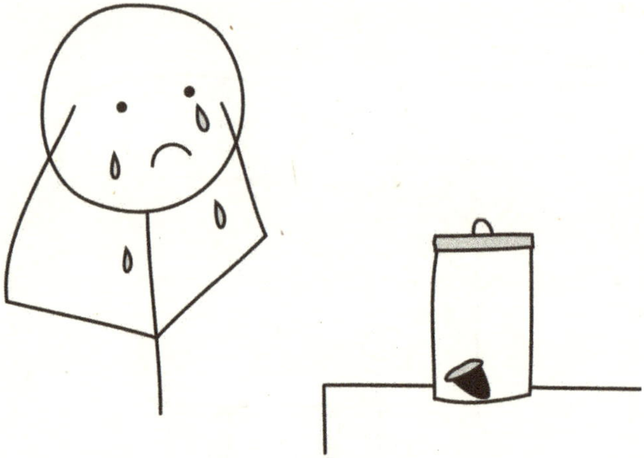

Dann fällt mir ein …

Wir haben Amazon Prime!

Und ich weiß, ich weiß einfach, dass alles gut werden wird …

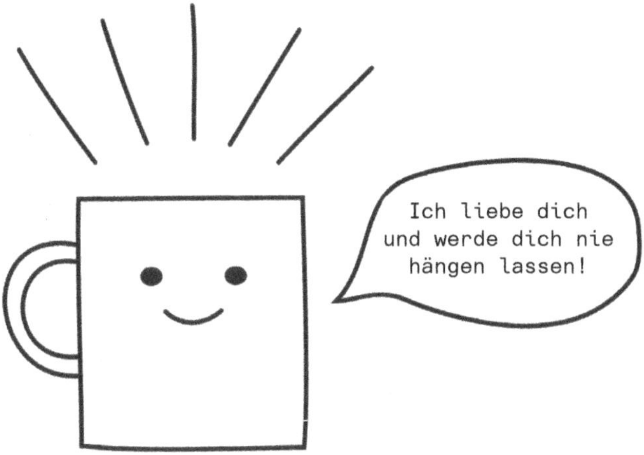

Aber ich war natürlich eine Närrin, denn eine Woche später hatte der Große sich angesteckt, und wir machten das ganze Trauma noch einmal durch. Aber nichts von alldem, kein Norovirus, keine Mittelohrentzündung, kein Husten und keine Erkältung ist vergleichbar damit, selbst krank zu sein und auf gesunde Kinder aufpassen zu müssen.

Das Problem dabei ist, dass Babys und Kleinkinder unglaublich selbstsüchtig sind und sich einen Dreck um Ihr Unwohlsein scheren. Das ist nicht ihr Fehler – wir alle kommen so zur Welt. Ganz allmählich lernen sie mit der Zeit, dass sie, wenn sie akzeptiert und geliebt sein wollen, die Gefühle anderer zu respektieren haben. Aber ich schätze, dass eine Menge Erwachsener zu

100 Prozent Egoisten bleiben würden, hätten sie nicht solche Angst, ohne Freunde dazustehen. Ich hasse es, was von meinen Chips abzugeben, aber ich tue es trotzdem, weil ich nicht will, dass die Leute mich für eine Zicke halten (wenn ich richtig alt bin, werde ich wieder anfangen, egoistisch zu sein, denn so kurz vorm Sterben SIND MIR ALLE ANDEREN SO WAS VON EGAL).

Jedenfalls bitte ich meine Kinder, lieb und nett zu mir zu sein, wenn es mir nicht gut geht, aber das ist ziemlich zwecklos, weil es ihnen letztlich komplett egal ist…

Könntest du ein bisschen leiser sein, bitte? Mama hat Kopfweh.

NEIN.

Könntest du aufhören, auf mir herumzuhopsen, bitte? Weil ich glaube, ich muss gleich brechen…

NEIN.

Könntest du mir ein Glas Wasser holen, bitte? Ich fühle mich schwach und ausgetrocknet…

NEIN.

Ich meine, ich könnte sterben. Ich könnte wirklich tot am Boden liegen, und das Einzige, was sie empfänden, wäre Unmut, weil ihre Mahlzeiten zu spät kommen…

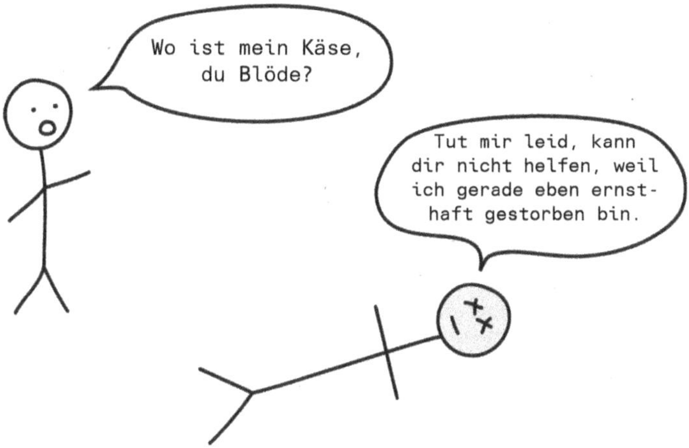
Wo ist mein Käse, du Blöde?
Tut mir leid, kann dir nicht helfen, weil ich gerade eben ernsthaft gestorben bin.

ICH BIN NOCH DA, ICH BIN NOCH ICH

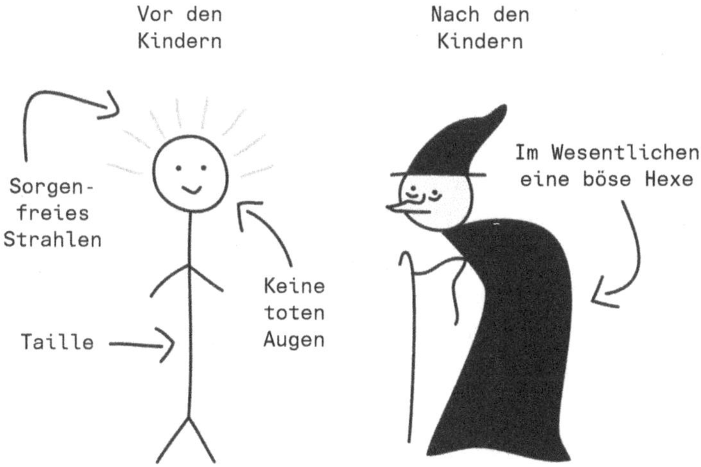

Hilfe! Ich bin verlorengegangen. Vor Kurzem, da bin ich sicher, war ich noch vierundzwanzig oder so?! Aber wenn ich jetzt in den Spiegel gucke, ist es nicht mein Gesicht, das da zurückschaut, sondern jemand Älteres. Jemand viel Älteres. Jetzt habe ich Falten, einen permanent gereizten Gesichtsausdruck, und das tut echt weh (so wie mein Rücken, wenn ich mich bücke).

Meine Kinder haben mich altern lassen, und das ist kein Wunder. Jeder Beauty-Ratgeber wird Ihnen erklären, dass Sie neben lächerlich teuren Hautcremes Schlaf, Wasser und eine angesagte Rohkost-Diät brauchen, um sich ein jugendliches Aussehen zu bewahren. Ärgerlicherweise haben kein Schlaf, große Gläser Sauvignon Blanc und vom Boden aufgesammelte Fischstäbchenreste zum Abendessen die gegenteilige Wirkung.

Ich blicke auf meinen Körper, den Bauch, in dem zwei Babys herangewachsen sind, die Möpse, die mit der Milchproduktion für die beiden angeschwollen und dann wieder abgeschwollen waren und nie wieder ihre ursprüngliche Form erreicht haben (Mistdinger), die Oberschenkel, die mit den Jahren zunehmend wabbelig geworden sind. Mein Nagellack blättert ab und wird das vermutlich mindestens eine Woche lang tun, bis ich mir endlich einen Ruck gebe und ihn entferne, und mein Makeup beschränkt sich im Prinzip auf Concealer, der meine dunklen Augenringe ein bisschen kaschiert.

Ich trage, was ich immer trage, das heißt enge Jeans und ein einfaches T-Shirt. Ich sehe weder modisch schick noch unmodern aus. Ich nehme an, ich sehe aus wie andere Mütter auch…

ABER, das reicht nicht, bekomme ich gesagt. Ich habe meine Identität im prototypischen »Mamasein« verloren, und ich brauche dringend Hilfe! Bin das nur ich, oder haben noch andere das Gefühl, jedes Mal, wenn sie einen Zeitschriftenartikel lesen, der sie auffordert, weniger »muttihaft« rüberzukommen, in die Tischkante beißen zu müssen? Sehen Sie, wir werden seitens der Medien unablässig mit Botschaften bombardiert, die uns sagen, dass wie eine Mutter auszusehen oder wahrgenommen zu werden einfach nicht sonderlich anziehend ist. Ich wüsste wirklich gerne, wann Muttersein zu etwas geworden ist, für das man sich schämen muss?

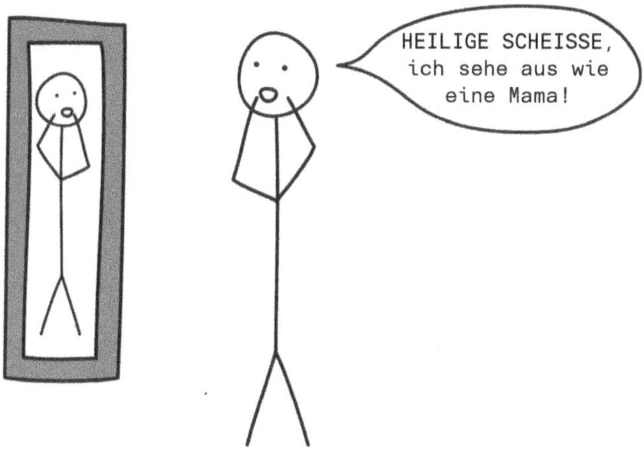

Allem Anschein nach sollten wir jedwede körperliche Reminiszenz an das wundersame Werk, das unser Körper da geleistet hat, auslöschen und es zu unserem dringlichsten Anliegen machen, zurück zu unserer Bikinifigur zu finden, wir sollten keine »Mama-Uniform« tragen (jawohl, die Mama-Uniform ist inzwischen ein echtes Thema geworden, obwohl sie aus gestreiften Oberteilen, Parkas und Chucks besteht, Klamotten, die von jedermann getragen, für die Mamas aber gescholten werden), und wir sollten uns ein paar neue Hobbys zulegen, damit wir aufhören, so viel über unsere Kinder zu reden – eine Sprache lernen zum Beispiel, sich zur Pilates-Trainerin ausbilden lassen, anfangen, Dekotorten zu backen. Sie haben die Wahl.

Und was ist mit den Vätern? Obgleich sie sich oftmals in einer sehr ähnlichen Situation befinden, lastet auf ihnen kein so großer Druck, ja nicht ins »Papasein« abzugleiten, durch ihre »Papa-Uniform« zu »vatihaft« daherzukommen. Warum? Ja klar, es ist nur eine weitere Ladung von sexistischem Bullshit, der sich über Frauen ergießt, um diese davon zu überzeugen, dass sie sich viel wertvoller fühlen, wenn sie eine Menge Geld für Zeug ausgeben, das sie nicht brauchen.

Vielleicht würde das hier uns allen das Gefühl geben, wertvoller zu sein…

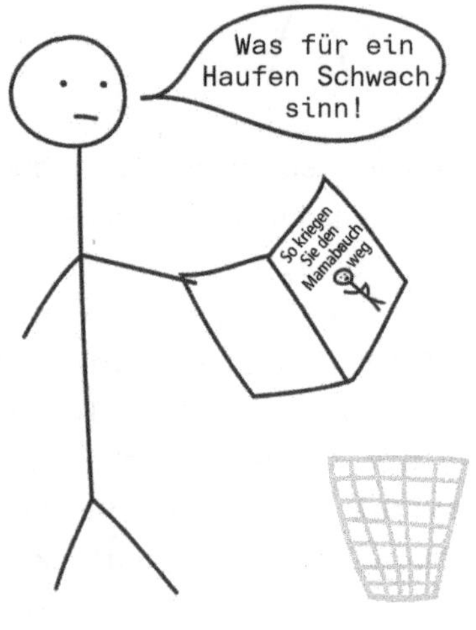
Was für ein Haufen Schwachsinn!
So kriegen Sie den Mamabauch weg

Ich weiß nicht, vielleicht finde ich es nur so übel, weil ich gerade irre viel am Hals habe…

»Vielleicht würde ein Achtsamkeitskurs helfen?«, schlägt eine ausgeruhte Elternexpertin mit wundervoll glänzenden Haaren vor.

Nein. Achtsamkeit kann mich mal!

Es ist nicht zu leugnen, dass ich nicht mehr so gut aussehe, wie ich könnte, und nicht mehr so viele aufregende Neuigkeiten zu erzählen habe, aber hey, es gibt da ein riesengroßes Problem, das mir im Weg steht, ihr wohlfrisierten Elternexpertinnen, und ich entschuldige mich dafür, dass ich an dieser Stelle laut werde, aber… ICH HABE, VERDAMMT NOCH MAL, KEINE ZEIT FÜR MICH SELBST!

Genau – kompletter Zeitmangel, wie ihn eine Durchschnittsmama (oder ein Durchschnittspapa) nun mal hat. Für mich war das völlige Fehlen von »Zeit für mich« sicher mit am schwierigsten zu schlucken. Eine Menge guter Ratschläge, die Sie zum Elternsein erhalten, lauten also irgendwie so…

»Denken Sie auf jeden Fall daran, sich Zeit für sich selbst zu nehmen – Sie können nicht gut zu anderen sein, wenn Sie nicht zu allererst gut zu sich selbst sind.«

Das ist sicher kein schlechter Rat, genaugenommen ist er goldrichtig, aber was ich gerne wüsste, ist, wie Sie sich Zeit »nehmen«, denn soweit ich es überblicke, ist Zeit entweder da oder nicht. Die meiste Zeit über ist sie es einfach nicht, und nicht einmal Jamie Oliver hat ein Rezept dafür.

Also los, wo finde ich diese schwer fassbare »Zeit für mich«?

Tagsüber arbeite ich entweder oder halte kleine Leute am Leben, da geht es also nicht – wie sieht es mit den Abenden aus? Eines der ersten Dinge, die ich tue, wenn ich die Kinder im Bett habe, ist aufräumen, und wenn ich aufräumen sage, meine ich damit pedantisches Zeug wie das Ordnen der Spielküche, mit der sie nie spielen, und in deren Pfanne ich ein englisches Frühstück arrangiere. Ist das diese mysteriöse Sache, die man »Zeit für sich« nennt?

Vielleicht beginnt meine »Zeit für mich«, wenn ich mich endlich aufs Sofa plumpsen lasse und zwanzig Minuten den LEGO-Batman-Film glotze, den ich schon 137-mal gesehen habe, bis ich es endlich bemerke und das scheiß Ding ausmache (um ehrlich zu sein, ist es ein Fortschritt gegenüber der Nachtschleife des Kinderkanals, glaube ich).

Es ist jetzt 21.00 Uhr. Gilt Abendessen kochen als »Zeit für mich?« Oder zu Abend essen? Wie steht's mit Abwaschen? Oder vielleicht das Ausfüllen der Steuererklärung neben dem Fernsehen?

Oder doch die fünf Stunden Schlaf, auf die ich letztlich komme, wenn ich endlich ins Bett falle?

Ich habe mich gefragt: Haben andere Eltern das Glück gehabt, sie zu finden?

Becky (41): »Unlängst ist es mir gelungen, den Geschirrspüler auszuräumen, ohne dass mir jemand am Bein hing, und das hat mir die ganze Woche versüßt.«

Lucy (33): »Ich lese gerne fiese Kommentare auf der *Daily-Mail*-Website, während ich so tue, als schaute ich das Kinderprogramm.«

Louise (29): »Ich bekam meine Weisheitszähne ambulant gezogen. Ich konnte *Glamour* lesen und einen ganzen Erdbeerjoghurt allein essen, es war unglaublich.«

Dave (37): »Wenn ich in Ruhe aufs Klo kann, bin ich glücklich.«

Sieht so aus, als sei ich doch nicht allein.

Mein Glücksort ist ein langes heißes Bad mit der Wochenendbeilage. Das Problem ist, dass es oftmals darin gipfelt, dass eines der Kinder oder beide zu mir reinklettern, und das schöne »Zen«-Gefühl ist endgültig beim Teufel, wenn die Diskussion darüber losbricht, warum ich keinen Penis habe…

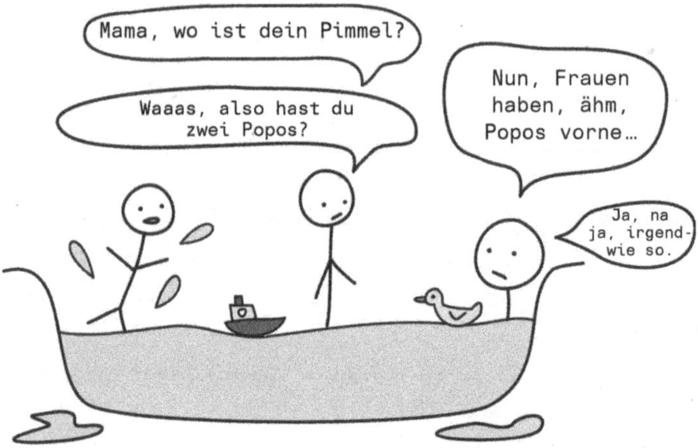
Mama, wo ist dein Pimmel?
Nun, Frauen haben, ähm, Popos vorne…
Waaas, also hast du zwei Popos?
Ja, na ja, irgend-wie so.

Die Zeitschriften wollen uns glauben machen, dass all unsere Probleme sich lösen ließen, indem man uns auf Sonnenliegen in teure Wellnesstempel schickt. Oh, Liebes, schau dir die arme alte geknechtete Mama an, nie hat sie genügend Zeit für sich, heul, schnell, verpasst ihr eine Minimaniküre und eine Runde im Whirlpool und schickt sie zurück in ihr armseliges Leben.

Verstehen Sie mich nicht falsch, ich würde nie einen Besuch im Wellness-Bad ablehnen – es ist nur so, dass ich etwas gegen die Unterscheidung habe zwischen »Zeit für mich« als einer Art Heiligtum und meinem normalem Leben als, nun ja… Schrott. Hinzukommt, dass ich noch nie unter Druck habe entspannen können.

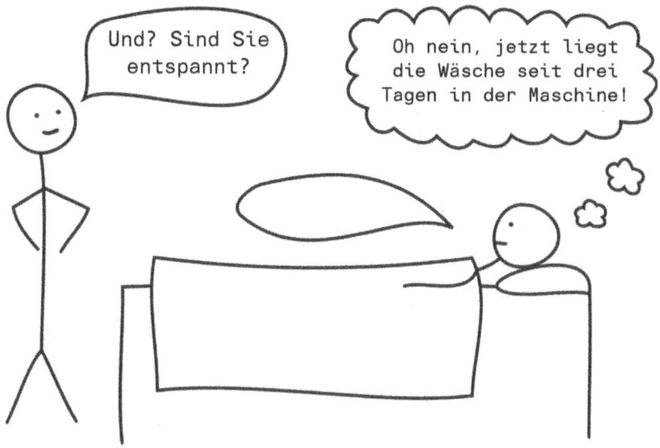
Und? Sind Sie entspannt?
Oh nein, jetzt liegt die Wäsche seit drei Tagen in der Maschine!

Ja, total.

Mich mehr als ich selbst zu fühlen funktioniert nicht, indem ich mich mit dem, was ich tue, und in dem, wie ich aussehe, von meinen Kindern distanziere. Ich werde mich nicht für ihre Existenz schämen, weil irgendein dummes Weibsbild in einem Hochglanzmagazin mir das befiehlt. Äh, hallo? Ich weiß, sie sind nervig, glauben Sie mir, aber irgendwie mag ich sie!

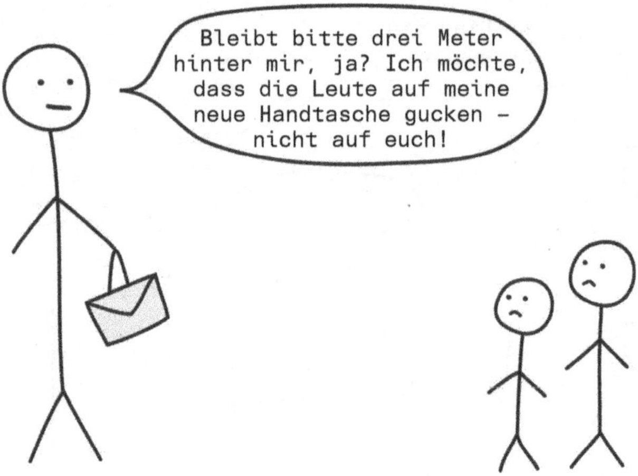
Bleibt bitte drei Meter hinter mir, ja? Ich möchte, dass die Leute auf meine neue Handtasche gucken – nicht auf euch!

Es ist einfach so, dass es nicht viel »Zeit für mich« gibt, wenn man kleine Kinder hat, so ist das nun mal. Was wir dafür haben, ist »Zeit für uns«, denn wir kommen als Gesamtpaket. Und das ist in Ordnung, denn ich bin gerne Mutter, und es ist mir sicher nicht peinlich, wenn die Leute mich als solche wahrnehmen.

Was ich damit sagen will ist: Kleiden Sie sich, wie zum Kuckuck es Ihnen gefällt – ob Sie damit nun aussehen »wie eine Mama« oder wie ein Model für die neueste Kollektion auf dem Laufsteg. Tun Sie, was immer Sie wollen. Belegen Sie einen Hieroglyphen-Abendkurs, wenn Sie die Zeit und die nötigen Hirnzellen dafür erübrigen können, oder lümmeln Sie mit einem Glas Wein auf dem Sofa herum wie wir übrigen. Gehen Sie ins Fitnessstudio, wenn Ihnen das ein gutes Gefühl gibt, oder akzeptieren Sie Ihr Mama-Bäuchlein, Ihre Schwangerschaftsstreifen und all das Wunderbare, das sie Ihnen gebracht haben, mit Wonne.

Genießen Sie jeden kleinen Fetzen Zeit für sich, den Sie bekommen können, wenn es sich so ergibt, aber geraten Sie nicht ins Schwitzen, wenn es nicht klappt. Sie werden die Zeit eines Tages wiederhaben – für den Moment müssen Sie sich Ihre Chancen suchen, wo immer Sie können…

Ein Besuch im Supermarkt

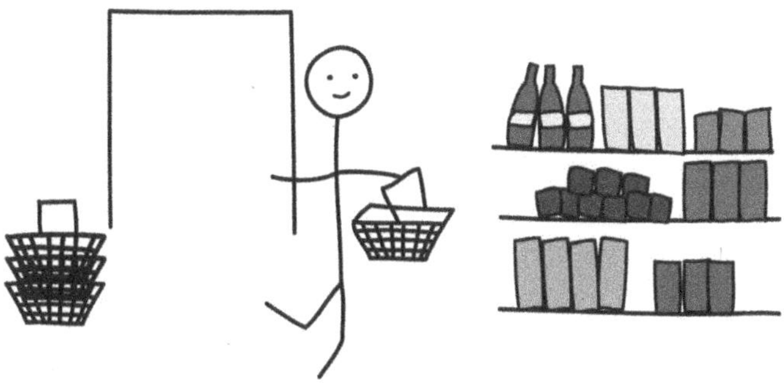

Elternschaft: Wenn ein kurzer Gang zum Milchholen sich anfühlt… wie ein Besuch im Wellnessbad!

P.S Ich lasse die Jungen immer zu mir ins Wasser, wenn ich bade.

P.P.S. Insgeheim genieße ich es.

P.P.P.S. Ich möchte ein für alle Mal klarstellen, dass ich mir noch immer WIRKLICH gerne eine Wellnesspause gönne, aber nur mit der Begründung, dass ich ein netter Mensch bin und es verdiene, und nicht weil es sich dabei um irgendeine Art von Trostpreis handelt.

WIR MACHEN FERIEN IN DER HÖLLE

Urlaub in der Hölle (Substantiv)
Bedeutung: Derselbe Schrott, nur woanders.

»Sarah haben die Ferien zwei Riesen und den Rest ihrer geistigen Gesundheit gekostet.«
»Fred liebt Ferien genau so sehr wie auf Legosteine treten.«
»Schönen Urlaub (ihr Volltrottel).«

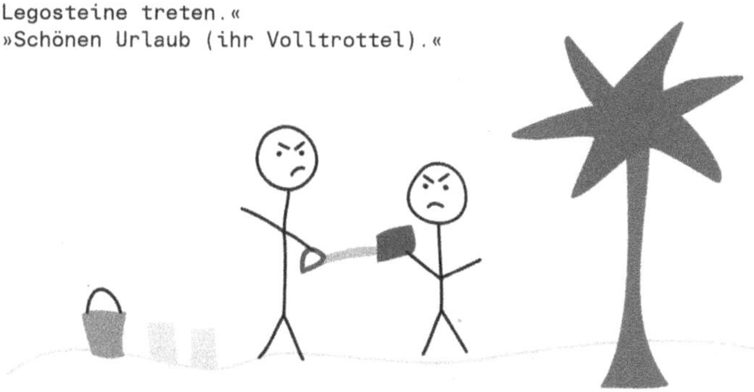

Ich will damit nicht sagen, dass Ferien keinen Spaß machen, wenn Sie Kinder haben, sie machen nur äh… anders Spaß, vielleicht? Manchmal denke ich in Anbetracht der Packerei: Ist es das alles überhaupt wert?

Sehen Sie, einst hatte ich viel Freude an den Urlaubsvorbereitungen, aber statt der Sonnencreme mit dem perfekten Schimmer hinterherzujagen, tätige ich dieser Tage auf eBay Panikkäufe von Kindersandaletten. Ich kam ins Grübeln, wie anders Ferien doch geworden sind, jetzt, da wir Kinder haben…

1. Planung und Vorbereitungen

Das Reiseziel

- Vor den Kindern: Orte mit netten Bars, Restaurants und interessanten Kulturstätten, die einen Besuch wert sind.
- Mit Kindern: Ein Ort, den Sie gebucht haben, weil es heißt, er sei »kinderfreundlich« und habe WLAN. Dann schauen Sie, in welchem Land er eigentlich liegt. Dann, wo die nächste Notfallambulanz ist.

Unterhaltung

- Vor den Kindern: Für entspannte Stunden am Pool bei Amazon drei Bücher bestellt und die neueste Musik heruntergeladen.
- Mit Kindern: Den iPad bis zum Anschlag mit allem möglichen blödsinnigen Müll vollladen. Machen Sie sich nicht die Mühe, irgendwas für sich selbst zu suchen, denn Ihre Unterhaltung wird ausschließlich darin bestehen aufzupassen, dass Ihre Kinder nicht ertrinken.

Schönheitspflege

- Vor den Kindern: Den Abend vor der Abreise für die Schönheitspflege reserviert: ein schönes Bad genommen, Beine rasiert, Zehennägel lackiert, Sonnenbräune aus der Tube aufgetragen, ENTSPANNT.
- Mit Kindern: Den Abend vor der Abreise für einen Streit darüber nutzen, wer den Parkplatz am Flughafen hätte buchen sollen (ich nicht!), bevor frau wütend die Zehennägel kappt und sich mit einer stumpfen Rasierklinge die Beine verschandelt.

Packen:

- Vor den Kindern: Sorgfältig ausgesuchte Tag- UND Abendgarderobe. Ungefähr die doppelte Menge an Kleidung eingepackt, die sich in der Zeit hätte tragen lassen, dazu jede Menge Schuhe in verschiedenen Absatzhöhen.
- Mit Kindern: einen ganzen Koffer mit Windeln, Sonnencreme Faktor 50 und Paracetamol vollstopfen, die anderen mit Kinderkleidern, Extrakinderkleidern, aufblasbaren Sachen, Plastik-Strandzeug, Sonnenblenden, Kindertassen und sechsundzwanzig lebenswichtigen Spielsachen, die unmöglich zu Hause gelassen werden können. Schließlich drei Fünfeurokleider von Primark, Ihren treuen fünf Jahre alten Bikini und ein paar Mehrzweck-Tag-und-Abend-Flip-Flops in den Koffer zwängen, bei dem die Wahrscheinlichkeit, dass er platzt, am geringsten ist,

und dabei die ganze Zeit in regelmäßigen Abständen »Wofür das alles« vor sich hinmurmeln.

Die Fahrt zum Flughafen

- Vor den Kindern: Angeregtes Geplauder im Auto auf dem Weg zum Flughafen, dort entspannt und voller Vorfreude auf die Reise angekommen.
- Mit Kindern: heulen. Nur reden, wenn es was zu fluchen gibt. Zwischendrin Süßigkeiten Richtung Rücksitz pfeffern, um Ihren übermüdeten Nachwuchs zu besänftigen, der an dem EINEN TAG, an dem Sie das Haus um 5 Uhr hätten verlassen müssen, beschlossen hat, länger als bis 5 Uhr zu schlafen. Der Scheidung nahe am Flughafen eintreffen, bepackt wie zwei gottverdammte Kamele mit grotesken Mengen an Kindern, Gepäck, Autositzen und Buggys. Froh, dass es am Flughafen rund um die Uhr erlaubt ist, Alkohol zu trinken, und bei McDonald's ein Bier zum Frühstück bestellen.

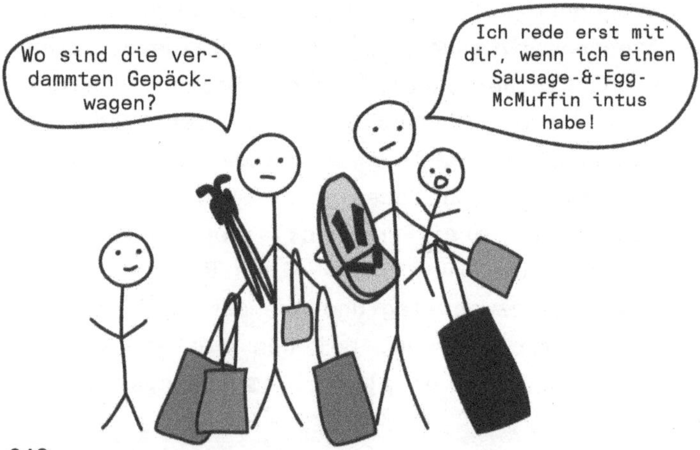
Wo sind die verdammten Gepäckwagen?
Ich rede erst mit dir, wenn ich einen Sausage-&-Egg-McMuffin intus habe!

2. Die Reise

ARGHGHGHGHHGHH. Kinder im Flugzeug. So was wie Schlangen an Bord, aber deutlich furchteinflößender. Leider müssen Sie, um Ferien zu machen, erst einmal dorthin kommen, wo Sie Ferien machen wollen, und das kann bedeuten, in ein Flugzeug zu steigen zum weitestmöglichen Ziel, das Sie zu buchen wagten. Meine Schmerzgrenze liegt bei vier Stunden, und ich ziehe meinen Hut vor allen, die es weiter geschafft haben.

Das letzte Mal, als wir mit unseren Kindern in Urlaub gefahren sind, haben wir eine Münze geworfen, um zu entscheiden, wer neben dem Großen und wer neben dem Kleinen sitzen würde. Wissen Sie, neben Fünfjährigen im Flugzeug zu sitzen ist ziemlich toll – ihre Aufregung und ihr Staunen über die Welt zu erleben ist eine der schönsten Seiten am Elternsein. Auch wenn sie Ihnen letztlich das Gefühl geben, ziemlich dumm zu sein…

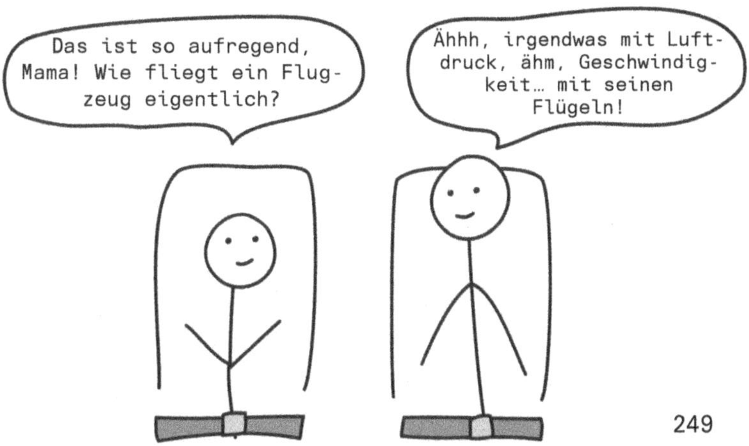
Das ist so aufregend, Mama! Wie fliegt ein Flugzeug eigentlich?
Ähhh, irgendwas mit Luftdruck, ähm, Geschwindigkeit… mit seinen Flügeln!

Neben einem Kleinkind zu sitzen ist im Vergleich dazu – na ja – interessant? Genaugenommen, tut mir leid, ist es einfach Mist.

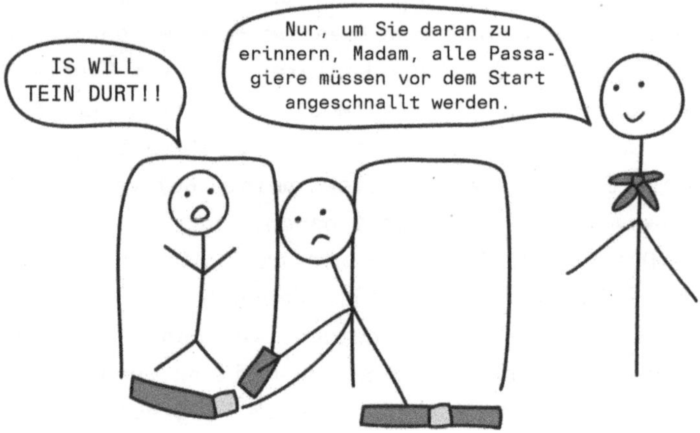
IS WILL TEIN DURT!!
Nur, um Sie daran zu erinnern, Madam, alle Passagiere müssen vor dem Start angeschnallt werden.

Mir sind schwierige Fragen echt lieber…

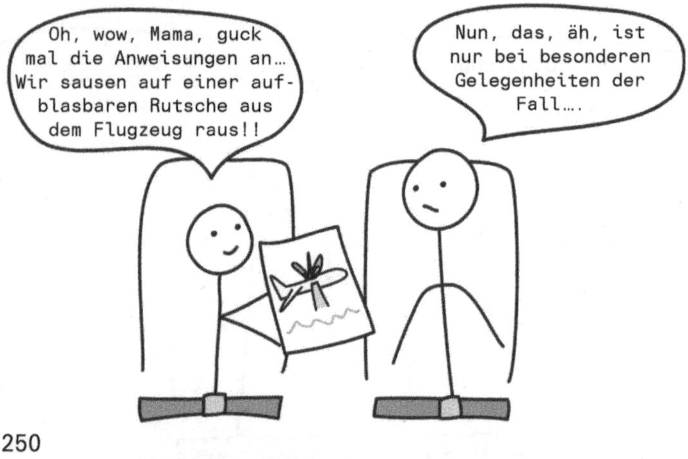
Oh, wow, Mama, guck mal die Anweisungen an… Wir sausen auf einer aufblasbaren Rutsche aus dem Flugzeug raus!!
Nun, das, äh, ist nur bei besonderen Gelegenheiten der Fall….

…als neben einem Wesen zu sitzen, das nur drei höchst ärgerliche Dinge im Sinn hat.

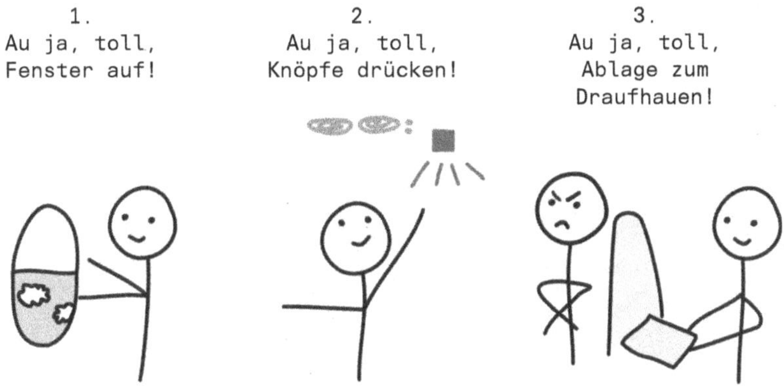
1.
Au ja, toll,
Fenster auf!
2.
Au ja, toll,
Knöpfe drücken!
3.
Au ja, toll,
Ablage zum
Draufhauen!

Leider freut es das Kabinenpersonal nicht besonders, wiederholt von einem Dreijährigen herbeigerufen zu werden, nur um eine Nase gedreht zu bekommen, und Mitreisende haben nicht viel für Kopfschmerzen vom Gehämmere auf Fensterscheiben oder Ablagen übrig.

Das Ganze war kaum zur allgemeinen Zufriedenheit zu lösen, denn wenn er sich seinen bevorzugten Aktivitäten hingab, war er glücklich, und wenn er daran gehindert wurde, war er hörbar nicht glücklich. Es handelte sich quasi um eine Lose-lose-Situation, weil jedermann nur wollte, dass er still auf seinem Platz saß und nichts anfasste, und das lag komplett außerhalb des Möglichen.

Wir haben bei dieser Reise also sehr unterschiedliche Flugreiseerfahrungen gesammelt – ein paar der schönsten Seiten am Elternsein, ein paar der schlimmsten und einen ganzen Haufen elend dreinblickender armer Schweine, die einfach nur Pech hatten.

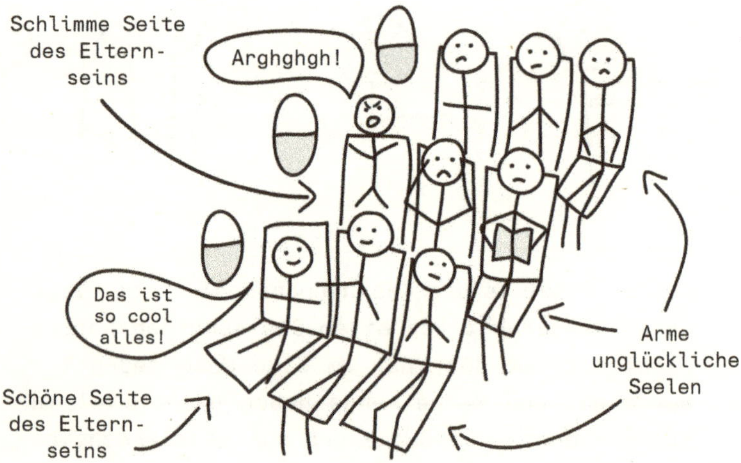

Wir hatten außerdem ein paar andere Familien mit kleinen Kindern in der Nähe sitzen, was Sie womöglich für eine gute Sache halten. Wir wechselten ein paar dieser »VERFLIXTE-KINDER«-Blicke, aber ich habe oft das Gefühl, dass die kritischen Blicke der anderen eine Prise Selbstgerechtigkeit enthalten, wenn deren Kinder sich besser benehmen als meine. Der Fairness halber sollte ich sagen, dass ich, wenn meine Kinder sich besser benehmen als die der anderen, genauso reagieren würde.

Also in jedem Fall lief das alles reichlich nervtötend ab. Bis…

AUFTRITT: Der Getränkewagen der Träume voller Snack-Packs und Alkohol…

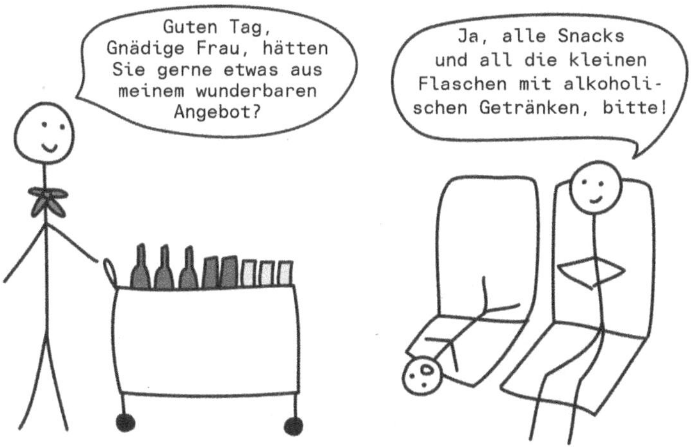

Guten Tag, Gnädige Frau, hätten Sie gerne etwas aus meinem wunderbaren Angebot?
Ja, alle Snacks und all die kleinen Flaschen mit alkoholischen Getränken, bitte!

Oh EasyJet, du kleines Wunder!

Schau, all die Dinge, die der Kleine hier tun kann! Die Sitze mit Käsedip bemalen, die nutzlosen Bücher, die wir mitgenommen haben, in Ananassaft baden, uns mit jenen tödlich spitzen Farbstiften in die Beine pieken, das Nutellapäckchen mit den Fingern leer naschen, bevor er jedermann durch die Haare wuschelt, und…. mich einfach unablässig mit dem Kopf rammen.

Aber mach nur, Kind, schlag dich selbst k.o.! Tu, was immer du magst, aber tu es (mehr oder weniger) leise und lass mir meine Piccolos.

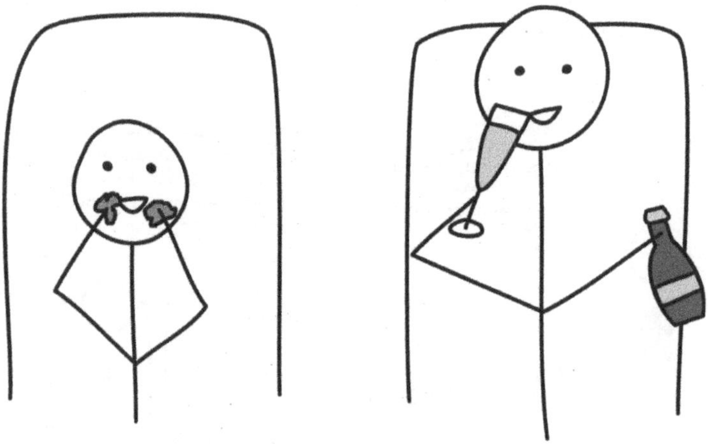

3. Die eigentlichen »Ferien«

Wenn Sie ankommen (ich habe mich darauf konditioniert, die Anreise auszublenden), können die Ferien beginnen! Nun, das heißt, sobald Sie die WLAN-Verbindung getestet haben, denn seien wir ehrlich, es wäre für niemanden Urlaub, wenn Ihre Kinder nicht das Öffnen von riesigen Überraschungseiern auf YouTube verfolgen könnten.

Der nächste Schritt ist der Sprung in den Pool! Meine Lieblingsferien vor den Kindern waren All-inclusive-Trips in die Karibik mit meiner Freundin Jane. Wir vertrödelten im Prinzip den ganzen Tag damit, uns durch die Cocktailkarte der Swim-up-Bar hindurchzusüffeln. Zwei Cuba Libre, zwei Banana Mama und zwei Coco Locos, bitte! Und das war nur für mich. Zum Frühstück. Gott, war das genial.

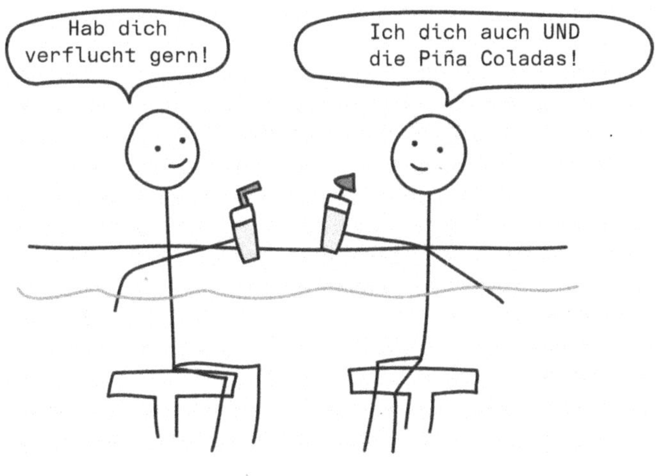
Hab dich verflucht gern!
Ich dich auch UND die Piña Coladas!

Haben Sie Kinder, bringen Sie einfach Ihre Zeit am Pool damit zu, sie aufzufangen, wenn sie vom Rand hineinhüpfen (wie kommt es, dass ihnen das nie über wird?), und damit, herumzuzanken, wer dieses Mal an der Reihe ist, die volle Schwimmwindel zu entsorgen (finster).

Mittagessen besteht nicht im gemütlichen Durchprobieren lokaler Delikatessen bei einem eiskalten Bier, sondern im Besuch eines x-beliebigen Ladens, der Chicken Nuggets führt. Zu Ihrer Abendunterhaltung stehen alle möglichen aufregenden Dinge zur Diskussion: Der Besuch einer gruseligen Familienunterhaltungs-Show, bei der Sie sich irgendwann zu einem Disco-Tanz-Wettbewerb mit einem riesigen Hund/Teddy/Affen-Vieh rumkriegen lassen, den Sie selbstredend verlieren, oder, so Sie dumm genug waren, ein Familienzimmer zu buchen, können Sie auch den Abend im Badezimmer verbringen und Wein trinken, bis Ihre Kinder endlich umfallen.

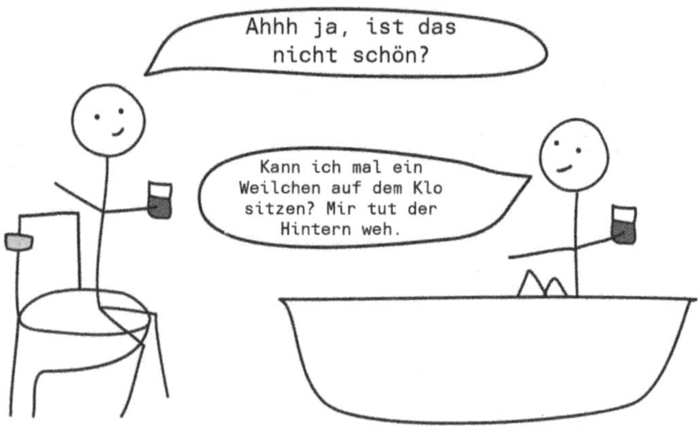
Ahhh ja, ist das nicht schön?
Kann ich mal ein Weilchen auf dem Klo sitzen? Mir tut der Hintern weh.

ABER, ich kenne das Geheimnis, wie man mit kleinen Leuten entspannte Ferien verbringt, und das besteht darin, einfach zu akzeptieren, dass sie nicht entspannend im eigentlichen Sinne sind, und sich dann darüber klarzuwerden, dass das Leben ohne meine kleinen Luftmatratzen-Piraten im Grunde ziemlich langweilig wäre.

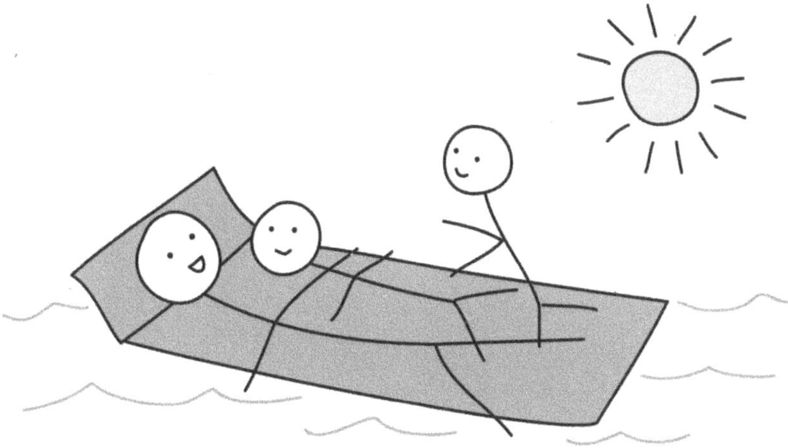

Sicher, Ferien sind vielleicht der Oberstress, aber sie zaubern bei meinen beiden glückliche Gesichter, und das reicht mir vollauf.

(Wenn Ihnen das nicht reicht, dann habe ich ein Rezept für Sie – Kinderclub).

Wenn wir dann wieder zu Hause sind und uns die Fotos anschauen, stellen wir immer fest, dass wir auf allen lächeln oder lachen. Die

Leute fragen uns, ob wir schöne Ferien hatten, und statt ihnen von dem Fünfunddreißig-Grad-Mega-Wutausbruch über einen aufblasbaren Killerwal zu erzählen, antworten wir: »Es war wunderschön!« und »Ja, wirklich schön, danke!« Man nennt das »geschönte Erinnerungen«, und die sind eine tolle Sache für die Reiseunternehmen und auch der Grund dafür, dass Leute mehr als ein Kind bekommen.

ICH UND MEINE BEIDEN KUMPEL

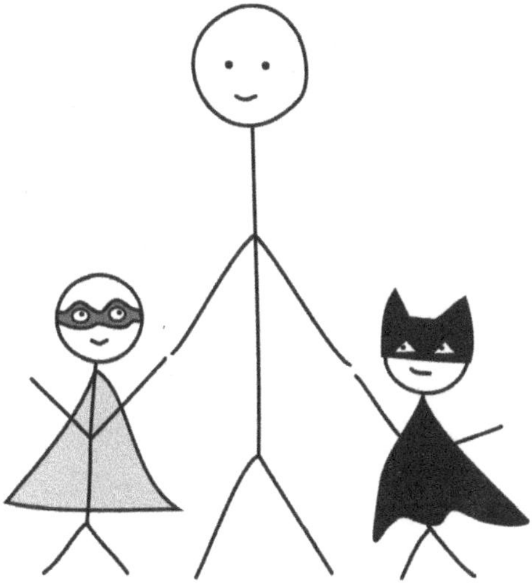

Als ich heranwuchs, war ich mit wenig Selbstachtung oder Selbstvertrauen gesegnet. Ich nehme an, das gilt für viele Menschen.

Ich wollte gemocht werden, ich wollte akzeptiert sein, und ich machte mir viele Gedanken darüber, was die Leute wohl über mich dachten. Ich war dankbar und fühlte mich sogar geehrt, wenn diejenigen, die ich für besser oder cooler als mich selbst hielt, mir ihre Aufmerksamkeit schenkten.

Ich machte mir Sorgen um mein Aussehen und fand, dass alle hübscher, klüger oder witziger waren als ich. Ich fühlte mich ein wenig verloren, kam mir vor wie eine Kartoffel in einem Meer viel interessanter aussehender Gemüsesorten.

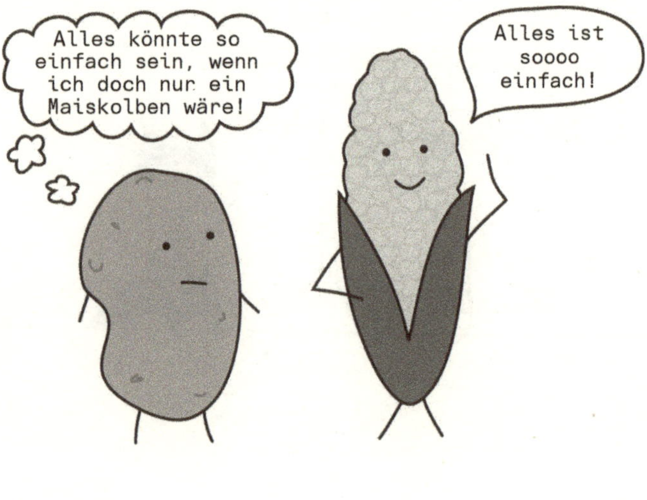
Alles könnte so einfach sein, wenn ich doch nur ein Maiskolben wäre!
Alles ist soooo einfach!

Heute habe ich diese Gefühle nicht mehr. Was hat sich verändert? Ich eigentlich nicht, ich bin noch immer genauso sehr Kartoffel, wie ich immer war – aber ich habe angefangen, meine Stärken zu schätzen. Kartoffeln mögen schrecklich gewöhnlich sein, aber sie sind vielseitig und machen satt, außerdem kann man aus ihnen Chips machen, und mal ehrlich: Jeder liebt Chips!

Ein Teil dieses Gedankengangs hat damit zu tun, dass ich älter geworden bin und mich in meiner eigenen Haut (!) wohler fühle. Aber Kinder zu haben hat, glaube ich, meine Art zu denken mehr verändert als alles andere.

Vor nicht allzu langer Zeit kniete ich vor meinem Spiegel und trug Make-up auf, weil ich ausgehen wollte. Der Kleine schaute interessiert zu. Er fragte mich, was ich da tue, und ob er sich auch schminken könne…

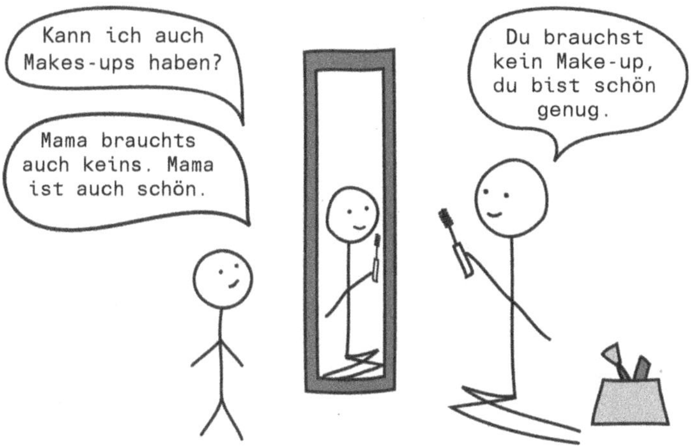
Kann ich auch Makes-ups haben?
Du brauchst kein Make-up, du bist schön genug.
Mama brauchts auch keins. Mama ist auch schön.

Wer hätte gedacht, dass die wichtigsten Lektionen, die das Leben zu bieten hat, aus dem Mund eines Kleinkinds kommen! Meine Söhne sehen meine zahlreichen Unzulänglichkeiten nicht. Sie sehen Schönheit so, wie man sie sehen sollte: von innen heraus. Daran arbeite ich seither selbst auch.

Und das ist längst nicht alles. Als ich anfing, darüber nachzudenken, fielen mir so viele Dinge ein, durch die meine Kinder mein Leben bereichern und mir das Gefühl geben, eine bessere Kartoffel geworden zu sein.

Zum Beispiel bringen sie mir ständig Neues bei. Dinge, die ich als selbstverständlich betrachtet hatte. Dinge, über die nachzudenken ich längst aufgehört hatte. Der menschliche Körper, Dinosaurier, Photosynthese (Pflanzen – meine Güte, seid ihr pfiffig!) und der Weltraum – ich lerne alles neu…

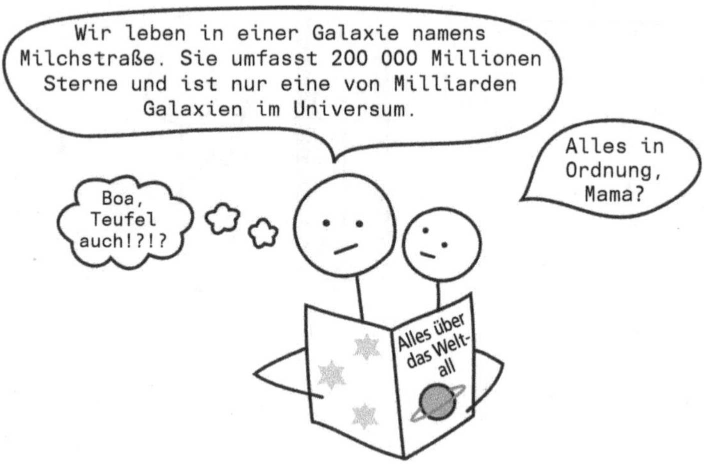
Wir leben in einer Galaxie namens Milchstraße. Sie umfasst 200 000 Millionen Sterne und ist nur eine von Milliarden Galaxien im Universum.
Boa, Teufel auch!?!?
Alles in Ordnung, Mama?
Alles über das Weltall

Es ist überwältigend.

Ich sehe Dinge durch ihre Augen, Dinge, die meine Augen übersehen hätten. Dinge, auf die nur die Kreativität und Fantasie eines Kindes kommt…

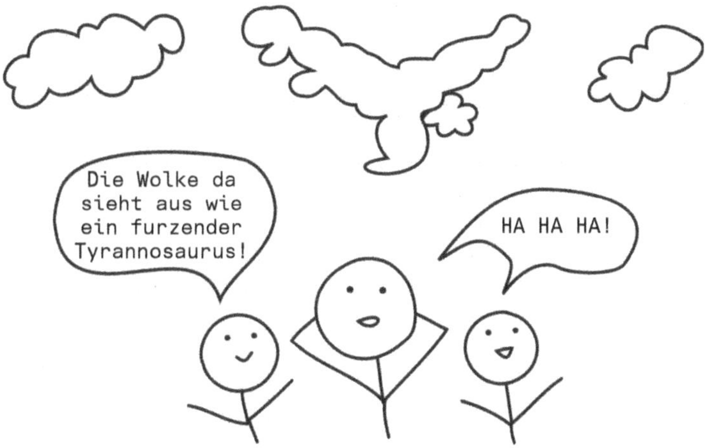
Die Wolke da sieht aus wie ein furzender Tyrannosaurus!
HA HA HA!

Die Welt ist plötzlich so bunt.

Ich darf mich wieder benehmen, als sei ich acht Jahre alt, ich darf im Spielzeuggeschäft all das coole Zeug kaufen, das ich unbedingt haben will, und ich darf so tun, als sei es für die Kinder – zum Beispiel Screwball Scramble. Ich darf Dinge tun, die Spaß machen – Rutschen hinuntersausen oder auf Hüpfburgen hüpfen. Ich darf JEDEN TAG Eis essen.

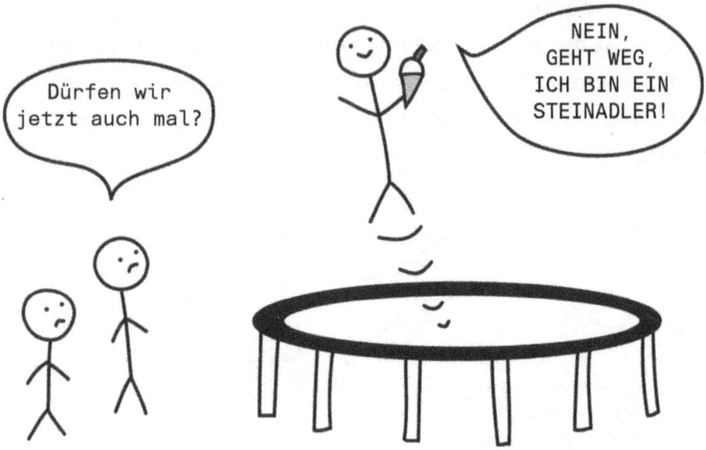
Dürfen wir jetzt auch mal?
NEIN, GEHT WEG, ICH BIN EIN STEINADLER!

Außerdem halten sie mich geerdet, sie sind von erfrischender Ehrlichkeit und immer an meiner Seite, um mich aufzumuntern…

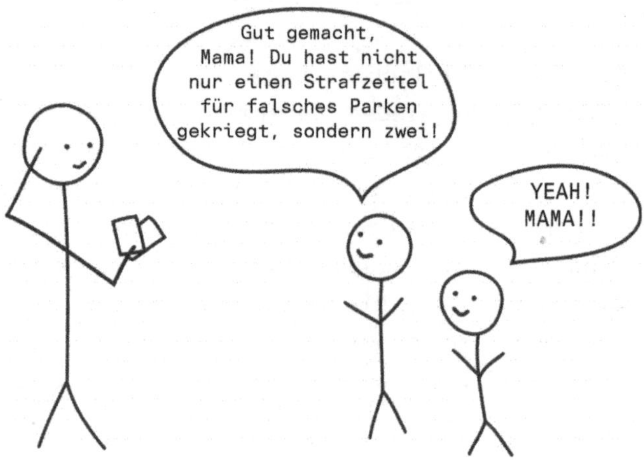
Gut gemacht, Mama! Du hast nicht nur einen Strafzettel für falsches Parken gekriegt, sondern zwei!
YEAH! MAMA!!

Ich habe gelernt, Prioritäten zu setzen und meine beschränkte Freizeit wertzuschätzen. Ich habe es aufgegeben, die *Lindenstraße* zu schauen – Jahre habe ich mit dem Mist vergeudet. Ich habe aufgehört, Leuten Müll abzunehmen, Dinge zu tun, die ich nicht tun will, und zu versuchen, Leute zu beeindrucken, die niemals beeindruckt sein werden.

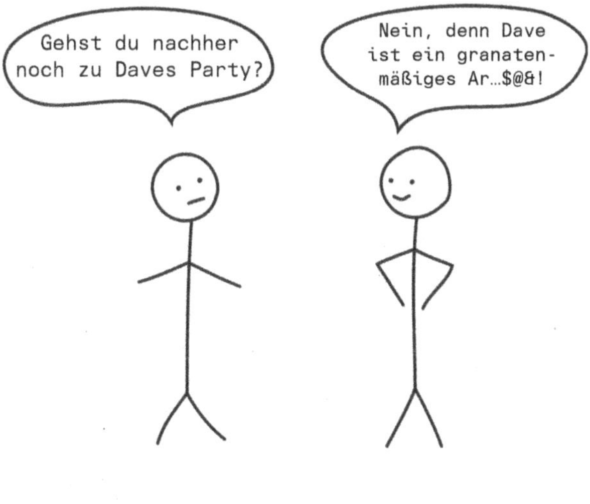
Gehst du nachher noch zu Daves Party?
Nein, denn Dave ist ein granatenmäßiges Ar...$@&!

Meine Kinder haben mich befreit.

Sie sind meine Kumpel, kleine Katzen, die mir auf den Schoß krabbeln, wenn ich geknuddelt werden muss, Architekten meines Selbstbewusstseins, diejenigen, die mich auffangen, mein Ein und Alles.

Ich kann den beschissensten aller beschissenen Tage haben, ich kann so müde, so sauer und so am Ende sein. Aber wenn ich den Kleinen ins Bett bringe, lässt er mit einem einfachen Satz, den er immer noch verdreht sagt, was ich immer noch ignoriere, weil ich es so schön finde, wenn er so redet, alles andere total unwichtig werden…

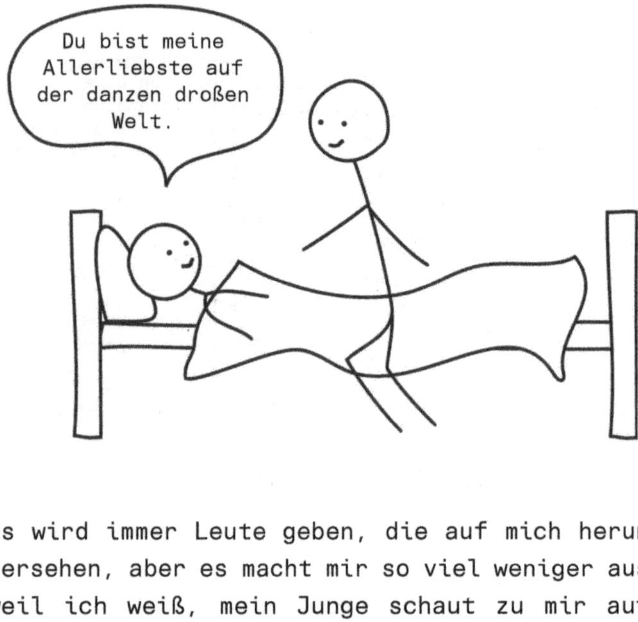

Es wird immer Leute geben, die auf mich heruntersehen, aber es macht mir so viel weniger aus, weil ich weiß, mein Junge schaut zu mir auf. Ich bin seine Allerliebste auf der »danzen droßen Welt«, und mit einem Mal will mir wirklich nicht viel anderes einfallen, was genauso wichtig wäre.

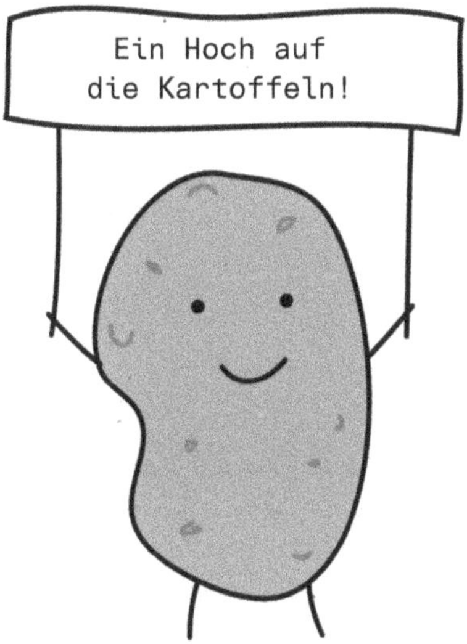

(Ein Wort zum Schluss – nur für den Fall, dass jemand sich bis hierher durchgeschmökert hat und nun denkt: hä?! Das meiste davon widerspricht total dem Zeug, das sie in den vorangegangenen Kapiteln geschrieben hat, zum Beispiel, dass Kinder einen unmöglich aussehen lassen, dass es so oft öde ist, mit ihnen zu spielen, und dass ihre endlose Fragerei einem schier den Kopf platzen lassen möchte – dem sei gesagt: Ja, Sie haben recht, aber so sind Kinder. Ja, genau genommen: So ist das Leben. Eine lange Reihe von Widersprüchen, und dann sterben Sie. Aus die Maus.)

KINDER UND KATER – STÖHN

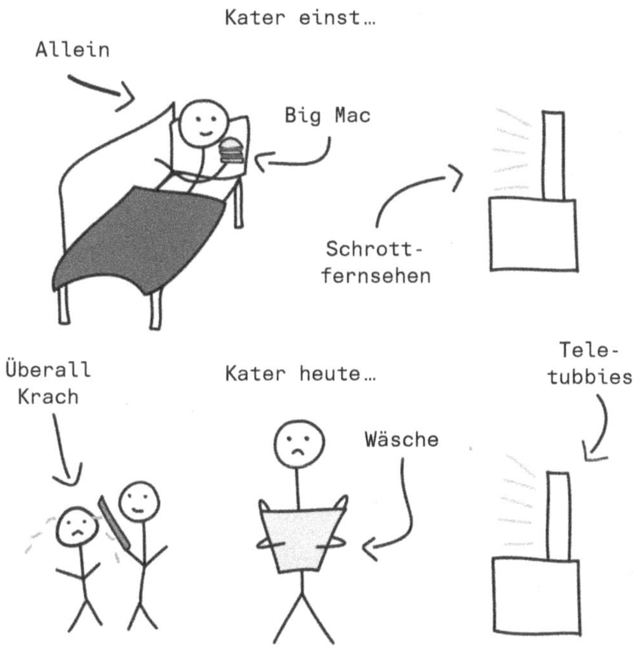

Ich war schon immer ein großer Fan von feucht-fröhlichen Abenden mit Freunden! Ich habe zu einer Zeit angefangen, durch Clubs zu ziehen, als die Türsteher sich noch einen Dreck darum scherten, ob diejenigen, die sie durchließen, schon sechzehn waren. Wenn sie sich überhaupt nach meinem Alter erkundigten, reichte die Geburtsurkunde meiner älteren Schwester oder ein schlecht gefälschtes Stück Ausweispapier völlig, um die Sache zu regeln. Frage ich heute meine Eltern, warum sie mich so sorglos auf die Piste gehen ließen, obwohl ich noch Schülerin war, geben sie zur Antwort: »Du wärst doch sowieso ausgebüchst!«

Die Abende fingen in der Regel bei mir zu Hause an, weil wir am nächsten an der Stadt wohnten und meine Eltern nichts gegen eine Horde lärmender Mädels hatten, die TLC in Endlosschleife spielten. Wir kippten halbe Wodkaflaschen mit einem Schuss Coke hinter und machten uns in Klamotten auf den Weg, die eher nach Unterwäsche aussahen – oder die streng genommen Unterwäsche waren. Wenn wir uns besonders toll fühlen wollten, hatten wir fünfzig Penny für die Garderobe in der Tasche, aber meistens waren wir pleite und stelzten mitten im Winter in bauchfreien Tops, Miniröcken und Pumps aus dem Haus, in denen wir kaum laufen konnten. Es ging einzig und allein darum, gut auszusehen (obwohl wir rückblickend betrachtet einen verheerenden Eindruck gemacht haben mussten) – wer würde sich das von ein bisschen Schneeregen vermiesen lassen, stimmt's?

Ich habe so viele tragikomische Saufstorys zu erzählen, dass ich vermutlich allein darüber ein ganzes Buch schreiben könnte. *Das letzte Glas*

Gin war wohl schlecht – die Jahre vor den Kindern. Oder vielleicht lieber doch nicht. Jedenfalls passierte es häufig, dass wenigstens eine von uns in den Rinnstein reiherte, bevor wir überhaupt dort waren, wo wir hinwollten. Komplett unverantwortliches Benehmen oder Initiationsritus?

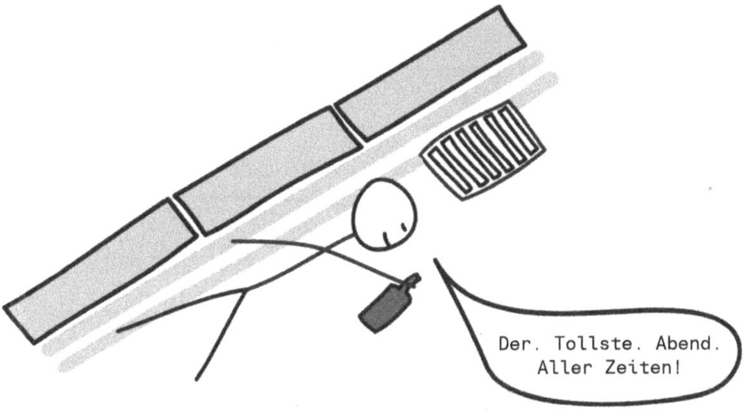

Die Entscheidung überlasse ich Ihnen. Worauf ich hinauswill, ist, dass es ganz egal war, wie betrunken Sie waren, denn Sie konnten am nächsten Tag bis ein Uhr mittags ausschlafen (erinnern Sie sich noch? Heute könnte ich das nicht mehr, nicht einmal, wenn ich die Gelegenheit hätte, mir einen anzupitschern.) Und Kater, nun sie waren einfach nicht dasselbe – jedenfalls nichts, dem ein Besuch bei MacDoof nicht abhelfen würde.

Heute ist das ein bisschen anders.

Eines der tollen Dinge am Erwachsenwerden ist der Umstand, dass Sie zunehmend besonnener werden und weniger anfällig dafür, dem Gruppendruck durch Gleichaltrige zu erliegen. Deshalb ist ein Ausgehabend für einen Erwachsenen eine rundum sichere Angelegenheit.

… oder vielleicht ist das nur bei einigen Leuten der Fall, denn für mich ist das absoluter Quatsch. Ich bin mit den Jahren höchstens noch schlimmer geworden und im besten Falle eine echte Zumutung…

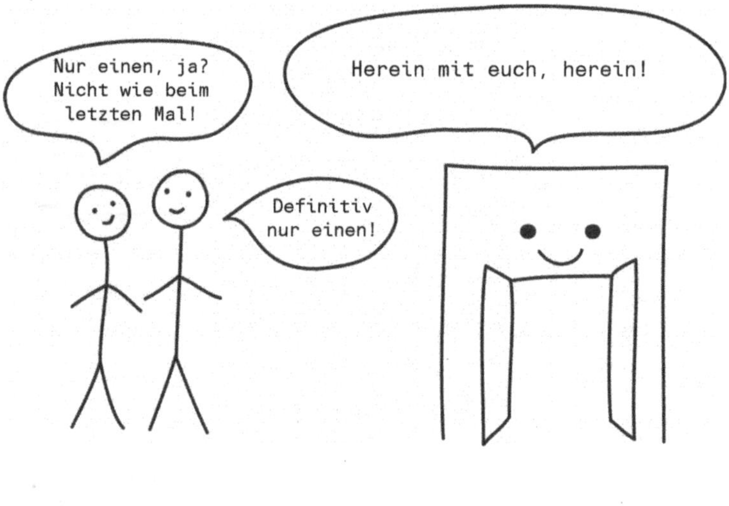
Nur einen, ja? Nicht wie beim letzten Mal!
Herein mit euch, herein!
Definitiv nur einen!

Ich habe jede Menge eurer Lieblingsdrinks. Nehmt einen… oder sieben. Niemand hat was dagegen!

Eure supernette Kneipe im Viertel

Es ist einfach ein stehender Witz bei uns zu Hause. J weiß, dass ich, wenn ich nicht mehr an mein Handy gehe und nicht zur ausgemachten Zeit daheim aufkreuze, höchstwahrscheinlich nicht tot bin, sondern in irgendeiner Bar zu Justin Bieber auf dem Tisch tanze.

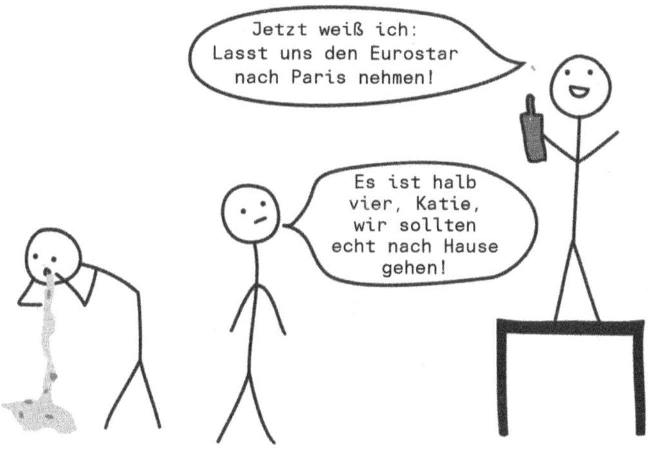
Jetzt weiß ich: Lasst uns den Eurostar nach Paris nehmen!
Es ist halb vier, Katie, wir sollten echt nach Hause gehen!

Man kennt mich übrigens auch als die Person links im Bild, aber psssst, sagen Sie es nicht weiter.

Wissen Sie, ich scheine Schwierigkeiten zu haben, den blöden Aus-Knopf zu finden; jetzt, da ich so selten Gelegenheit habe auszugehen, mehr denn je. Es ist ein schmaler Grat zwischen ein bisschen fröhlich, klar und lustig und… na ja, total dicht zu sein.

Im jeweiligen Augenblick selbst aber ist alles Spaß und Spiel, stimmt's? Dann ist es ganz und gar kein Problem zu vergessen, dass Sie Kinder und/oder irgendwelche schrecklichen Termine für den nächsten Tag geplant haben.

Erst wenn Sie um 5.30 nach zwei Stunden Schlaf geweckt werden, weil zwei kleine Monster neben Ihrem Kopf auf und ab hopsen, kehrt die Erinnerung schlagartig zurück. Und dann fällt Ihnen plötzlich auch Daniels fünfter Geburtstag wieder ein und die dazugehörige Party um elf Uhr in irgendeinem abgeranzten Spieleplaneten.

LASS MICH STERBEN! Gott, erwachsen zu sein ist manchmal wirklich das Letzte.

Und selbst wenn Sie einen freien Tag haben, können Sie sich nicht wie früher einer hemmungslosen Selbstmitleids-Party hingeben. Kein Binge-Watching, keine Chips-Orgie, keine Tränen über einer Dose Cola, während Sie, in eine dicke Wolldecke gekuschelt, verzweifelt Ihr Handy auf peinliche Liebeserklärungen im Suff checken.

Normalerweise sind wir in unserer Familie alle recht nett zueinander, wenn einer von uns in einer etwas delikaten Verfassung ist, aber manchmal benehmen wir uns wie echte Fieslinge, weil es lustig ist (für den, dem es gut geht), gemein zu sein…

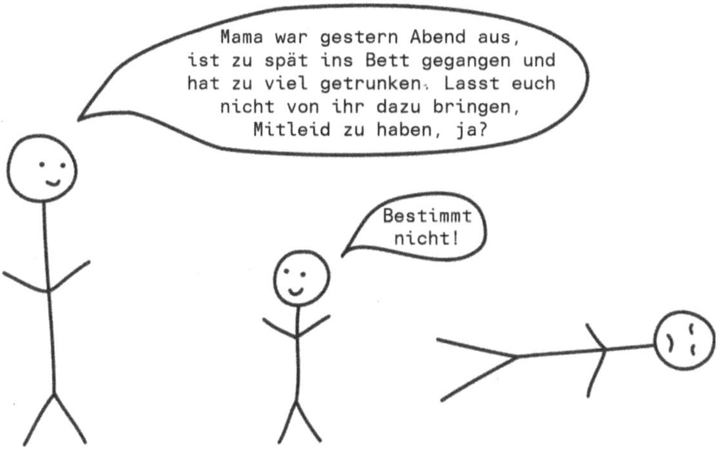
Mama war gestern Abend aus, ist zu spät ins Bett gegangen und hat zu viel getrunken. Lasst euch nicht von ihr dazu bringen, Mitleid zu haben, ja?
Bestimmt nicht!

In solchen Situationen greife ich zu meinem bewährten Zehn-Punkte-Plan für den Umgang mit Kindern zu Katerzeiten:

1. Totstellen.

2. Weiter totstellen.

3. Das ist es im Grunde schon. Hoffen Sie einfach, dass sie sich irgendwann langweilen und Sie in Ruhe lassen…

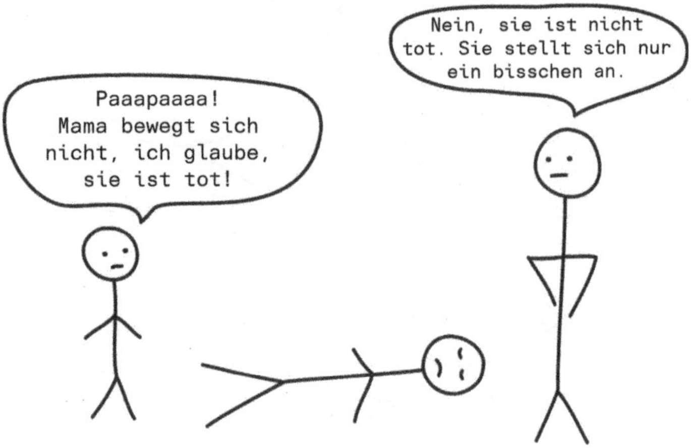
Paaapaaaa! Mama bewegt sich nicht, ich glaube, sie ist tot!
Nein, sie ist nicht tot. Sie stellt sich nur ein bisschen an.

Schlucken Sie den Köder nicht. Bleiben Sie einfach ausgeklinkt. Sie können sich jede Menge Zeit lassen, bis Sie wieder Ihren Beitrag zum Leben leisten, jetzt gerade geht es nicht.

Oh nein! Jetzt kreuzt der andere auch noch auf…

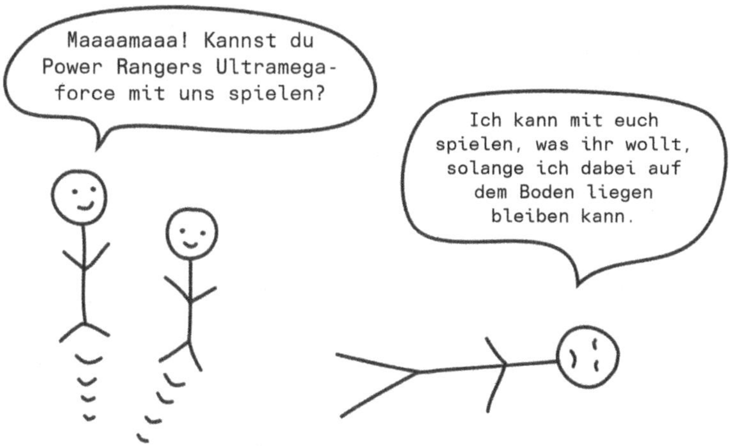
Maaaamaaa! Kannst du Power Rangers Ultramega-force mit uns spielen?
Ich kann mit euch spielen, was ihr wollt, solange ich dabei auf dem Boden liegen bleiben kann.

Sie glauben, es kann nicht schlimmer kommen? Kann es wohl…

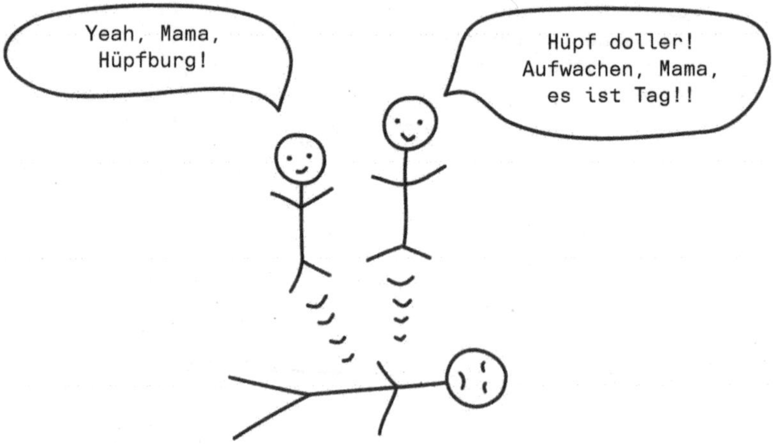
Yeah, Mama, Hüpfburg!
Hüpf doller! Aufwachen, Mama, es ist Tag!!

Aber das Problem ist, wann immer ich versuche, die Augen zu schließen, kriegen die zwei das mit. Selbst wenn ich mit ihnen irgendwelchen dämlichen Kram auf Netflix anschaue, kontrollieren sie ununterbrochen, ob ich auch aufpasse, und ziehen mir mit den Fingerspitzen die Augenlider hoch.

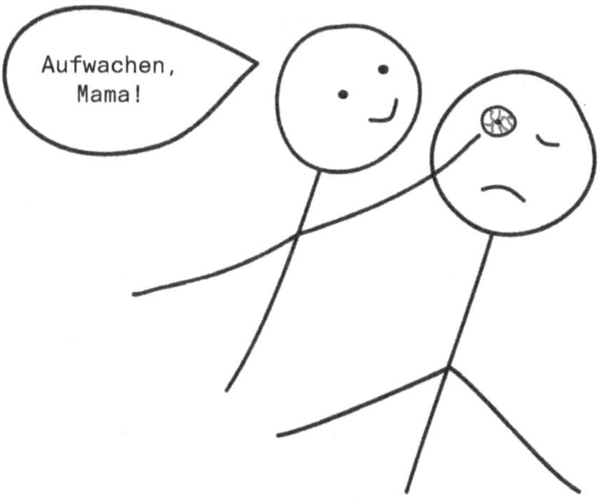

Ich liebe meine Kinder immer, manchmal mag ich sie, aber sie um mich zu haben, wenn ich einen Kater habe – ist ein Unding! Und das häuft auf meinen wachsenden Berg an Gebrechen noch mehr Schuldgefühle…

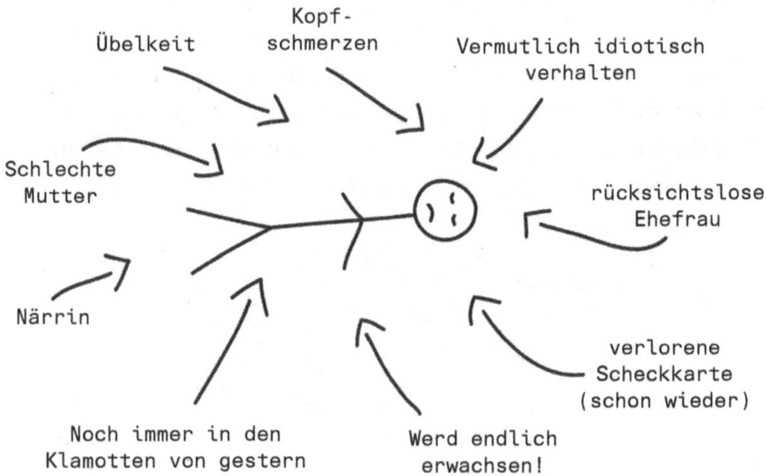

Vielleicht sollte ich vom Fußboden aufstehen, aus dem Haus gehen und den Kater aus meinem Körper gruseln? Ich weiß – lasst uns in irgendein Denkmal- oder Naturschutzding gehen, denn ich bin eine Erwachsene, und das gehört zu den Dingen, die Erwachsene mit ihren freien Tagen anfangen!

Aber wenn wir dann dort sind, bin ich nicht mehr sicher, wie gut die Idee war. Es ist alles reichlich grell und bunt, und alle anderen sehen so verdammt lebenstüchtig aus, dass ich mich fürchte. Die Leute spazieren herum und reden über die wunderschönen Blüten und so Zeug, und ich verstecke mich nur vor kleinen lauten Wesen und versuche, nicht in den Zierbrunnen zu reihern.

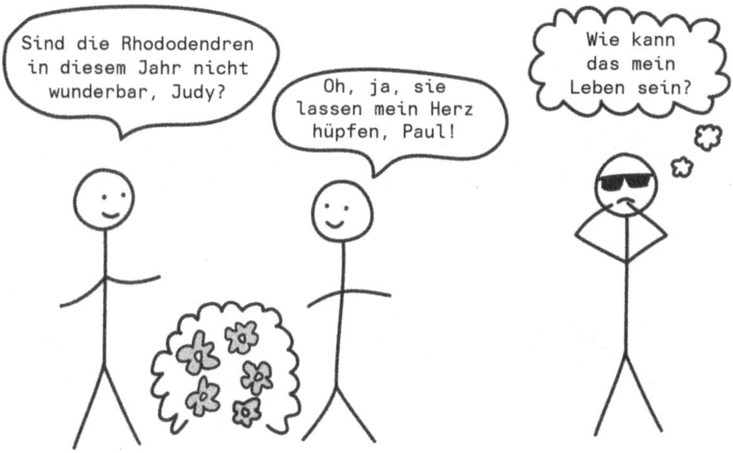
Sind die Rhododendren in diesem Jahr nicht wunderbar, Judy?
Oh, ja, sie lassen mein Herz hüpfen, Paul!
Wie kann das mein Leben sein?

Es ist eine Situation, die nur Verlierer kennt. Wer immer Kinder erfunden hat, hatte eindeutig nie einen Kater.

(Trotzdem ist es das wert. Komm wieder, Justin, I love you!)

IHRE KINDER UND DIE ALLGEMEINHEIT

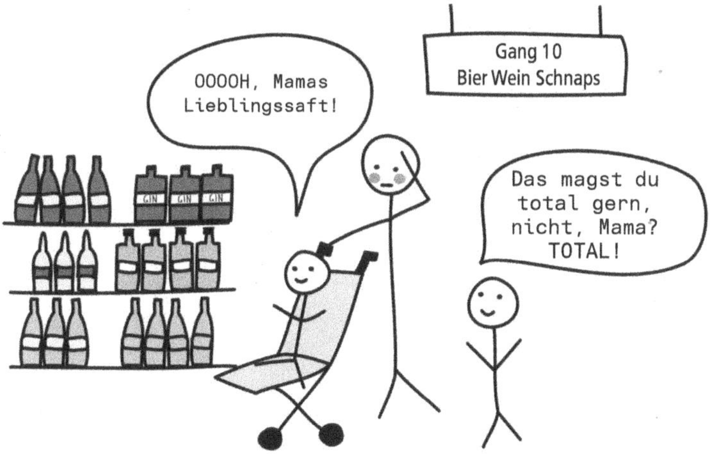
OOOOH, Mamas Lieblingssaft!
Gang 10
Bier Wein Schnaps
GIN
GIN
GIN
Das magst du total gern, nicht, Mama? TOTAL!

Die Sache bei Kindern ist die, dass sie im Großen und Ganzen in Ordnung sind, wenn sie etwas tun, das IHNEN gefällt. Das Problem ist, dass es auch eine Menge Dinge gibt, die sie nicht gern tun. Dinge, die sie ihre schlimmste Seite hervorkehren lassen.

Nicht kleiner wird Ihr Problem dadurch, dass die meisten dieser Dinge sich in der Öffentlichkeit abspielen. Ihnen sollte also klar sein, dass Sie unablässig unter Beobachtung stehen, und daher ruhig, geduldig und gelassen bleiben müssen, wenn Ihr Kleinkind mit einem Dreißig-Zentimeter-Küchenmesser im Kaufhaus Amok läuft.

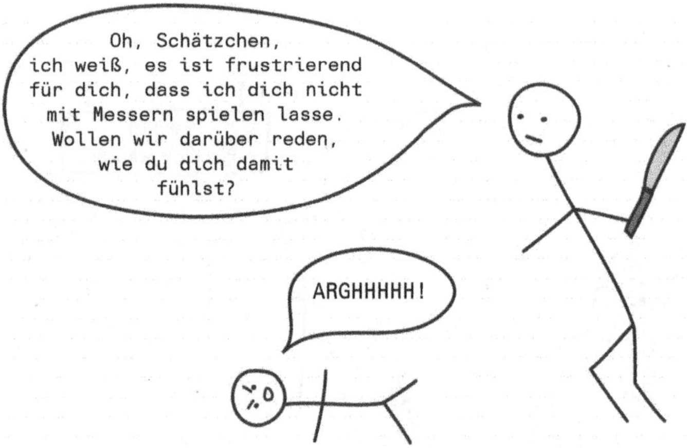

Es ist furchtbar anstrengend, den Anschein zu erwecken, ein guter Mensch zu sein! Manchmal kann ich es kaum erwarten, nach Hause zu kommen und wieder mein wahres Selbst zu sein…

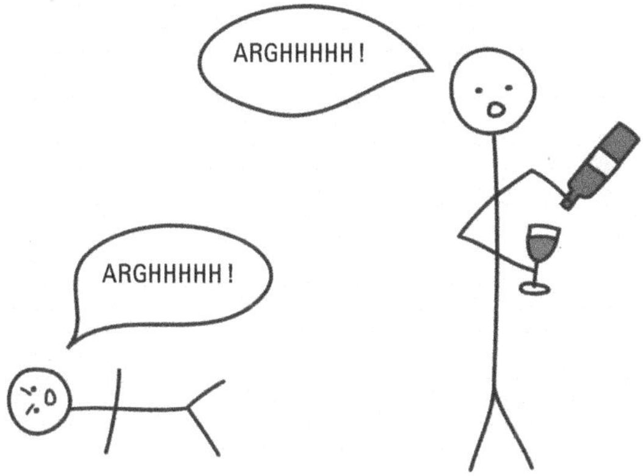

Leider kann sich unser Leben nicht einzig und allein nur um unseren Nachwuchs drehen. Hin und wieder müssen wir irgendwelchen Mist erledigen, und Kinder machen Mist erledigen zehntausendmal schwerer (das ist wissenschaftlich erwiesen). Hier ein paar der Dinge, gegen die ich am meisten Abneigung habe:

Besorgungen/Termine

Ich hasse Besorgungen. So langweilig, oder? Ätzend, das Leben und seine Verwaltung. Wissen Sie aber, was noch schlimmer ist als Besorgungen machen? Besorgungen mit Kindern machen. Ich vermeide um jeden Preis, meine Kinder mitzunehmen, wenn ich etwas zu erledigen habe, denn ICH HASSE BESORGUNGEN MIT KINDERN DERMASSEN!

Ich glaube, ich habe das deutlich gemacht. Es geht mir jetzt ein bisschen besser, danke.

Ich rede hier über Dinge wie zum Arzt gehen und die Füße messen lassen, um lächerlich überteuerte Schulschuhe zu erstehen, den »raschen Sprung in den Supermarkt« oder die Schlange im Postamt.

Was haben all diese Dinge gemein?

Wartezeit.

Meine Kinder nutzen Wartezeiten gerne, um zu absolut grauenhaften Albträumen zu mutieren, Sachen von Regalen zu räumen, sich auf den Boden zu schmeißen, weil ich Ihnen sage, dass sie keine Sachen aus den Regalen räumen sollen, herumzuschreien, Dinge umzurennen, wegzurennen, und – ein Favorit – eine Art »Show« von sich vor den Augen von in widerwilliger Geiselhaft befindlichen Zuschauern abzuziehen.

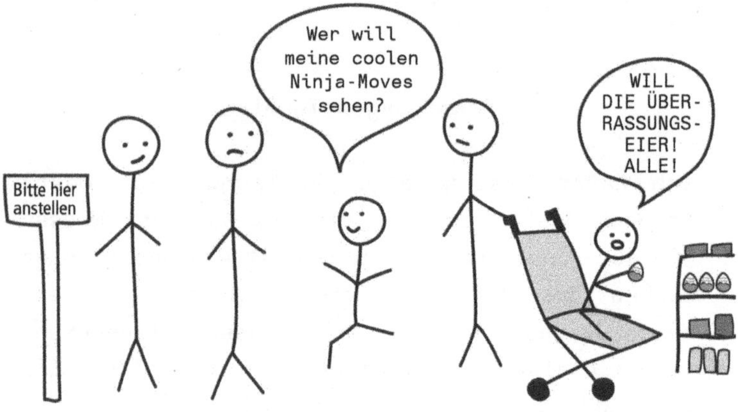
Bitte hier anstellen
Wer will meine coolen Ninja-Moves sehen?
WILL DIE ÜBER-RASSUNGS-EIER! ALLE!

Einkaufen

Einkaufen gehört grob zu Besorgungen, nehme ich mal an, aber ich finde, es verdient aufgrund seines absolut gigantischen Horrorpotenzials sein eigenes kleines Kapitel. Früher habe ich es als eine Art Freizeitbeschäftigung gesehen, aber heute hat es mehr von einem Härtetest.

Erinnern Sie sich daran, wie das Einkaufen war, bevor Sie Kinder hatten, und an all das, was Sie dabei taten? Ruhig durch die Läden flanieren, ein Buch in die Hand nehmen und durchblättern, ein bisschen Parfüm hinters Ohr tupfen, ein Kleid vorm Spiegel anhalten, die Rolltreppen hinaufgleiten, während einem ein Lüftchen durch das Haar strich, an einer hübschen Kerze schnuppern, einfach so… Das ist es, was man Stöbern nannte, oder?

Die Fähigkeit zum Stöbern stirbt mit dem Augenblick, da Sie Kinder haben, und weicht hektischem Zusammenraffen.

Sogar wenn ich hin und wieder Zeit und Gelegenheit habe, allein einkaufen zu gehen, fühle ich mich so unter Druck, diese Zeit unbedingt genießen zu müssen, dass ich in Panik gerate, ich könnte sie womöglich nicht genug genießen, und deswegen natürlich hektisch werde. Hmpf.

Ich finde es trotzdem immer noch besser, als meine beiden mitzuzerren, weil…

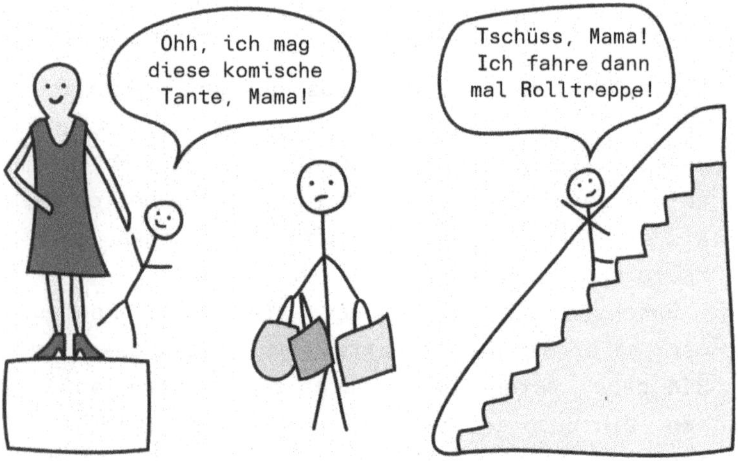
Ohh, ich mag diese komische Tante, Mama!
Tschüss, Mama! Ich fahre dann mal Rolltreppe!

Mein Rat lautet, alles online abzuwickeln. Das Internet ist Ihr Freund. Es ist mehr als nur ein Freund. Es erhält Ihre geistige Gesundheit. Es ist Ihr verdammter Rettungsanker.

Hochzeiten

Kinder verschönern wirklich jede Hochzeit. Es sei denn freilich, Sie müssen Ihre eigenen mitnehmen, in dem Fall verderben sie alles.

Ja, sie sehen süß aus, so herausgeputzt, ja, sie sehen goldig aus auf den Fotos, und ja, einen Moment lang scheinen sie am richtigen Ort, wenn sie kichernd über den Rasen rennen, während die Erwachsenen an ihrem Sekt nippen. Aber danach – ein großes NEIN. Die Anliegen sind einfach zu verschieden – ich möchte abschalten und mich mit Freunden austauschen, die ich seit Jahren nicht gesehen habe, und meine Kinder wollen in die Hochzeitstorte beißen und schreien zu unpassender Zeit unpassende Dinge.

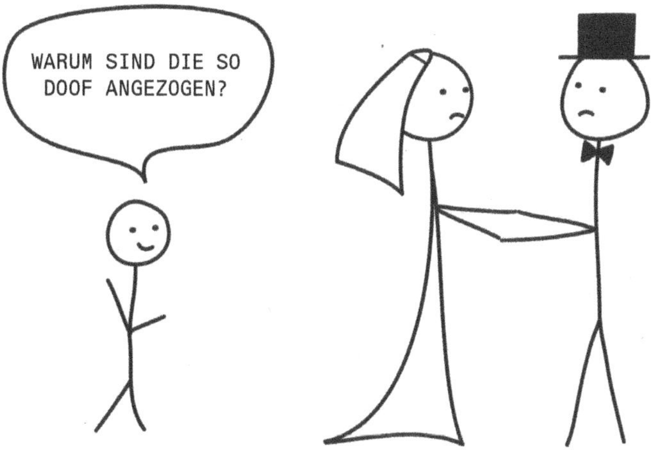

Wir mussten bei unserer Hochzeit Kinder dabeihaben – vor allem weil wir nach der Geburt des Großen geheiratet haben und wohl kaum unser eigenes Kind hätten ausladen können (warum eigentlich nicht?). Das Einzige, was ich sagen kann, ist, dass ich es toll finde, wenn ich zu einer Hochzeit eingeladen werde, und es heißt »Tut mir leid, ohne Kinder«, weil ich weiß, dass dann jeder (mich selbst eingeschlossen) eine Menge mehr Spaß haben wird.

Der einzige Fehler, den Sie unter Umständen begehen, wenn Sie Kinder von Ihrer Gästeliste streichen, ist, leichtsinnigerweise davon auszugehen, Sie könnten von den Eltern, denen Sie einen der seltenen Ausgehabende mit jeder Menge kostenloser Getränke bescheren, erwarten, dass sie sich besser benehmen, als ihre Kinder es getan hätten.

Der Versuch, irgendwo pinkeln zu gehen

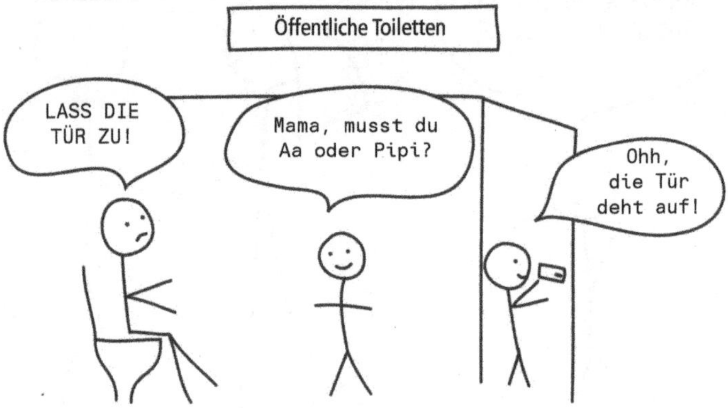
Öffentliche Toiletten
LASS DIE TÜR ZU!
Mama, musst du Aa oder Pipi?
Ohh, die Tür deht auf!

Muss ich mehr sagen?

Kinderlose Freunde besuchen

Wir hatten das Thema kinderlose Freunde bereits angesprochen. Tolle Leute für einen Besuch, nur eben nicht mit Kindern. Kinder nehmen die Wohnungen kinderloser Paare gerne auseinander, aber nur, weil es dort sonst nichts zu tun gibt. Kinderlose Paare haben den Hang, es nicht sehr amüsant zu finden, wenn ihr Zuhause verwüstet wird, weil sie das erschreckt.

Jeder will nur in die Kneipe, und alles fühlt sich letztlich ein bisschen ungut an. Engagieren Sie einen Babysitter für die Kinder, und gehen Sie zechen. Ende.

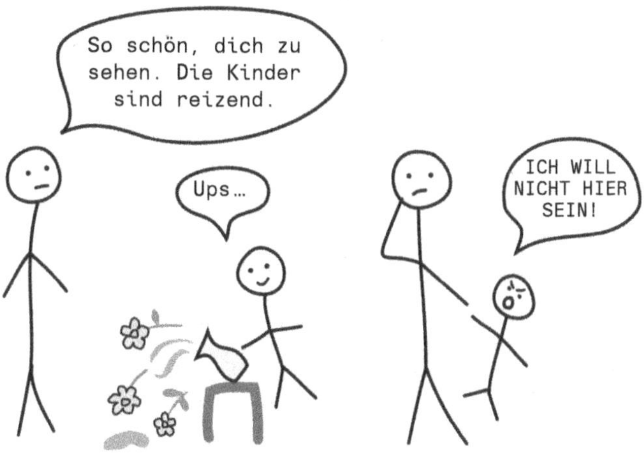
So schön, dich zu sehen. Die Kinder sind reizend.
Ups...
ICH WILL NICHT HIER SEIN!

Auswärts essen

Ich bin kein sonderlicher Tattoo-Fan. Ich habe ein scheußliches Disney-Teil auf meinem Hintern, das ich mir mit siebzehn in meinem ersten Mädelsurlaub in Cornwall habe stechen lassen. Es sah damals schon übel aus, und zwanzig Jahre später ist es bestimmt nicht schöner geworden (ja, mir wurde ein bisschen übel, als ich das realisiert habe), aber irgendwie mag ich es auch, denn es erinnert mich an eine Zeit, in der ich jung und frei war, den Inhalt meines Magens in öffentlichen Einfahrten zu verteilen. Aber ich schweife vom Thema ab. Wäre ich Tattoo-Fan, sollte ich mir womöglich eins stechen lassen, das da sagt: »Mit Kindern essen zu gehen ist die idiotischste Art, 50 Pfund auszugeben, die man sich denken kann.«

Hoffentlich würde es mich davor bewahren, alle paar Monate denselben Fehler wieder zu begehen, sobald mein Kopf die schlimmsten Momente ausgeblendet hat.

Das Problem am Auswärtsessen ist meiner Beobachtung nach, dass das Essen viel zu farbenfroh (sprich verdächtig) ist, zu lange braucht, um auf dem Tisch zu stehen (was die unbeliebte Tätigkeit längeren Sitzens erforderlich macht), und dass sich, wenn jemand seinen Babyccino auf ex leertrinkt und die Tasse dann ungeniert über die Schulter wirft, rasch zeigt, dass manche Restaurants allen Beteuerungen zum Trotz gar nicht so »*kinderfreundlich*« sind.

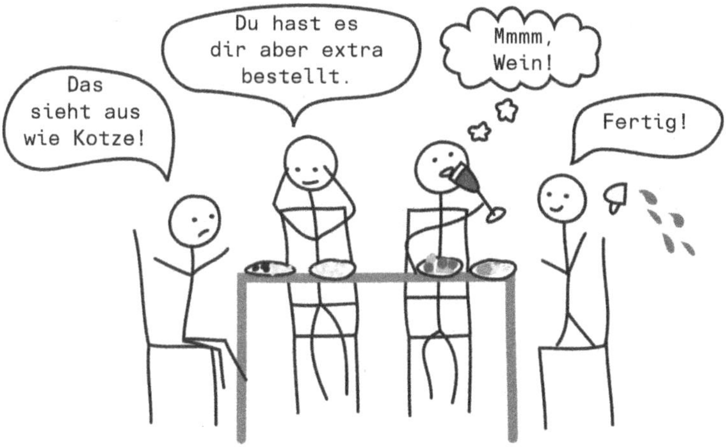
Das sieht aus wie Kotze!
Du hast es dir aber extra bestellt.
Mmmm, Wein!
Fertig!

Öffentliche Verkehrsmittel

Es führt kein Weg vorbei an ihrem fröhlich-ungehobelten Geschwätz, oder? Meine Kinder scheinen die Zeit in Bus und Bahn grundsätzlich damit zu füllen, eine arme arglose Person auszugucken und sich dann, bei dem missglückten Versuch zu flüstern, der mein Trommelfell vom lautem Gebrüll erzittern lässt, ganz nahe an mein Ohr zu hängen…

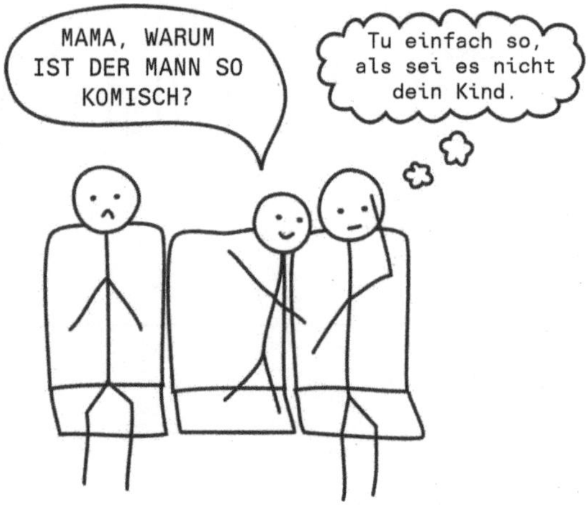
MAMA, WARUM IST DER MANN SO KOMISCH?
Tu einfach so, als sei es nicht dein Kind.

UND DAS BEI JEMANDEM, DER GANZ KLAR EINE FRAU IST!

DAMALS UND HEUTE

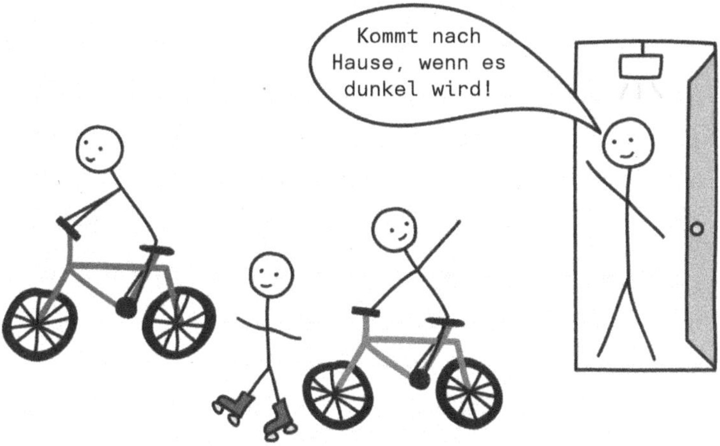

Ich hatte eine tolle Kindheit. Ich bin mir – von den allseits bekannten Grundlagen einmal abgesehen – zwar nicht ganz sicher, wie meine Seele in meinen Körper gelangte und dann bei meinen Eltern landete, aber ich hatte verdammtes Glück, dass es so kam.

Wenn Sie mich fragten (ich weiß, Sie haben nicht die Absicht, aber pssst, das hier ist mein Buch!), würde ich von den Tagen am Strand von Worthing erzählen, von Luftmatratzenexkursionen auf dem Wasser und Krabbenfangen zwischen den Steinfelsen oder vom Spielen mit meinen Schwestern und den anderen Kindern aus dem Viertel, mit denen wir den ganzen Tag auf dem Fahrrad unterwegs waren und erst bei Einbruch der Dunkelheit mit einem leichten Gefühl des Bedauerns nach Hause zurückkehrten.

Meine Mama war immer für uns da, richtete Toasts und Snacks, aber ich erinnere mich nicht daran, dass sie sich verzweifelt bemüht hat, sich etwas einfallen zu lassen, was wir tun könnten. Wir spielten Brettspiele oder luden uns Ghostbusters auf den Atari. Wir gaben unsere 20 Penny Taschengeld für Süßigkeiten am Zeitschriftenkiosk aus. Wir erstanden Brausebonbons und Tic Tacs und stellten uns vor, sie seien Drogen, die uns Zauberkräfte verliehen. Wir rauchten Schokozigaretten, weil wir fanden, dass das cool aussah. Ich schrieb Storys für und spielte mit den Figuren aus Mein kleines Pony. Ich besaß das pinkfarbene Traumschloss. Das Leben war schön.

Mein Vater hatte die traditionelle Rolle des schwer arbeitenden Vaters inne. Als ich acht war, ließ er mich das erste Mal Gin Tonic probieren (ich spuckte das Zeug damals aus), und noch heute mixt er die besten G&T weit und breit. Er wird bereitwillig einräumen, dass für ihn der schönste Teil des Elterndaseins begann, als wir achtzehn wurden und ihm endlich im Pub ein Pint ausgeben konnten.

Ich beschloss, meine Mama und meinen Papa ein bisschen darüber auszufragen, wie es für sie war, als sie Ende der Siebziger, Anfang der Achtziger Eltern wurden, also tat ich so, als sei ich Louis Theroux und führte mit ihnen ein Interview…

Ich: Erinnert ihr euch, wie es war, mit einem Neugeborenen nach Hause zu kommen?
Mama: Panik in Tüten. Totale Panik.
Papa: Oh Gott, ja, es war furchtbar.

[Prost Papa]

Mama: Ihr beide, du und Caroline [meine älteste Schwester], seid ja im Januar geboren, es war eiskalt und schneite, und wir hatten keinen Plan, was zu tun war. Zentralheizung hatten wir keine, also hat Papa Feuer im Kamin gemacht, und wir haben euch mit Handschuhen und Wollmütze schlafen gelegt.
Papa: Unsere beiden Mütter lebten meilenweit weg, von ihnen war also keine Hilfe zu erwarten.
Mama: Und wir hatten noch nicht einmal ein Telefon. Ich erinnere mich, wie ich mal die Straße hinaufgerannt bin, weil Caroline nicht aufhören wollte zu schreien.
Papa: Klingt ein bisschen nach vorletztem Jahrhundert, oder? Ist aber gar nicht so lange her. Es zeigt nur, dass Kinder auch ohne den ganzen neumodischen Kram überleben.

Ich: Was war das Schwerste am Elternsein für euch?

Mama: Die Stoffwindeln. Wir hatten in Küche, Schlafzimmer und Wohnzimmer eimerweise schmutzige Windeln herumstehen.

Papa: Das ganze Haus roch nach Desinfektionsmittel. Es stank wie die Pest.

Mama: Wir haben sie pausenlos gewaschen und immer vor dem Kamin getrocknet. Es gab tolle große Nadeln zum Feststecken der Windeln. Kannst du dir vorstellen, wie es ist, diese Riesendinger bei einem zappelnden Baby in den Stoff zu bekommen?

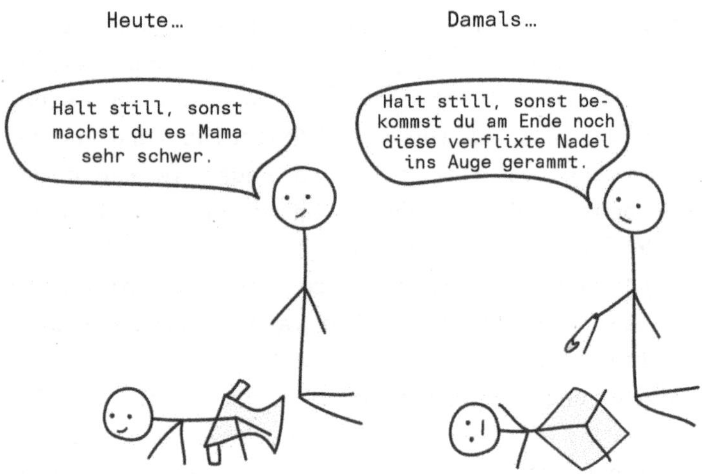
Heute…
Damals…
Halt still, sonst machst du es Mama sehr schwer.
Halt still, sonst bekommst du am Ende noch diese verflixte Nadel ins Auge gerammt.

Mama: Flüssiger Stuhl schoss einfach raus. Ihr hattet dauernd wunde Popos. Oh, und die Stillanweisung lautete: Alle vier Stunden füttern. Ich habe das einfach ignoriert. Kannst du dir vorstellen, ein Frischgeborenes alle vier Stunden zu füttern?

Ich: Nein, am Anfang trinken sie dauernd.

Mama: In der Öffentlichkeit zu stillen war ein großes Tabu. Man tat es einfach nicht, du sahst nie jemanden. Ich musste nach Hause oder zu Mothercare, um euch zu füttern.

Papa: Aber es war nicht so schlimm, so schwer war es auch wieder nicht…

Mama: Du warst die meiste Zeit ja gar nicht da!

[Gelächter]

Mama: Du warst bei der Arbeit. Ich las ein paar Bücher und dachte, das wäre schon in Ordnung, aber es war nicht so leicht, wie es sich anhört. Wir hatten keine Familie in der Nähe, also bin ich in Spielgruppen gegangen, um Leute zu treffen.

Papa: Nun, es gab kein Internet, niemanden, mit dem man sich online zusammentun konnte, das war also die einzige Möglichkeit.

Ich: Wie stand es mit Vätern allgemein, wurde von ihnen nicht erwartet, dass sie zur Hand gingen?

Papa [verlegen]: Ich habe gar nichts gemacht.

Mama: Also Windeln hat er nicht gewechselt, so viel ist sicher!

[Es entspinnt sich eine Diskussion darüber, ob mein Papa jemals eine Windel gewechselt hat. Resümee: vielleicht ein paar wenige.]

Mama: Ich glaube, Väter sind dieser Tage allgemein stärker beteiligt, oder?

Papa: Mein einziger Beitrag zur Erziehung bestand darin, die Fernsehantenne wegzunehmen, wenn ihr frech wart. [Mein Papa nahm das Ding dann immer in seiner Aktentasche mit zur Arbeit, und es war die schlimmste Bestrafung aller Zeiten, denn *Neighbours* und *Home and Away* waren mein Leben.]

Mama: Du hast sie im Kinderwagen spazieren gefahren, damit sie einschliefen.

Papa [zufrieden]: Ja. Ja, das habe ich gemacht.

Ich: Was war sonst noch anders?

Mama: Es gab keine Kindersitze!

Ich: Himmel, ich habe unzählige schlaflose Nächte mit der Grübelei darüber verbracht, welche Buggy-Auto-Kombi die richtige ist.

Papa [spöttisch]: Wir haben einfach den oberen Teil des Kinderwagens auf den Rücksitz gestellt!

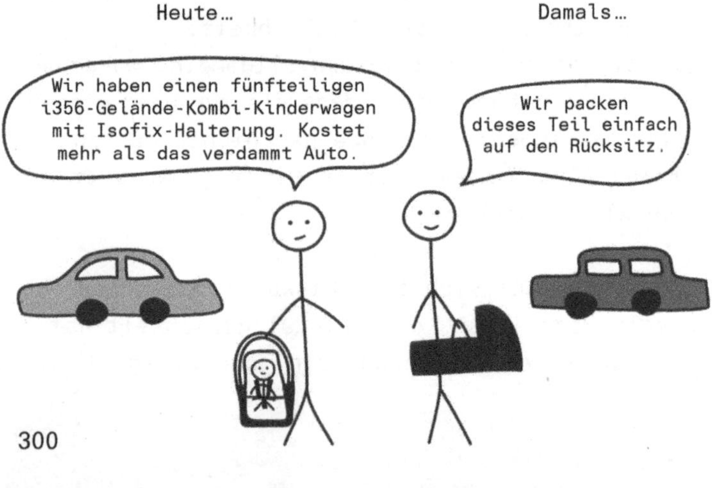
Heute…
Damals…
Wir haben einen fünfteiligen i356-Gelände-Kombi-Kinderwagen mit Isofix-Halterung. Kostet mehr als das verdammt Auto.
Wir packen dieses Teil einfach auf den Rücksitz.

Mama: Klingt schrecklich heutzutage, du würdest dich das nie trauen, oder? Und rauchen! Papa hat andauernd um euch herum gepafft.

[Beide lachen wie auf Kommando]

Ich: Und was habt ihr gemacht, um uns zu beschäftigen?

Mama: Nun, wir machten keinen Urlaub, sind nie weggefahren, oder, Michael? Niemand tat das. Na ja, Penny und Derek hatten einen Wohnwagen, aber das war auch schon das Nonplusultra an Exotik. Wir schmierten Sandwiches und gingen mit euch an den Strand.

Ich: Soweit ich mich erinnere, war es immer heiß, wir waren im Sommer jeden Tag am Strand, oder?

Mama: Nun, wir waren fast jeden Tag am Strand, aber es war nicht immer heiß.

Papa: Es war auch immer heiß, als ich jung war. Ich glaube, bis ich dreißig war, hat es nie geregnet!

Ich: Was haben wir sonst noch gemacht?

Mama: Nun, heute dreht sich alles um die Kinder, oder? Als du klein warst, war das nicht so.

Papa: Du durftest Kinder nicht mit in den Pub nehmen, oder, Sue? Ich erinnere mich, dass ich ewig herumgelaufen bin, um einen Pub zu finden, in den die Kinder mit reinkonnten. Das ist mal was, das ihr heute besser habt. Damals sollten Kinder gesehen, aber nicht gehört werden.

[Mehr Gelächter]

Ich: Wir haben viel mehr draußen gespielt, oder?

Mama: Jupp, na ja, es gab nichts, was euch drinnen hielt, also wart ihr ständig draußen. Uns wäre nie in den Sinn gekommen, dass euch etwas passieren könnte. Es fühlte sich einfach sicher an.

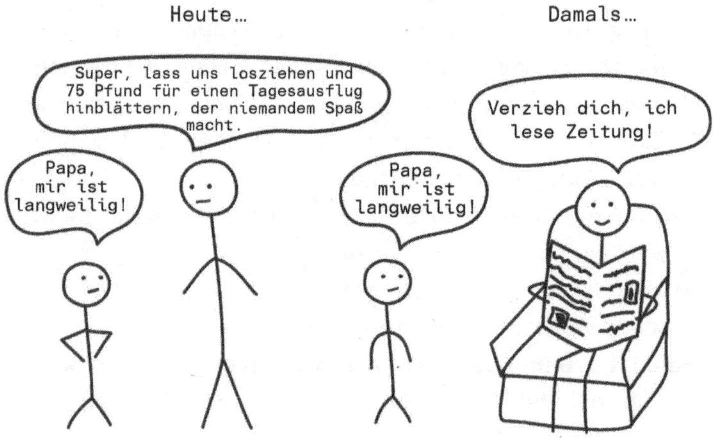
Heute…
Damals…
Super, lass uns losziehen und 75 Pfund für einen Tagesausflug hinblättern, der niemandem Spaß macht.
Papa, mir ist langweilig!
Papa, mir ist langweilig!
Verzieh dich, ich lese Zeitung!

Ich: Hast du gearbeitet, als wir klein waren, Mama?

Mama: Ja, die meisten Leute haben irgendwelche Jobs gehabt, aber ich habe meine nur um euch Mädels herum gelegt. Ich habe Ohrringe gebastelt, auf Märkten Trockenblumen verkauft und nachts, wenn ihr schlieft, für eine Agentur Kinder gehütet.

Ich: Was war mit Kinderbetreuung?

Mama: Nun ja, Kindertagesstätten gab es damals nicht, und für Kinder unter drei gab es überhaupt nichts. Du hast einfach Freunde gefragt, es hatte mehr von einer Schicksalsgemeinschaft, nehme ich mal an, aber ohne Familie in der Nähe hatten wir nicht viel Zeit für uns.

Papa: Ich erinnere mich, dass ich einen Tag freigenommen habe, als Emily [das ist meine jüngste Schwester] in die Schule kam. Wir sind in eine Tapas-Bar gegangen, es war unser erster Hauch von Freiheit nach Jahren. Wir haben eine Flasche Wein getrunken und euch dann alle abgeholt.

[Gelächter]

Ich: Glaubt ihr, dass Kinder heute verwöhnt sind? Meine haben allem Anschein nach nie genug Spielzeug, immer denken sie, die anderen haben bessere Sachen.

Mama: Ihr hattet auch eine Menge Spielzeug, aber auch da hatten alle wieder dieselben Sachen. Heutzutage können Kinder eine Menge Phasen durchlaufen, weil es so viel Auswahl gibt. Wir haben nicht annähernd so viel Geld ausgegeben.

Ich: Geburtstagspartys sind noch so was, das mit den Jahren immer extravaganter geworden ist, die Leute geben Hunderte dafür aus.

Mama: Wir hatten immer Geburtstagsfeste, aber die fanden meist zu Hause statt. Wir haben einfach Päckchenpost gespielt und irgendwas in Zeitungspapier eingepackt. Ich habe Kuchen gebacken, und es gab Käseigel und Chips. Alles war viel bescheidener.

Papa: Ich glaube, die Kinder hatten bei aller Schlichtheit sogar mehr Spaß.

Ich: Ich erinnere mich, dass ich einmal eine McDonald's-Party hatte und wir eine Küchenführung bekamen! Und ich werde nie unsere Disco vergessen, für die Papa das Licht beisteuerte, indem er vier bunte Glühbirnen auf ein Holzbrett geschraubt hat!

[Gelächter]

Papa: Oooh, das hatte ich ganz vergessen! Stimmt. Du fandest es damals toll.

Ich: Es fühlte sich an wie der Inbegriff technischer Raffinesse.

Ich: Wie sah es mit Essen aus, habt ihr euch Gedanken darüber gemacht, was wir aßen?

Mama: Nun, du warst am mäkeligsten. Ich weiß noch, dass ich oft drei verschiedene Mahlzeiten gekocht habe, weil ihr alle was anderes mochtet.

Ich: Genau deshalb versuche ich, mir keine Sorgen um meine Jungs zu machen; ich glaube, so schlimm wie ich können sie gar nicht sein. [Ich habe, bis ich fünfundzwanzig war, außer Kartoffeln kein Gemüse gegessen.]

Ich: Wie findest du die hier?

[Ich zeige meiner Mama ein Bild von einer dieser tollen Bento-Lunchboxen, die manche Eltern ihren Kindern heutzutage mitgeben.]

Mama: Meine Güte! Die sind ja irre.

Ich: Gesunde Ernährung ist heute ein sehr viel größeres Thema, glaube ich. Es ist im Prinzip eine gute Sache, aber manchmal fühlt es sich ein bisschen unrealistisch an.

Mama: Nun ja, ihr hattet jeden Tag genau dasselbe!

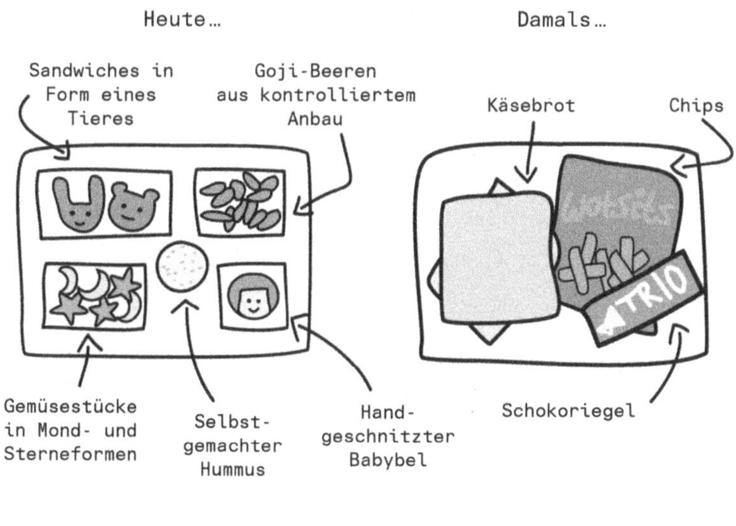

Ich: Habt ihr euch je von anderen Eltern kritisch beäugt oder unter Druck gesetzt gefühlt, Dinge so und nicht anders zu handhaben?

Mama: Nein. Es war nicht dasselbe, es gab keine Medien, keine Stars, keine Internetforen. Es gab keinen perfekten Lebensstil, dem man gerecht werden musste. Heute ist alles kommerzialisiert. Wir haben einfach getan, was wir für richtig hielten. Wir saßen alle im selben Boot. Alle hatten gebrauchte Kleidung und dasselbe 08/15-Standardzeug.

Papa: Aber die Babys waren offensichtlich dieselben, wir hatten nur nicht all »diese Sachen«. In mancher Hinsicht war es damals ohne all diese vielen Extras sehr viel leichter, glaube ich. Auf Eltern muss heute ein enormer Druck lasten.

Ich: Ja, da sagst du was. Ich glaube, das ist so.

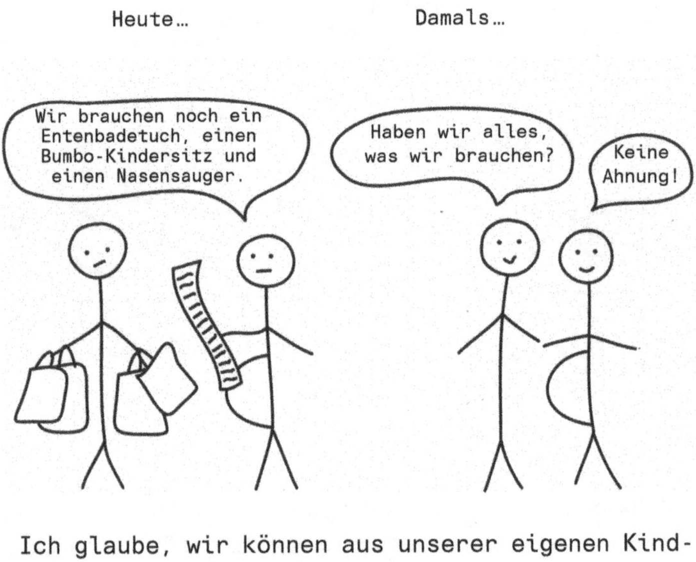
Heute…
Wir brauchen noch ein Entenbadetuch, einen Bumbo-Kindersitz und einen Nasensauger.
Damals…
Haben wir alles, was wir brauchen?
Keine Ahnung!

Ich glaube, wir können aus unserer eigenen Kindheit eine Menge lernen: Erstens darüber, was Kinder wirklich »brauchen« – natürlich will ich damit nicht sagen: Pfeifen Sie auf den Kindersitz, aber eine Menge von diesen modernen Spielereien sind unnötig. Dasselbe gilt für exotische Urlaubsziele und teure Tagesausflüge: Kinder scheinen keinen Unterschied zu sehen zwischen der Küste vor der Haustür und der der Malediven, und in 95 Prozent aller Fälle wollen meine beiden nichts weiter als auf den Spielplatz im Park um die Ecke. Ja, der Große hat zu mir neulich Folgendes gesagt: »Weißt du noch, damals, als ich den großen Stock gefunden habe, der war richtig groß, und ich habe ihn den GANZEN Tag mit mir rumgeschleppt, und ich wurde SO müde, dass ich beinahe gestorben wäre. Aber ich bin nicht gestorben. War das nicht der TOLLSTE TAG ALLER ZEITEN?«

Ich erinnere mich nicht mehr an diesen speziellen Tag, aber sehr wohl an den, an dem ich mich selbst hätte ohrfeigen können, weil ich ein Vermögen dafür ausgegeben hatte, nur um meine Kinder in jenem Drecksloch namens Peppa Pig World heulen zu sehen.

Lektion: Wenn du dir was nicht leisten kannst, leg dich nicht krumm.

Zweitens: Ich habe als Kind einen Haufen Puten-Burger und Schokopudding verdrückt und bin (noch) nicht gestorben. Sie werden sich freuen zu hören, dass ich, obwohl ich als Kind entsetzlich wählerisch war, heute alles Mögliche esse.

Und schließlich: Es ist auch in Ordnung, wenn nicht gar sehr gut, Kinder hin und wieder zu ignorieren. Der Große erklärt unablässig »MIR

IST SO LANGWEILIG!« – und das in einem Haus, das, verflixt und zugenäht, einem Spielzeuggeschäft ähnelt! Manchmal habe ich keine Zeit oder auch keine Lust, mit den beiden zu spielen, also erkläre ich ihnen höflich, aber bestimmt: »Mama hat gerade zu tun!« Letzten Endes zottelt er los und baut irgendetwas Cooles aus Lego, das er soeben für »SOOOOOOO LANGWEILIG« erklärt hatte.

Es ist gut für Kinder, wenn sie die Fähigkeit entwickeln, sich allein zu beschäftigen und ihre Fantasie zu nutzen. Im richtigen Leben werden Menschen permanent in ihren Belangen ignoriert – sie an sieben Tagen die Woche vierundzwanzig Stunden mit Aufmerksamkeit zu überschütten kann ihnen keinen Gefallen tun, richtig?

Ich hoffe, mit dieser Haltung wird es mir gelingen, meine beiden zu eigenständigen Menschen heranwachsen zu lassen statt zu lebenslangen Mitgliedern im Club der Weicheier.

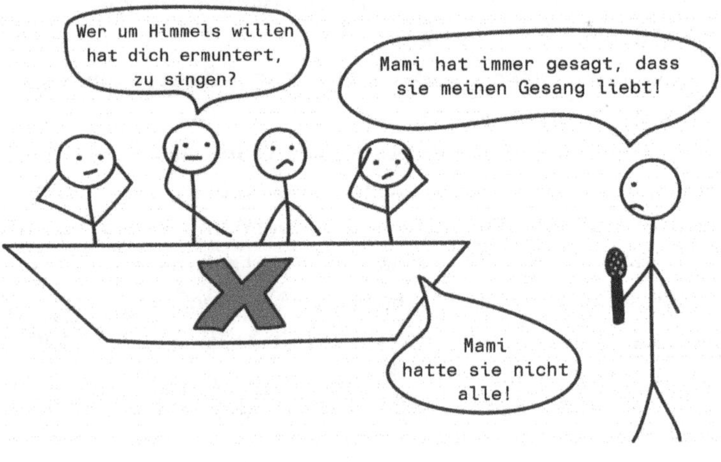
Wer um Himmels willen hat dich ermuntert, zu singen?
Mami hat immer gesagt, dass sie meinen Gesang liebt!
Mami hatte sie nicht alle!

DIE KÖNIGIN DER LEEREN DROHUNGEN

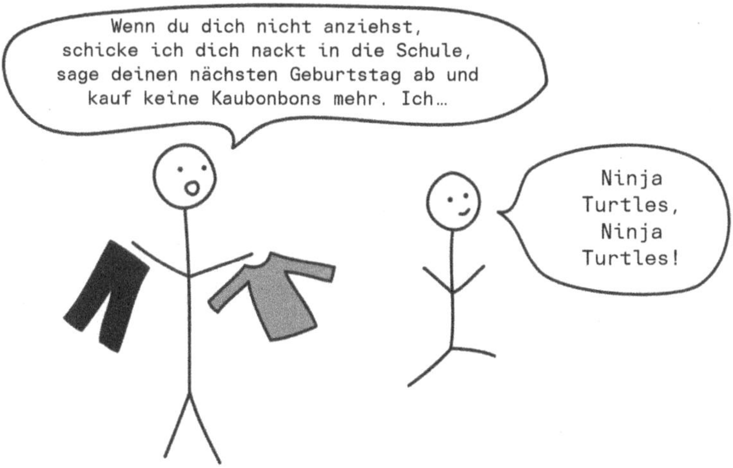
Wenn du dich nicht anziehst, schicke ich dich nackt in die Schule, sage deinen nächsten Geburtstag ab und kauf keine Kaubonbons mehr. Ich…
Ninja Turtles, Ninja Turtles!

Es gibt Dinge, in denen sind wir bei uns zu Hause richtig gut (durch die Küche tanzen, Marmeladentoast futtern, einen fahren lassen), und es gibt Dinge, in denen sind wir weniger gut (die meisten außer den drei zuvor genannten).

Im Prinzip muss bei uns etwas, damit es freiwillig getan wird, die Kriterien ulkig, lustig oder lecker erfüllen, was zu nie enden wollenden Problemen bei den praktischen Erfordernissen des Alltags wie pünktlichem Eintreffen in Schule/Kindergarten und am Arbeitsplatz führt, was daran liegt, dass Sichanziehen in keine der drei Kategorien fällt. Natürlich könnten wir es uns leichter machen, indem wir Erwachsenen den gesamten Prozess selbst in die Hand nähmen, aber wie so viele Eltern geben wir uns große Mühe, um zumindest schon mal dem Großen ein gewisses Maß an Verantwortungsbewusstsein einzuimpfen:

Die neuen Hausregeln lauten daher:

1. Bevor du zum Frühstück runterkommst, musst du dich allein angezogen haben. Zu behaupten, du könnest das nicht, steht in krassem Widerspruch zu – äh – GESTERN, als du es sehr wohl allein geschafft hast – wenngleich es auch über eine Dreiviertelstunde blanker unverfälschter Hölle gedauert hat.
2. Du hast deine eigenen Schuhe an deine eigenen Füße zu ziehen, bevor du das Haus verlässt. Einen Zeh in einen Schuh zu stecken und zu behaupten, du kämst nicht allein weiter, ZÄHLT NICHT als Versuch.
3. Aufs Klo zu gehen, bevor du dir in die Hose pinkelst, wird ebenfalls positiv zur Kenntnis genommen.

Ich muss mit einiger Enttäuschung vermelden, dass die Fortschritte minimal sind. Vermutlich deshalb, weil die gewählte Methode, Kooperation herbeizuführen, in albernen Drohungen ohne Folgen besteht. Tut mir leid, Super Nanny, mein Fehler.

Als ich anfing darüber nachzudenken, ging mir auf, dass fast alles, was aus meinem Mund kommt, absoluter Unsinn ist! Ja, am Ende eines Tages habe ich oft das Gefühl, als hätte ich ein ganzes Arsenal an leeren Drohungen verschossen:

Drohung – »Wenn du dir deine Schuhe nicht anziehst, dann bleibst du alleine zu Hause!«
Problem – Verwüstung des Hauses, selbstzerstörerische Aktionen. Also, ähm, illegal.

Drohung – »Nix mehr mit Fernsehen/iPad!«
Problem – Ich kann mir genauso gut gleich ins Knie schießen; Fernseh- und iPad-Zeit ist die einzige Möglichkeit für mich, überhaupt etwas fertigzubekommen.

Drohung – »Wenn du deine Spielsachen nicht aufräumst, gebe ich sie an den Second-Hand-Laden!«
Problem – Verführerisch, aber in Wirklichkeit bin ich zu schwach und habe zu viel Angst vor meinen Kindern.

Drohung – »Wenn du nicht sofort damit aufhörst, gehen wir auf der Stelle nach Hause, dann hast du dein Indoor-Hüpfspaß-Kinderparadies des Grauens gehabt!«
Problem – Ich habe gerade 10 Pfund Eintritt gelöhnt und mir einen Latte bestellt.

Drohung – »Gleich rufe ich Daniels Mama an und sage ihr, dass sie nachher nicht kommen können!«
Problem – Daniels Mama redet über was anderes als über Batman. Ich brauche das.

Drohung – »Du darfst nicht mit zum Supermarkt, wenn du so weitermachst!«
Problem – Sehr schlecht durchdacht.

Drohung – »Wenn du jetzt nicht kommst, kannst du allein nach Hause gehen.«
Problem – Autos und Schurken. Möglicherweise Tod. Gefängnisstrafe wegen Aussetzen eines Kindes.

Drohung – »Okay, gut, dann fahren wir eben nicht in Urlaub.«
Problem – Ich bin nicht bereit, mehrere hundert Pfund sausen zu lassen, bloß weil eine Zahnbürste aus dem Badezimmerfenster gefeuert wurde.

Drohung – »Hör auf, dich so anzustellen, oder du läufst, statt den Roller zu nehmen.«
Problem – Der Weg dauert zu Fuß fünfmal so lange und wird garniert sein von Heulen, Sich-auf-den-Boden-Werfen und Mit-den-Fäusten-aufs-Pflaster-Trommeln.

Drohung – »Gut, dann werfe ich dein Abendessen in den Müll!«

Problem – Ich habe gerade eine geschlagene Stunde damit zugebracht, es zuzubereiten. Da starre ich es doch lieber noch eine Runde an und beschwere mich, wie scheiße alles ist.

Drohung – »Willst du, dass ich das Mrs. Jeffries morgen früh in der Schule erzähle?«
Problem – Wir stünden beide ziemlich elend da.

Drohung – »Willst du, dass ich deinen Teddy (alias heißgeliebtes Trosttier) weggebe?«
Problem – Viel zu gemein. Ich würde mich fühlen wie eine Hexe.

Drohung – »Ich zähle jetzt bis drei, und dann werde ich…«
Problem –… nichts tun. Ich werde absolut nichts tun.

Wohin bringen mich also all diese Drohungen?

Nirgendwohin. Es ist sinnlos zu drohen, wenn Sie nichts folgen lassen. Ich weiß das, aber ich bin auch nur ein Mensch. Wenn wir dringend losmüssen, rutschen mir Worte aus dem Mund, ohne erst beim Gehirn nachgefragt zu haben.

Also beschlossen wir, statt uns auf das Negative zu konzentrieren, vielleicht lieber das Positive anzupeilen. Belohnungssysteme, so hat man uns gesagt, können Wunder wirken.

Belohnungstabellen scheinen zu den Dingen zu gehören, über die man geteilter Meinung sein kann – manche Menschen schwören darauf, andere können sich nicht mit dem Gedanken anfreunden, ihr Kind bestechen zu müssen, damit es sich benimmt. Ich stehe auf dem Standpunkt, dass es mir im Grunde egal ist, warum das Kind kooperiert, solange es das tut (mit Ausnahme von Schlägen natürlich), und ich finde auch, dass die meisten Dinge im Leben es wert sind, ausprobiert zu werden (mit Ausnahme von Heroin).

Da Sternchentafeln normalerweise mit beidem nichts zu tun haben und angeblich BENEHMEN SPASS SEIN lassen, machten wir uns an die Arbeit.

Als es darum ging, wie die Belohnungstabelle aussehen sollte, entschieden wir uns für einen einfachen zweigleisigen Ansatz:

Du schaffst das!

	Mo	Di	Mi	Do	Fr	Sa	So
Nicht in die Hose machen							
Sich nicht wie ein Vollidiot aufführen							

Aber obwohl das alle grundsätzlichen Punkte abzudecken schien, kamen wir zu dem Schluss, das Ganze sollte ein bisschen präziser sein und sich nicht allein auf den allgemeinen Persönlichkeitstyp beschränken. Den zuvor erwähnten Ankleidungsregeln fügten wir daher noch hinzu:

- Sei lieb zu deinem Bruder
- Iss deine Mahlzeiten ordentlich
- Bleib im Bett
- HEUL NICHT DAUERND OHNE JEDEN ANLASS

Wir befanden, dass es für einen Tag mit lauter Stickern eine kleine Belohnung (irgendwas aus der Naschkiste) und für eine ganze Woche fast voller Sticker eine größere Belohnung (der ersehnte Transformer namens Optimus Prime) sein sollte.

Einfach genug, oder?

Falsch…

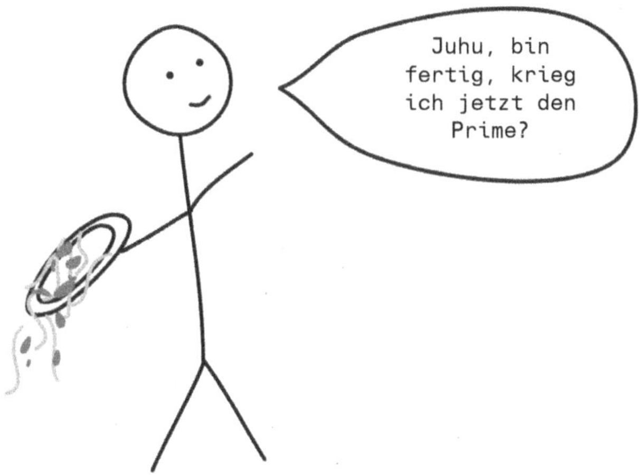

Ich erklärte, dass es nicht zählt, wenn man die Hälfte seines Essens auf den Boden wirft, und dass er seinen Optimus Prime am Ende der Woche bekommen werde, FALLS er genügend Sticker gesammelt hätte, aber es kam nicht an, denn eine Woche ist »EWIG«!

Es sieht so aus, als steckten wir immer noch in dem nervtötenden Stadium fest, dass wir über nichts auch nur annähernd Verlockendes reden können, wenn es nicht AUF DER STELLE zu haben ist.

Also blieb ich dabei, mich zwanzig Mal am Tag zu wiederholen, die Geschäftsbedingungen der Sternchentafel zu erläutern und zugleich Sticker von jeder verflixten Oberfläche unseres Hauses zu pfriemeln. Wenn Sie in oder um Brighton zufällig eine derangierte blonde Frau mit Batman-Aufkleber auf dem Hintern sehen, bin das vermutlich ich. Bitte scheuen Sie sich nicht, herzukommen und sie abzuziehen. Ich werde Ihnen dafür vermutlich um den Hals fallen.

Alles in allem lautet das Urteil für uns im Moment, dass ich Belohnungstafeln hasse – sogar noch mehr als Kinder, die Sticker besitzen. Eines der schlimmsten Dinge daran ist, dass sie Sie zwingen, sich ihrem eigenen elenden Versagen zu stellen, will sagen, nachdem er ungefähr 25 Prozent der erforderlichen Sticker auf der Tafel hatte…

Vielleicht täte es uns gut, wenn wir auch eine Belohnungstafel hätten.

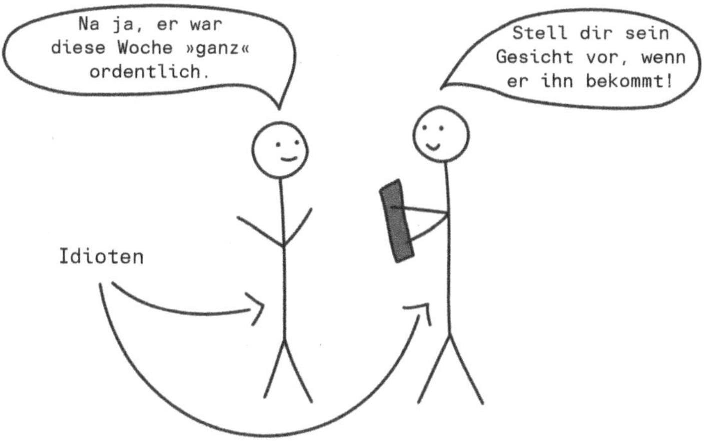
Na ja, er war diese Woche »ganz« ordentlich.
Stell dir sein Gesicht vor, wenn er ihn bekommt!
Idioten

Du schaffst das!

	Mo	Di	Mi	Do	Fr	Sa	So
Rückgrat zeigen							
Sich nicht wie ein Vollidiot aufführen							
Nicht auf Pinterest nach Kinder-party-Themen suchen							

Und da wir gerade beim Ehrlichsein sind, sollte ich auch gestehen, dass es bei uns mindestens einmal pro Woche einen Geburtstagskuchen mit Kerzen und allem Drum und Dran gibt, auch wenn niemand Geburtstag hat, denn meine Kinder sind nun mal Herr im Haus.

Wie Sie sehen, bin ich nicht perfekt, ich bin manchmal schwach, aber wir wursteln uns durch, so gut wir können, und ich bin immer noch der Ansicht, dass ich meine Kinder all meinen Bedenken zum Trotz ordentlich erziehe. Sie sind frech, aber freundlich, ein bisschen wild vielleicht, aber warmherzig.

In einer idealen Welt würden meine Kinder tun, was man ihnen sagt, und ich würde immer die Ruhe bewahren. Aber ich bin nun mal nicht so gestrickt, mit meiner Geduld ist es ein bisschen heikel, und ich kann einfach nur eine begrenzte Anzahl von Fragen im Sinne von »Aber was ist denn nun dein Lieblingsraumschiff in *Star Wars*, Mama?« als Reaktion auf meine Bitte »Würdest du dir bitte die Zähne putzen?« ertragen – bevor mein Lebenswille einknickt.

Aber eine Sache gibt es, die immer funktioniert…

Kekse!

Sollte ich je einen seriösen Erziehungsratgeber schreiben, dann wird es dieser hier sein…

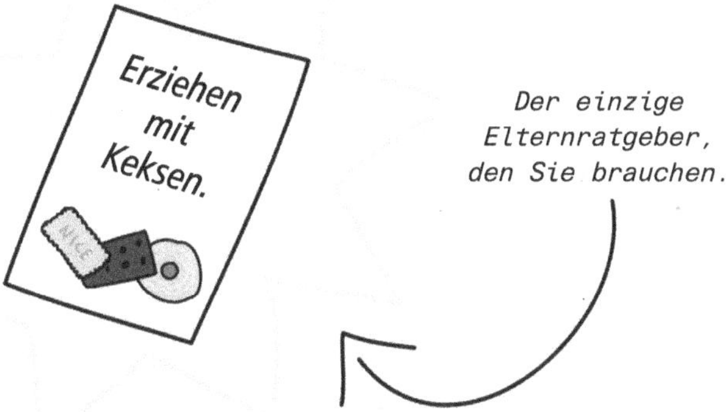

Finden Sie es schwierig, ein eigensinniges Kind im Zaum zu halten? Haben Sie die Nase voll davon, einen Erziehungsratgeber nach dem anderen zu kaufen und sich immer noch wie ein Volltrottel zu fühlen? Hätten Sie nicht übel Lust, die *Super Nanny* bis Mitte nächster Woche durchgehend zu ohrfeigen?

Warum probieren Sie es dann nicht mit… *Erziehen mit Keksen!* Dieser Ratgeber verspricht Ihnen glückliche, folgsame und anpassungsfähige Kinder mit dem supersimplen »Einfach-nen-Keks-reinschieben«(#EnKr)-Ansatz.

- Sie lassen sich nicht die Haare kämmen? # EnKr
- Fühlen sich zu krank, um zur Schule zu gehen? # EnKr
- Weigern sich, in den Buggy/ins Auto zu klettern? # EnKr
- Hüpfen vor Pipidrang von einem Bein aufs an-

dere, behaupten aber, sie müssten nicht auf die Toilette? # EnKr

- Singen wieder und wieder mit haarsträubend nervender Stimme den Titelsong der *Eiskönigin*?# EnKr

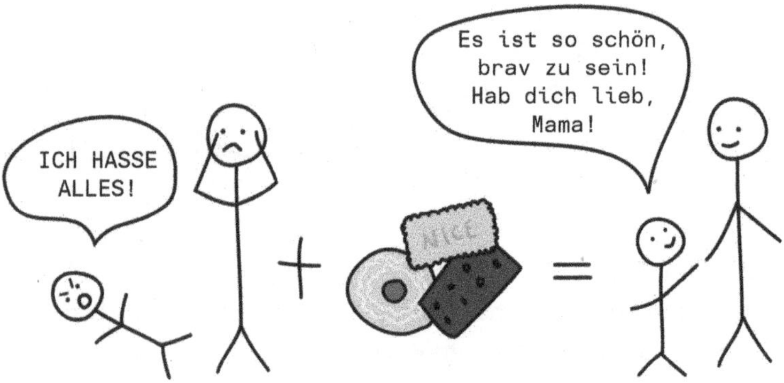
ICH HASSE ALLES!
Es ist so schön, brav zu sein! Hab dich lieb, Mama!

Noch ein bisschen verwirrt? Keine Sorge: Die Welt besteht aus Menschen von unterschiedlicher Intelligenz. Hier die Antworten auf Ihre dummen Fragen:

F: Meine Kinder quengeln ununterbrochen, mir platzt der Schädel. Was soll ich tun?
A: Stopfen Sie ihnen Kekse in den Rachen.

F: Meine Tochter isst ihr Gemüse nicht.
A: JA, weil es keine Kekse sind. Versuchen Sie es mit Keksen!

F: Mein Sohn sagt, er hat keine Lust mehr auf die Schule.

A: Ich wette, auf Kekse hat er noch Lust! Denken Sie mal drüber nach…

F: Ihre Methode funktioniert super - bis zum unausweichlichen Zuckerkollaps…

A: Dazu kommt es nur, wenn Sie aufhören, Kekse zu füttern.

F: Wie geht man am besten mit Wutausbrüchen um?

A: Bleiben Sie ein gutes Stück aus der Gefahrenzone und werfen Sie immer wieder Schokokekse ins Epizentrum, bis Ruhe einkehrt.

F: Haben Sie je darüber nachgedacht, dass es nur eine kurzfristige Lösung ist, Kinder zu bestechen, damit sie gehorchen? Ich möchte, dass meine Kinder sich benehmen, weil sie wissen, dass es so richtig ist.

A: Du kannst mich mal, Klugscheißer.

F: Was, wenn - ?

A: Kekse

F: Soll ich - ?

A: Ja. Kekse.

F: Aber -

A: Ist denn das so schwer zu kapieren, du dummes Huhn? EINFACH KEKSE GEBEN!

Leserstimmen:

»Ich hatte echt zu kämpfen, um meinen Sohn morgens dazu zu bringen, sich die Schuhe anzuziehen. Egal, was ich probiert habe, nichts hat gefruchtet. Dann empfahl mir eine Freundin Erziehen mit Keksen, *und es ist, als sei er ein ganz anderer Mensch! Heute sind wir aus der Tür, bevor ich überhaupt das Wort ›Doppelkeks‹ sagen kann!«*

»Revolutionär – das beste Buch, das ich je gekauft habe!«

»Eine so erbauliche Lektüre. Ich habe das Gefühl, dass die Autorin die Erziehungsliteratur mit diesem praxisnahen und leicht umzusetzenden Ratgeber unendlich bereichert hat.«

»Mir fehlen die Worte zu erklären, was ein Päckchen Butterkekse für unsere Familie geleistet hat! Vielen, vielen Dank!«

»So einfach, dass Sie sich fragen werden, warum Sie überhaupt ein Buch zu dem Thema kaufen mussten (aber natürlich sollten Sie das Buch trotzdem kaufen).«

»Einfach. Verdammt. Toll.«

Erziehen mit Keksen gibt es ab sofort in jedem Ramschbuchladen!

Von derselben Autorin:

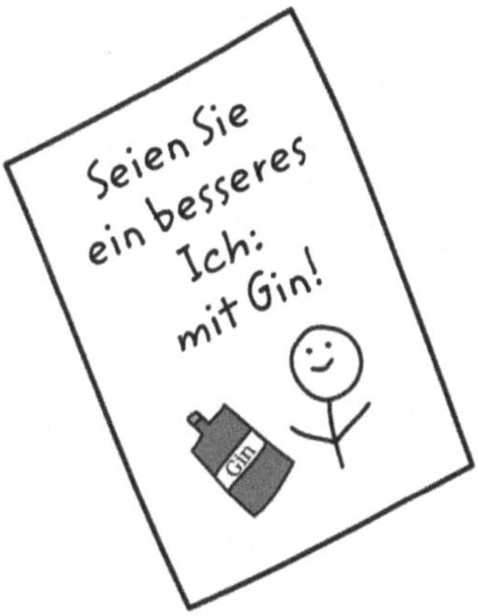

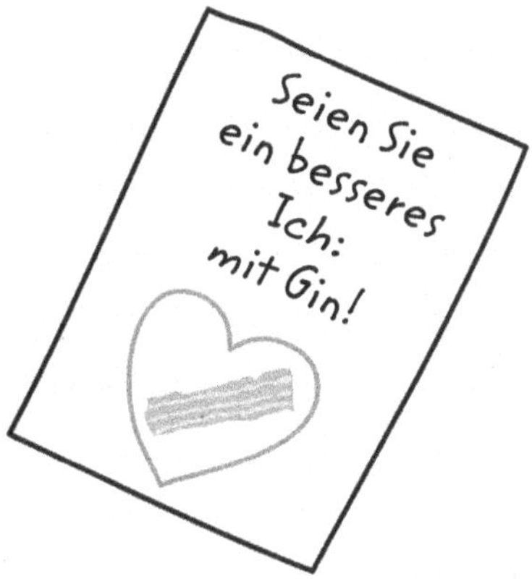

EINFACH LAUFEN LASSEN

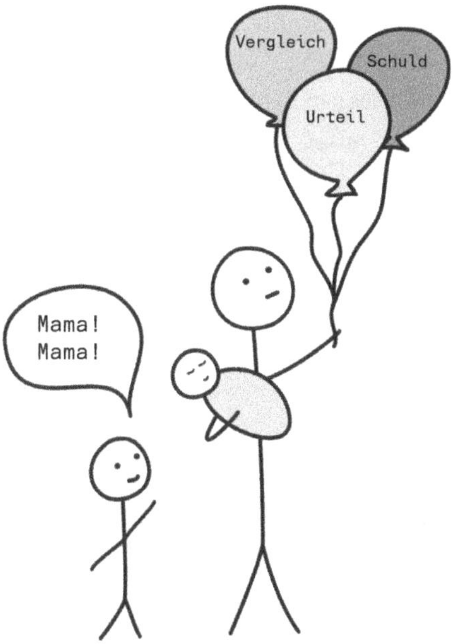

Bevor wir Kinder bekommen, haben wir häufig illusionäre Vorstellungen davon, was für eine Art Eltern wir einmal sein werden. Wollen Sie wissen, wie meine Vision aussah? Dass ich Klavier spiele und meine Kinder um mich herum tanzen und singen. Ich würde eine lustige, etwas verrückte, spontane Mutter werden, und das Leben wäre pure Freude und Fröhlichkeit.

Diese Fantasie war albern und unrealistisch aus vielerlei Gründen: Erstens habe ich nie Klavier spielen gelernt, und zweitens bezweifele ich, dass wir je ein Haus haben werden, das groß genug ist, um eines hineinzustellen. Hin und wieder gibt es bei uns eine Küchen-Disco mit Musik von Taylor Swift, wenn die beiden sich nicht um das Stück Plastik prügeln, das gerade der Hit der Woche ist, aber ich bin nicht sicher, ob das zählt?

Das Einzige, was ich weiß, ist, dass ich sein wollte wie Mary Poppins und mich eher fühlte wie Aschenputtel.

Elternschaft in Gedanken

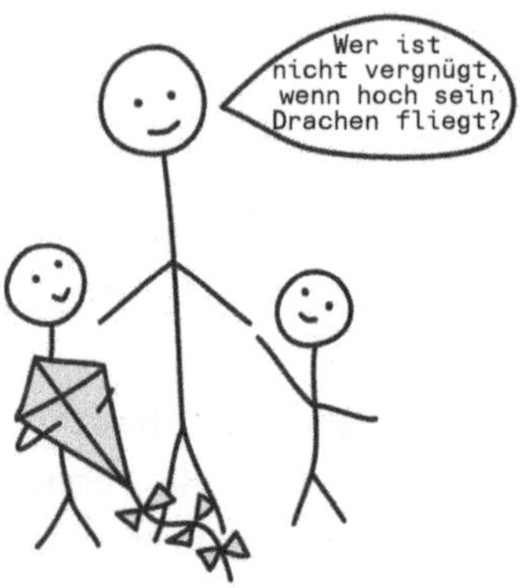
Wer ist nicht vergnügt, wenn hoch sein Drachen fliegt?

Elternschaft in der Realität

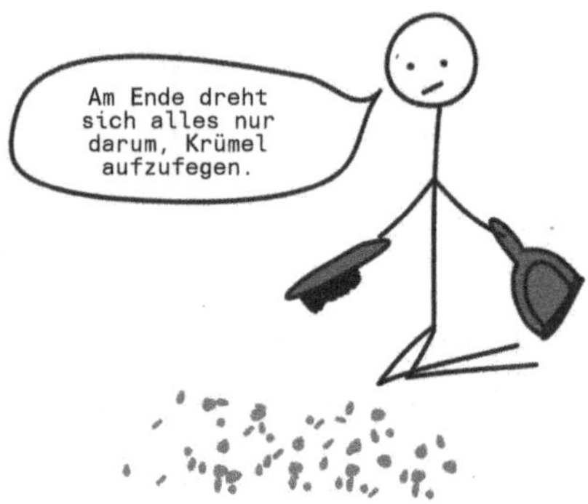
Am Ende dreht sich alles nur darum, Krümel aufzufegen.

Das Hauptproblem bei diesen vorgefassten Visionen und Idealen ist, dass sie überall lauern. Sie heben ihr Haupt in der Schwangerschaft und verfolgen uns bis zur Geburt und darüber hinaus. Vollweib Cass wollte zwei Jahre stillen und rührte nach zwei Wochen Fläschchen an, Sally, fest entschlossen, eine natürliche Geburt unter Hypnose hinzulegen, landete in der Notaufnahme und bekam einen Kaiserschnitt, und »Bei uns gibt es nur Holzspielzeug«-Sam kaufte seiner kleinen Tochter sehr bald ein iPad, damit er fünf Minuten hatte, um in Ruhe seinen verflixten Kaffee zu trinken.

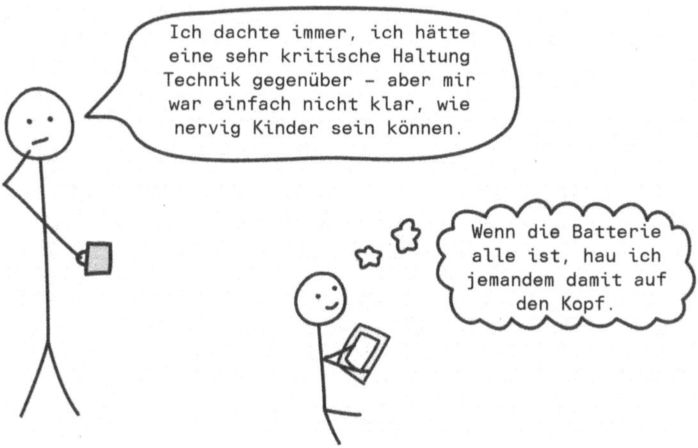
Ich dachte immer, ich hätte eine sehr kritische Haltung Technik gegenüber – aber mir war einfach nicht klar, wie nervig Kinder sein können.
Wenn die Batterie alle ist, hau ich jemandem damit auf den Kopf.

Manche dieser Entscheidungen waren letztlich gar keine, weil ich keine andere Wahl hatte, und manche Entscheidungen wurden getroffen, damit ich den Verstand nicht verlieren würde, aber wissen Sie was? Sie alle sind komplett IN ORDNUNG.

Oftmals fällt es uns allerdings schwer, das zu sehen, weil das eigentliche Problem nicht die eigenen inneren Erwartungen sind, sondern die der anderen. Also fangen wir an, uns vor uns und der Welt zu verteidigen, und in uns steigen Schuldgefühle auf, die unserem Mund dann in Gestalt eines kleinen Knäuels aus wütenden Wörtern – Wort gewordenes Konkurrenzdenken, sozusagen – entschlüpfen, das unsere eigenen Entscheidungen als die richtigen, die besten dastehen lässt. Wir beginnen, uns selbst ein besseres Gefühl zu verschaffen, indem wir anderen das Gefühl geben, versagt zu haben.

Ich bin sicher, das haben wir bis zu einem gewissen Grad alle schon mal getan, oft ohne dass es uns bewusst geworden wäre. Aber wenn Sie kurz innehalten und noch einmal drüber nachdenken, gibt es kein Richtig oder Falsch. Alle Eltern sehen sich unter Beschuss von den anderen…

Mütter, die Fläschchen geben, haben das Stillen nicht hartnäckig genug probiert; stillende Mütter sollten sich bedecken; Mütter, die arbeiten, legen zu viel Wert auf exotische Urlaube und schicke Autos; und Mütter, die zu Hause bleiben, faulenzen nur und sichern den örtlichen Cafés die Existenz. Schlaftraining ist grausam, selbst wenn Sie kurz vor dem Durchbruch stehen, und Schnuller mögen ja beruhigen, aber haben Sie über mögliche Zahnfehlstellungen oder eine verzögerte Sprachentwicklung nachgedacht?

Das gelegentliche Happy Meal macht Ihre Kinder fettsüchtig; und Karotten in Herzchenform im Lunchpaket sind reine Angeberei. Fernsehen mag bilden, aber es ist auch von Übel; und jene abgebrühten Bastelmütter, die behaupten, sie täten es für ihre Kinder, wollen doch nur, dass sich Leute mit einer Aversion gegen das ganze Glitzerzeug schlecht fühlen. Mütter, die ihre Kinder ohne Make-up in abgewetzten Leggings in die Schule bringen, sollten sich besser mehr Mühe geben; aber die Ziege mit den makellosen Strähnchen und dem superschicken Sportoutfit – die möge auf der Stelle tot umfallen!

Wer also ist der Sieger? Welche der oben genannten Mütter (oder Väter) sind die besten Eltern? Soll ich Ihnen was sagen? Keiner. Nicht, wenn wir einander konstant so kritisch beurteilen.

Die Einzigen, die eine endgültige Antwort geben können, sind nicht die anderen Eltern, sondern diejenigen, deren Eltern Sie sind. Ich beschloss also, mit meinem investigativen Journalismus à la Louis Theroux fortzufahren und meine Söhne zu befragen, was ihrer Ansicht nach gute Eltern ausmacht…

[Das Interview wurde in der Badewanne durchgeführt, um die volle Aufmerksamkeit der Befragten zu garantieren und sicherzustellen, dass sie sich der Befragung nicht so ohne Weiteres entziehen konnten.]

Ich: Findet ihr, dass Mama eine gute Mama ist?

Der Große: Ja, du bist die beste Mama!

Ich: Ohh, danke! Ihr seid auch die besten Jungs. Warum findet ihr, dass ich eine gute Mama bin?

Der Große: Du hast mich lieb und kannst toll mit mir kuscheln.

Der Kleine: Du hast ein Gesicht!

Der Große: Ich mag dein Gesicht und deine glänzenden blonden Haare.

Der Kleine: Ich mag dein londes Haar auch.

Ich: Danke!

Der Große: Und ich mag dich, weil du mir freitags zur Belohnung Erdbeermilch machst, und ich mag, wenn du mir Lego kaufst. Kannst du mir den Millennium Falken von Lego kaufen?

Ich: Nein.

[Interview beendet, weil ich keine Lust auf Diskussionen über den Millennium Falken habe. Das Ding kostet über hundert Pfund. Kommt nicht in Frage!]

Dann verglich ich ihre Liste mit meiner – der Unterschied war frappierend!

Was macht einen guten Vater/eine gute Mutter aus?

Meiner Ansicht nach	*Nach Ansicht meiner Jungs*
1. Geduld	*1. Hat mich lieb*
2. Bastelt gerne	*2. Kann gut knuddeln*
3. Seufzt nicht dauernd	*3. Hat ein Gesicht*
4. Ist im Elternbeirat	*4. Hat glänzendes blondes Haar*
5. Gibt nicht vor, aufs Klo zu müssen, um sich dort einschließen zu können	*5. Macht freitags Erdbeermilch*
	6. Kauft Lego

Na also. Ich machte mir Sorgen, dass meine Glitzerphobie ihnen die Kindheit trüben könnte, und hatte keine Ahnung davon, dass siebzehn Prozent ihrer Zuneigung zu mir als Mama dem schlichten Umstand zu verdanken waren, DASS ICH EIN GESICHT HABE!

Es sieht also so aus, als bestünde Elternsein nicht nur daraus, alles richtig zu machen. Es ist ein Durchwursteln nach bestem Wissen und Gewissen, angereichert mit der Erkenntnis, dass Sie, wenn Ihre Kinder warm, satt, geliebt und (mehr oder weniger) glücklich sind, sie nicht im Stich gelassen haben.

Wenn es regnet und alle den Koller bekommen, werden Ihre Kinder nicht in den infernalischen Flammen des jüngsten Tags aufgehen, sobald Sie ihnen einen Film einlegen, um sie ruhig zu halten. Haben Sie das vergangene Wochenende schon vergessen, an dem Sie Stunden durch botanische Gärten gestreift sind und alle Mühe hatten, die Kinder davon abzuhalten, die Blüten der seltenen Pflanzen abzurupfen?

Ernsthaft: Wie viel Schaden werden Ihre Kinder schon nehmen, weil sie Sie manchmal dabei erwischen, wie Sie auf Ihr Handy schauen, statt so zu tun, als äßen Sie die Karotten-Eier-Suppe, die sie Ihnen gerade in einem Plastikschüsselchen serviert haben?

Willkommen zu LTTFMBS
(Lächerlich teure Therapie für mittelschwer besorgte Seelen)

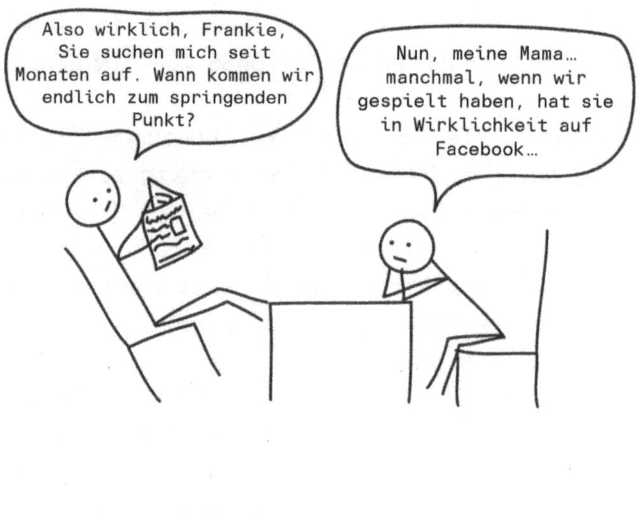
Also wirklich, Frankie, Sie suchen mich seit Monaten auf. Wann kommen wir endlich zum springenden Punkt?
Nun, meine Mama… manchmal, wenn wir gespielt haben, hat sie in Wirklichkeit auf Facebook…

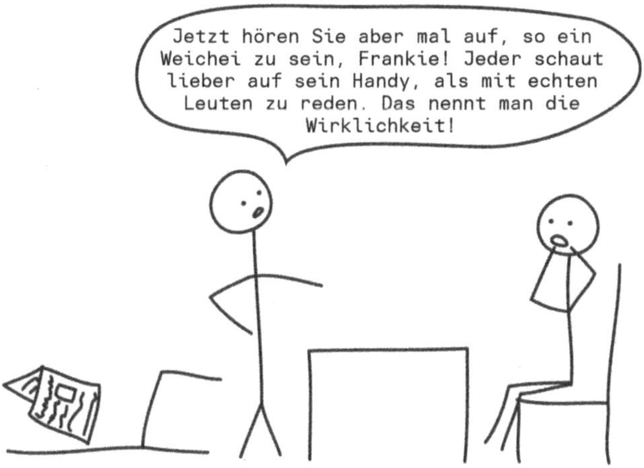
Jetzt hören Sie aber mal auf, so ein Weichei zu sein, Frankie! Jeder schaut lieber auf sein Handy, als mit echten Leuten zu reden. Das nennt man die Wirklichkeit!

Es ist in Ordnung, manches langweilig zu finden. Es ist in Ordnung, etwas falsch zu machen.

Ich werde niemals selbst gemachtes Knetgummi für uns herstellen oder Wochen im Voraus Kostüme für den Welttag des Buches planen, meine Kinder ziehen Chicken Nuggets selbst gekochtem Essen jederzeit vor, ich bin ein bisschen zu… laut. Statt ein wohlgewähltes Outfit zusammenzustellen, mache ich bei Hosen den Schnüffeltest auf Pipi und pflücke eingetrockneten Joghurt von den T-Shirts, Schulprojekte entstehen immer in letzter Sekunde, begleitet von fortgesetztem Fluchen in einen doppelten Gin Tonic, ich gebe bei Gequengel zu schnell klein bei, und manchmal kaufe ich ihnen etwas zum Naschen, obwohl sie es nicht verdient haben, weil ich süchtig nach ihrem Lächeln bin.

Aber wir backen auch hin und wieder Kuchen, ich schmuggle ihnen mit dem Mixer Gemüse ins Essen, ich fülle ihnen im Sommer das Planschbecken und spritze sie mit dem Schlauch nass, wir gehen an den Strand (oft) und werfen Steine ins Wasser, ich lache über ihre blöden Witze, baue Eisenbahnschienen zusammen, rede eingehend über Themen, die mich absolut nicht interessieren, und spiele meine Rolle als Wonder Woman oder Han Solo mit aller Inbrunst, die ich aufbringen kann.

Alles in allem mache ich einen ganz ordentlichen Job, glaube ich, warum quäle ich mich also so? Warum sind wir Eltern immer schuldbewusst? Das einzige Schuldbewusstsein, das uns ansteht, ist das darüber, schuldbewusst zu sein. Weil Schuldgefühle nichts anderes tun als unsere Elternerfahrung zu überschatten, einen Keil zwischen uns und unsere Kinder zu treiben und uns dazu zu bringen, uns gegeneinander auszuspielen. Aber es handelt sich nicht um einen Wettbewerb, es gibt keine Preise oder Trophäen. Wenn Dinge sich also nicht so entwickeln, wie Sie es sich vorgestellt haben, dann lassen Sie nicht zu, dass Sie sich betrogen vorkommen, lassen Sie sich nicht davon zerfressen, schauen Sie nicht auf die anderen und denken Sie nicht, jeder mache seine Sache besser als Sie.

Lassen. Sie. Es einfach laufen.

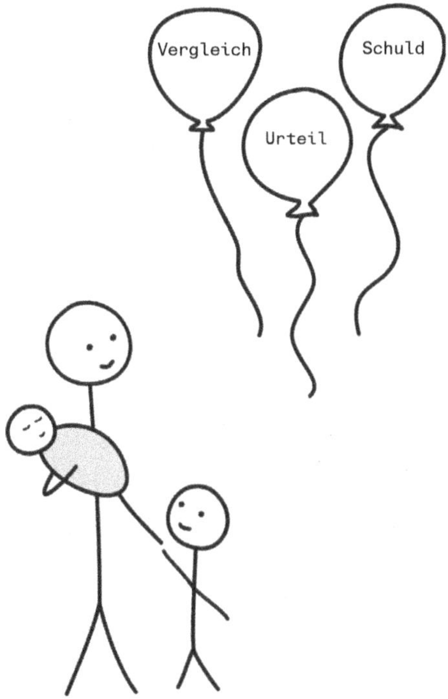

Konzentrieren Sie sich auf die Einzigen, auf die es wirklich ankommt, weil die sie genau so lieben, wie Sie sind (mit Pickeln und allem Drum und Dran).

SCHULANFANG – WAS HEISST DAS?

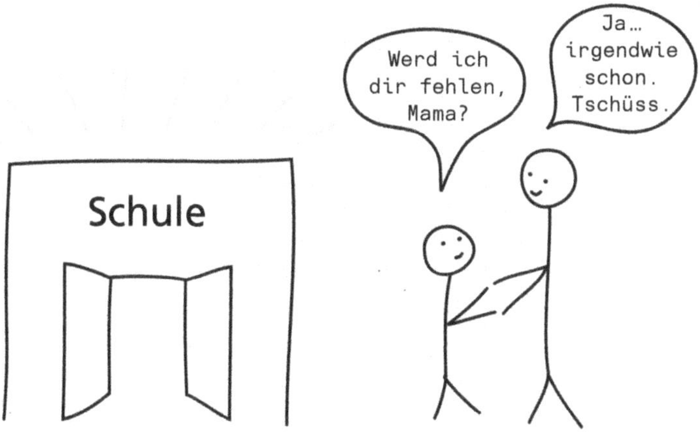
Schule
Werd ich dir fehlen, Mama?
Ja… irgendwie schon. Tschüss.

Schon gut, schon gut, natürlich hat er mir gefehlt. So eine Zicke bin ich nun auch wieder nicht.

Als wir uns an jenem ersten Schultag verabschiedeten, mutierte ich mit einem Großteil der Anwesenden zum Stereotyp der schluchzenden Mama. Vielleicht sogar ein bisschen mehr als die anderen, weil der Große der Allerjüngste in der Klasse war… eigentlich war er überhaupt noch gar nicht so groß. Genau genommen sah er verdammt klein aus, wie er so in seiner Schuluniform dastand und mit den anderen auf das riesengroße Gebäude zugeschwemmt wurde.

Ich sorgte mich, dass er womöglich nicht in der Lage wäre stillzusitzen, dass er sich ohne mich ein bisschen verloren vorkommen und alles vielleicht zu viel für ihn sein würde. Ich hatte eine Menge Vertrauen in ihn, müssen Sie wissen. Tatsache aber ist, dass ich falschlag. Er hüpft tagtäglich fröhlich durch die Tür, schimpft über Kinder, die in der »Frechdachs-Ecke« landen, und tadelt mich (JA, MICH!!): *»Du hörst nicht richtig zu, Mama!«*

Mit einer Sache lag ich allerdings richtig, und das war die Befürchtung, er sei womöglich nicht in der Lage, sich nach dem Klo ordentlich abzuputzen – die Bremsspuren belegten es. Hurra, ich mal wieder!

Etwas anderes, das mir auffiel, ist, dass er ein kleines bisschen müder ist als sonst. Aber nicht so, dass es ihn länger schlafen oder ein Mittagsschläfchen einlegen lässt, sondern er schläft im Gegenteil weniger und benimmt sich wie ein tollwütiger Hund. Jetzt ging das wieder los. Was für ein Scheiß.

Müde Menschen im Normalfall… Müde Kleinkinder…

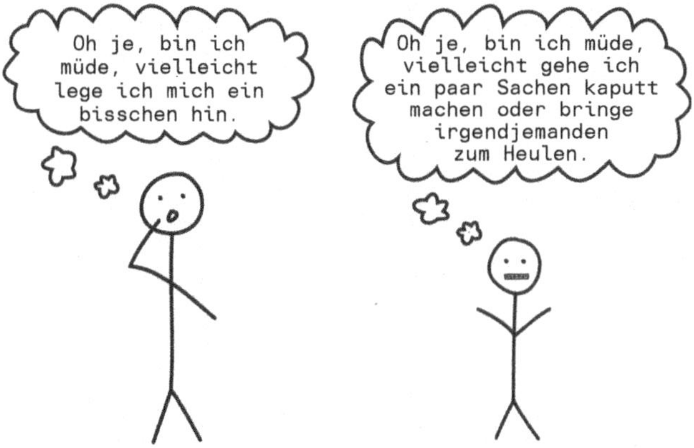
Oh je, bin ich müde, vielleicht lege ich mich ein bisschen hin.
Oh je, bin ich müde, vielleicht gehe ich ein paar Sachen kaputt machen oder bringe irgendjemanden zum Heulen.

Und jetzt kommt der Teil, in dem ich hoffte, über den alles überragenden Vorteil von Schule schreiben zu können. Nein, nicht die Tatsache, dass sie meinen Sohn zu einem intelligenten, vielseitigen jungen Mann formen würde – ja, das natürlich auch, das auch. Aber ich rede gerade mehr von dem Teil, der mir ein bisschen kostenlose Kinderbetreuung bescheren sollte. Ich weiß, wir sollten es eigentlich nicht so nennen, aber es gibt gewisse Ähnlichkeiten – ich habe weniger Kinder um mich und mehr Geld zur Verfügung, also… genau das, was auf der Packung steht, oder?

Die Realität aber ist, dass es sich nicht allzu sehr nach Erleichterung anfühlt, weil ich mich durch die Mengen an administrativen Pflichten und Herausforderungen, die mir da tagtäglich abverlangt werden, total erschlagen fühle. Ich hatte alle Hände voll zu tun damit, nicht verderbliche Lebensmittel zu organisieren, erfolglos »leicht« aufbügelbare Namensschilder aufzubügeln und in Panik wegen der Eintrittskarten zur »Spukdisco« zu verfallen, dass ich komplett vergaß, dass ich mal ein eigenes Leben hatte.

Habe ich ein eigenes Leben?

PIEP, PIEP – oh, kleinen Augenblick, ich habe gerade eine Nachricht bekommen, vielleicht ist es eine meiner Freundinnen, die fragt, ob ich auf einen Drink mit ihr ausgehen möchte.

Oh nein. Es ist nur die Schule… SCHON WIEDER… offenbar gibt es zu Ehren des Englischen Tags der Kartoffel heute statt der geplanten Menüoption Shepherd's Pie.

Wenn die wüssten, wie egal mir das ist!

Was verlangt die Etikette in diesem Falle? Muss ich antworten und ihnen sagen, dass ich zum Abendbrot eine Dose Ravioli aufmachen werde?

Und was ist mit all den Formblättern, die Sie auszufüllen und spätestens gestern zurückzugeben haben, sonst werden Sie tot umfallen? Ich bin extrem versucht, folgende Mitteilung in den Ranzen zu schmuggeln:

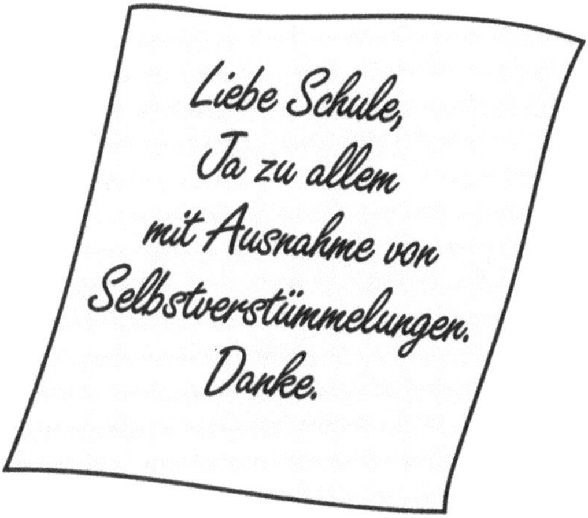
Liebe Schule,
Ja zu allem
mit Ausnahme von
Selbstverstümmelungen.
Danke.

Dann sind da noch die ganzen ansteckenden Plagen zu nennen. In mindestens fünfzig Prozent aller Fälle hängt, wenn Sie Ihr Kind abholen, irgendein Plakat dort, das Sie informiert, dass in Ihrer Klasse jemand Läuse hat. Manchmal gibt es ein Plakat, das Sie davon in Kenntnis setzt, dass in Ihrer Klasse jemand Würmer hat. Wenn Sie Riesenglück haben, dann hängen zwei Plakate nebeneinander, die Sie wissen lassen, dass es in der Klasse beides, Läuse und Würmer gleichzeitig, gibt. Kinder sind schrecklich.

Wissen Sie, was noch schrecklich ist? Akzeptieren zu lernen, dass die Floskel »zum Spielen verabreden« Teil Ihres Alltagsvokabulars wird.

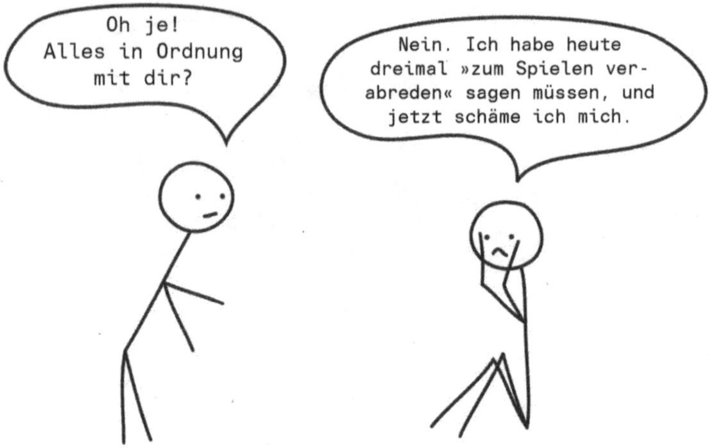
Oh je!
Alles in Ordnung
mit dir?
Nein. Ich habe heute
dreimal »zum Spielen ver-
abreden« sagen müssen, und
jetzt schäme ich mich.

Und damit kommen wir zum größten Problem im Zusammenhang mit dem Thema Schule – jeden Tag hingehen zu müssen. Pünktlich. Nicht im Schlafanzug. Vor den Schultagen habe ich die gemächlich in Schlafanzughosen verbummelten Morgenstunden, bevor wir beschlossen hatten, was wir an dem Tag unternehmen wollten, ganz gerne gehabt. Nun, da wir alle richtige Kleidung tragen müssen, scheint es mit uns bergab zu gehen.

Im Folgenden das, was im Grunde jeden Morgen um halb acht bei uns zu Hause los ist…

Ich: Nun komm schon, wir müssen los, sonst kommen wir zu spät!

Der Große: Magst du der rosa Ranger sein, Mama?

Ich: Nein, ich mag, dass du deine Jacke anziehst.

Der Große: Ich bin der ROTE RANGER. Lass uns auf SUPERMEGAKRAFT gehen! HIIIIYAH!!

Der Kleine: Ohh, tuck, was is tann, Mama! [Er drückt eine ganze Flasche Shampoo über dem Teppich aus.]

Ich: [in kaum hörbarem Flüstern] Verdammt.

Der Große: [kippt eine ganze Kiste Lego auf den Teppich] Ups.

Ich: [mit hörbar verärgerter Stimme, in unverzeihlichem Ton] Verdammt noch mal!

Der Kleine: Verdannomma!

Ich: Pferde! Ich habe über Pferde geredet.

Der Große: Warum redest du über Pferde, Mama?

Ich: Ich mag Pferde einfach, ja? Heb bitte sofort die ganzen Legos auf!

Der Große: Nein, das kannst du ja machen, wenn ich in der Schule bin.

[Er hat recht, das werde ich wohl]

Ich: Okay, Kleiner, es ist Zeit, in den Buggy zu klettern,

Der Kleine: Nein is laufen.

Ich: Du kannst nicht laufen, wir sind spät dran. Steig ein, bitte.

[Ich hebe ihn hoch und versuche ihn in den Buggy zu zwängen, er macht sich steif und stößt mit dem Kopf nach mir]

Ich: GROSSER, JACKE!

Der Große: Äh, Mama, ich kann nicht in die Schule, mir geht es so schlecht. Ich kann mein Bein nicht bewegen, nicht laufen und gar nichts.

Ich: Was ist mit deinem Bein? Vor einer Sekunde sah es noch ganz in Ordnung aus.

Der Große: Ich habe mich ganz, ganz doll geschnitten – guck.

Ich: Hmmmm, ich sehe nichts.

Der Große: Du musst RICHTIG nahe kommen zum Gucken. Auuuuuuu.

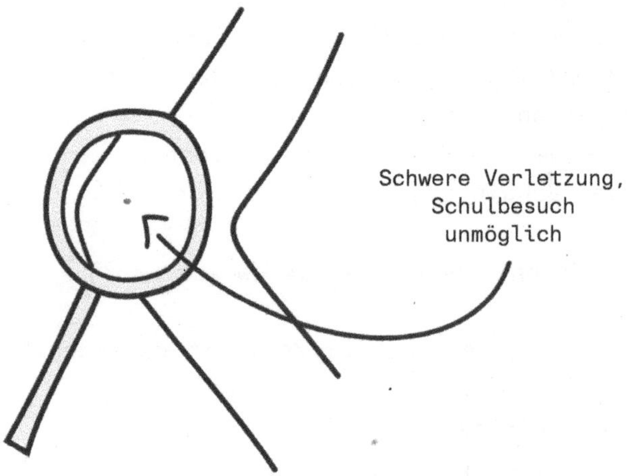

Ich: JACKE! [Öffne die Tür] Wir gehen.

Der Große: Oh, es fängt an zu regnen, Mama!

ARGHHHH, er hat recht! Die Götter des Schulwegs haben beschlossen, es derart punktgenau auf uns herabregnen zu lassen, dass es sehr wahrscheinlich ist, dass sie es MIT ABSICHT machen.

Warum müsst ihr es immer genau zur Bring- und Abholzeit regnen lassen? Seid ihr darauf aus, uns zu nerven? Hä?! Hä?! ANTWORTET GEFÄLLIGST!

Ich weiß, dass keine echten Personen dahinterstecken. Es ist nur so, dass die morgendliche Routine mich manchmal ein ganz kleines bisschen verstört zurücklässt. Ich hoffe, Sie wissen, was ich meine.

(Irgendwie wünschte ich mir allerdings, dass es da echte Personen gäbe, ich würde ihnen gerne vors Schienbein treten).

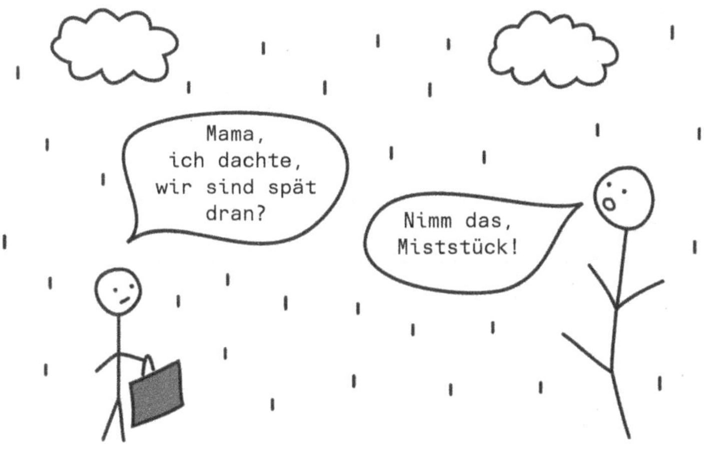
Mama, ich dachte, wir sind spät dran?
Nimm das, Miststück!

In Ordnung. Schule ist also eine Menge mehr Arbeit, als ich dachte. Aber wie sieht es mit dem Lernen aus? Was machen sie da eigentlich den ganzen Tag? Nun. Im Großen und Ganzen habe ich absolut keine Ahnung, denn wenn ich den Großen danach frage, antwortet er »Nichts« oder »Kann ich was zu knabbern haben?«, was beides für mich nicht allzu sehr nach dem nationalen Lehrplan klingt (was ein Jammer ist, denn Nichtstun und Knabbern sind zwei Dinge, die zu meinen allerliebsten Beschäftigungen gehören). Eine der längsten Unterhaltungen, die ich mit ihm über ein Ereignis, das während der Unterrichtszeit stattgefunden hatte, führte, war die folgende:

Ich: Na? Heute irgendwas Aufregendes in der Schule passiert?
Der Große: Ja.
Ich: (AUFGEREGT) Ohh, was?
Der Große: Da war ein Haufen auf dem Spielplatz!
Ich: Oh, tja… ein Vogelschiss oder so was?
Der Große: Nein, ein Jungenschiss. Ein Junge hat auf den Spielplatz gemacht!

Entzückend.

Aber lassen Sie uns für einen Moment wieder ernst werden, denn ich nehme an, wir alle haben unsere Bedenken, wenn unsere Kinder anfangen, zur Schule zu gehen, sei es, weil sie klein sind oder schüchtern, leicht ermüden oder gar in ihren Fertigkeiten den anderen voraus. Ich konnte sehen, dass der Große ganz zufrieden mit der Gesamtsituation war, aber wie machte er sich schulisch? Als ich sein Jahresendzeugnis in Händen hielt, war ich nicht sonderlich überrascht zu erfahren, dass er das geforderte Niveau in Lesen, Schreiben und Rechnen nicht erreicht hatte – er ist noch klein, lebhaft und hat permanent Hummeln im Hintern, es war von vorneherein klar, dass er seine Zeit brauchen würde. Aber ich weiß, dass er es letztlich schaffen wird, also las ich den Rest der Beurteilung, der mir sehr viel mehr sagte als die Ziffern am Anfang…

»Er verfügt über außerordentlich viel Fantasie und die Kreativität, alles in ein Spiel zu verkehren.«

Er ist engagiert.

»Er zeigt gute verbale Fertigkeiten und hat das Selbstbewusstsein, sein Wissen und seine Interessen sowohl mit anderen Kindern als auch mit dem Lehrkörper zu teilen.«

Er hat Selbstvertrauen.

»Er redet mit großer Freude über seine Lieblingsfiguren wie die Ninja Turtles und Lightning McQueen und zeigt dabei große Begeisterung.«

Er ist glücklich.

»Er hat die Fähigkeit, Risiken einzugehen, wenn er neue Dinge ausprobiert, und beginnt zu erkennen, wie wichtig Beharrlichkeit ist, wenn es darum geht, aus den eigenen Fehlern zu lernen.«

Er gibt sich Mühe.

»Er beeindruckt mich wirklich, wenn er aus den Spielsachen in der Bauecke kleine Autos und Transformers baut und jedes Teil seines Modells und dessen Funktion in allen Einzelheiten beschreibt.«

Sie haben dreißig Kinder in der Klasse, aber seine wunderbaren Lehrer kennen ihn wirklich!

»Es war ein großes Vergnügen, ihn in diesem Jahr zu unterrichten. Er ist einer der freundlichsten kleinen Jungen, die mir je über den Weg gelaufen sind! Danke und gut gemacht!«

Mein Gesicht… wird nass.

Er mag der Jüngste in seiner Klasse gewesen sein, aber das schien keine Rolle zu spielen. Der Vorschüler, der mir noch vor Kurzem um die Füße gewuselt ist, hat sich zu einem unabhängigen kleinen Alleskönner entwickelt, und ich bin stolzer als je zuvor in meinem Leben.

P.S. Wenn irgendwelche Lehrer das hier lesen, so möchte ich ihnen DANKE sagen für die fantastische Arbeit, die Sie leisten, Sie sind wirklich toll! Und könnten Sie außerdem die Halbjahresprojekte etwas leichter machen oder wenigstens den elterlichen Beitrag würdigen? Es ist nicht so, dass es mir etwas ausmacht, aber ich habe genug davon und bin es einfach leid, dass die Kinder alles Lob für UNSER Gebastel einheimsen.

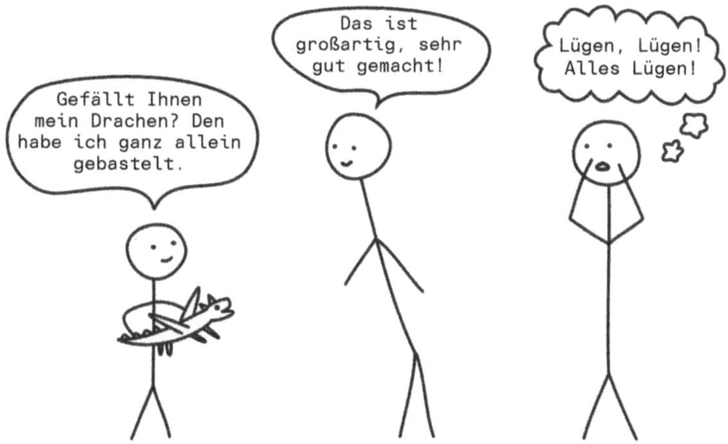
Gefällt Ihnen mein Drachen? Den habe ich ganz allein gebastelt.
Das ist großartig, sehr gut gemacht!
Lügen, Lügen! Alles Lügen!

DIE SIEBEN STADIEN DES SCHLAFENTZUGS

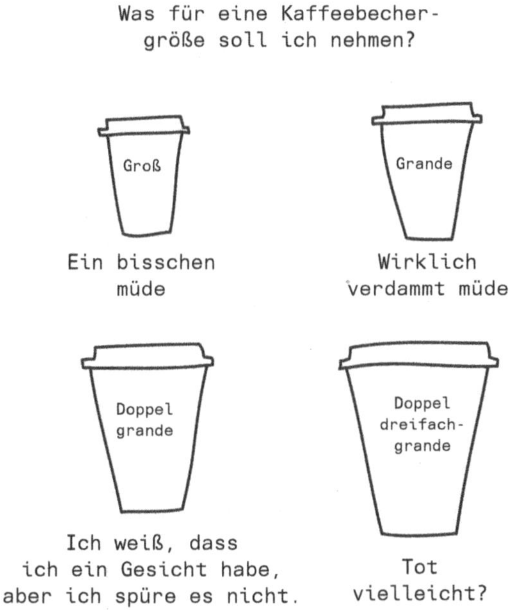
Was für eine Kaffeebecher-
größe soll ich nehmen?
Groß
Ein bisschen müde
Grande
Wirklich verdammt müde
Doppel grande
Ich weiß, dass ich ein Gesicht habe, aber ich spüre es nicht.
Doppel dreifach-grande
Tot vielleicht?

Also wir haben schon eine ganze Menge über Schlaf gesprochen, oder? Für Eltern ist das ein ziemlich großes Thema, wie könnten wir es aussparen? Aber einer der wichtigsten Aspekte in diesem Zusammenhang ist Ihr eigener Schlaf und wie Sie mit dem verflixten Abhandenkommen desselben klarkommen (oder nicht).

Selbst wenn Ihre Kinder »gute Schläfer sind« (zur Hölle mit Ihnen!), werden Sie mit dem Ganzen vielleicht trotzdem ein bisschen mitfühlen können, denn meine aller-, allerschlimmsten Nächte – und darunter tatsächlich einige komplett ohne Schlaf – verdanken wir den gefürchteten Infektionen mit Durchfall- und Erbrechenerregern. Ah, die ganze Wäsche, ah, der Geruch, ah, das Wegkratzen des Erbrochenen vom Teppich um 2.30 in der Nacht.

Wie dem auch sei, ich jammere nicht gerne herum, vielmehr dachte ich, ich teile mit Ihnen meine Erfolgsmethode, durch den Tag zu kommen, wenn Sie ebenfalls unter schwerem Schlafmangel leiden – übersichtlich unterteilt in sieben Stadien.

Genau genommen gleicht das Ganze vielleicht doch mehr einem riesengroßen Gejammer, aber wie auch immer, legen wir mal los…

1. **Schock** – Es ist dunkel, Sie liegen mollig warm in Ihrem Bett und träumen davon, eine Weltklasseturnerin zu sein, als plötzlich ein kleines Kind ganz nah an Sie herankriecht und Cornflakes, Milch und/oder irgendein spezielles Spielzeug verlangt, das Sie seit Monaten nicht zu Gesicht bekommen haben.

   »Geh wieder schlafen«, sagen Sie. »Es ist mitten in der Nacht!«, sagen Sie. Aber wenn Sie nach Ihrem Handy angeln, um die Irrsinnszeit zu bestätigen, stellen Sie fest, dass es tatsächlich Morgen ist. Oder zumindest eine Version davon, nur eben keine besonders gute…

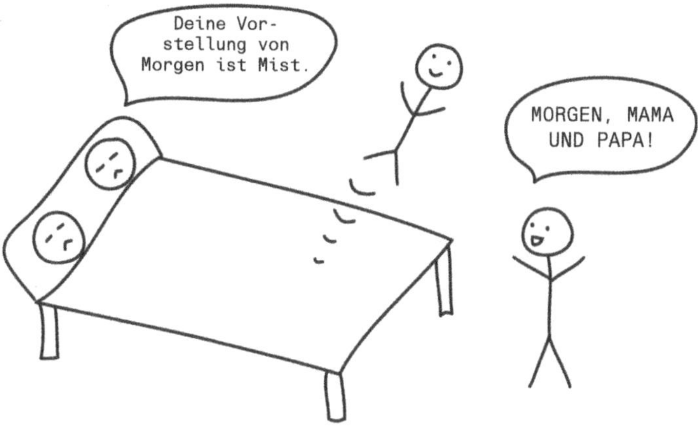

Deine Vorstellung von Morgen ist Mist.
MORGEN, MAMA UND PAPA!

2. **Abwürgen** – alias Kinderfernsehen oder Milchshake oder eine zufällige Kombination aus beidem, weil Sie die Fertigkeit perfektioniert haben, selbst im Schlaf zwischen den sehr speziellen Vorlieben hin und her zu schalten, um den Wirbel ja möglichst klein zu halten. Wenn der Gruselschrott *Cloudbabies* kommt, ist die Sache für alle gelaufen.
3. **Leugnen des Problems** – wer braucht schon Schlaf? Am liebsten würden Sie Ihre Pläne für den Tag sausen lassen und sich, sachte vor sich hin schaukelnd, in eine Ecke Ihres Hauses verziehen, aber das wäre ein Zeichen von Schwäche.

Indoor-Spielplatz, wir kommen – DU SCHAFFST DAS!

4. **Akzeptanz** – DU SCHAFFST DAS NICHT! Indoor-Spielplätze gehören gesetzlich verboten. Die Kinder anderer Leute gehören gesetzlich verboten. Ihre eigenen Kinder sollten für illegal erklärt werden.
5. **Selbstmedikation** – Trinken Sie einen Kaffee, trinken Sie einen Gin, vielleicht einen Kaffee mit Gin drin? Dann stopfen Sie sich mit Gummibärchen voll, bis Ihnen schlecht wird.

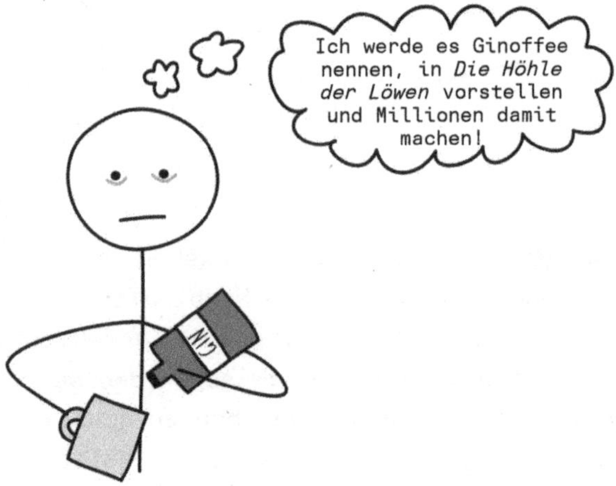
Ich werde es Ginoffee nennen, in *Die Höhle der Löwen* vorstellen und Millionen damit machen!
GIN

6. **Wahn** – Der Kaffee-Gin-Gummibärchen-Cocktail tut Ihnen nicht gut. Alles ist jetzt plötzlich beängstigend. Unter keinen Umständen sollten Sie Ihre Augen auch nur fünf Sekunden auf *Kati und Mim-Mim* gerichtet halten. Katis klobiger Hase in Lila ist nicht Ihr Freund.

7. **Zorn** – Sie sind dabei, Ihr Kind von der Schule abzuholen und entwickeln leichte Triumphgefühle – bis zu dem unausweichlichen Anruf um Viertel vor sechs…

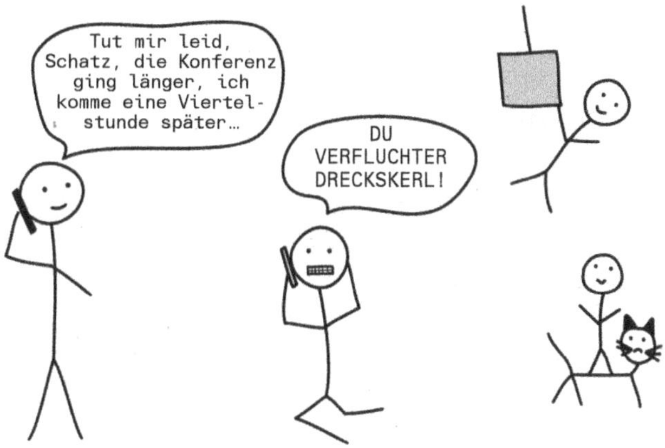
Tut mir leid, Schatz, die Konferenz ging länger, ich komme eine Viertelstunde später…
DU VERFLUCHTER DRECKSKERL!

8. **Jenseits des toten Punkts** – Erinnern Sie sich, dass das Einzige, was Sie den ganzen Tag tun wollten, war, sich aufs Sofa zu hauen und das Bewusstsein zu verlieren? Nun, die Kinder sind endlich im Bett, und raten Sie, was passiert?

Plötzlich fühlen Sie sich VERDAMMT NOCH MAL FANTASTISCH!

Warum zu Bett gehen, wenn doch ein ganzer Abend vor Ihnen liegt, an dem Sie tun können, was immer Sie wollen! Ihr Wohnzimmer gehört Ihnen. Sie könnten sich aufs Sofa lümmeln, mit einem Auge fernsehen und gleichzeitig auf Ihrem Laptop herumdaddeln, oder Sie könnten… Ach, warum über andere Möglichkeiten nachsinnen, wenn Sie doch einfach nur herumsitzen, mit einem Auge fernsehen und gleichzeitig auf Ihrem Laptop herumdaddeln können?

19.45 – Facebook durchsehen und dabei nach neuen Besteckkörben für den Geschirrspüler suchen

20.23 – Lasagne und *East Enders*

22.01 – Oh no, die dreißig Prozent Rabatt bei Debenhams enden heute Abend...

23.17 – Auf Immoscout nach einem Traumhaus suchen

23.59 – Kurz noch googeln, wie man die Zähne am besten strahlend weiß bekommt, dann ins Bett.

9. Schlaflosigkeit ...

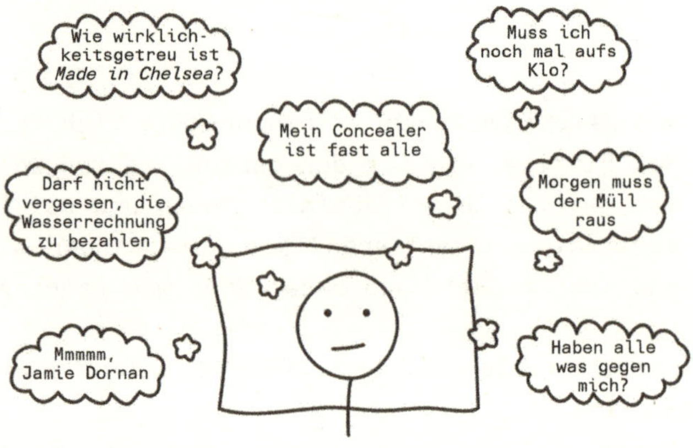
Wie wirklichkeitsgetreu ist *Made in Chelsea*?
Muss ich noch mal aufs Klo?
Mein Concealer ist fast alle
Darf nicht vergessen, die Wasserrechnung zu bezahlen
Morgen muss der Müll raus
Mmmmm, Jamie Dornan
Haben alle was gegen mich?

Abspann und wieder von vorn.

(*Und: Ja, ich weiß, dass es neun Stadien und nicht sieben sind, aber ich leide unter Schlafmangel, und Sie können nicht erwarten, dass ich richtig zähle.)

ERINNERN SIE SICH AN DIE ZEIT DAVOR?

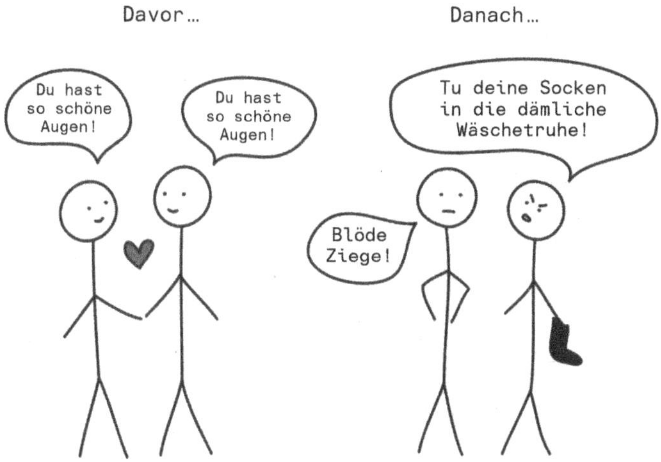
Davor…
Danach…
Du hast so schöne Augen!
Du hast so schöne Augen!
Tu deine Socken in die dämliche Wäschetruhe!
Blöde Ziege!

»Die Zeit davor« – so bezeichnen J und ich den Abschnitt unserer Zweisamkeit, bevor wir Kinder hatten. Die Betonung ist dabei auf »davor« zu legen, und begleitet werden muss das Ganze von einem wissenden, etwas traurigen nostalgischen Gesichtsausdruck.

Wir sind inzwischen seit mehr als zehn Jahren zusammen, und die Geschichte, wie es dazu kam, ist unglaublich romantisch. Wir haben uns auf der Arbeit kennengelernt, fanden einander zunächst leicht nervig, doch langsam, aber sicher kamen wir uns näher. Wir wurden Freunde, und irgendwann fiel mir auf, dass mir Dinge ohne ihn nicht so viel Spaß machten.

Und dann waren wir eines Abends auf einem Firmenfest sehr betrunken und knutschten rum.

Er fragte mich, ob ich nicht mit ihm zusammen sein wolle, und wir verbrachten unsere Zeit miteinander, gingen aus zum Mittagessen, lachten, tranken guten Wein, lungerten herum, gingen in Kneipen, redeten Unsinn, lungerten noch ein bisschen mehr herum und gingen aus zum Abendessen. Wir hatten beide an denselben Dingen Spaß und waren uns leicht einig.

Ein paar Jahre später im Dezember lud er mich nach Tallinn ein und machte mir unter dem großen Weihnachtsbaum auf dem Rathausplatz einen Heiratsantrag.

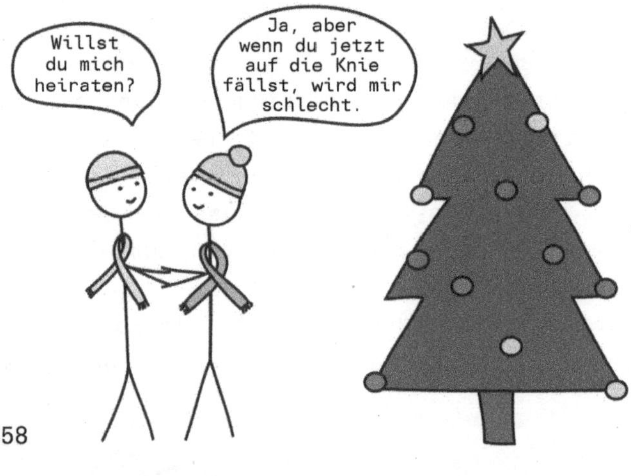
Willst du mich heiraten?
Ja, aber wenn du jetzt auf die Knie fällst, wird mir schlecht.

(Um ehrlich zu sein, ich wusste, dass es dazu kommen würde. Er hatte den Ring selbst aussuchen wollen, aber ich habe ihn daran gehindert, weil ich schon einen besonderen im Auge hatte. Ich zerrte ihn nach Hatton Garden, die berühmte Schmuckstraße in London, und suchte ihn mir selbst aus. Nennen Sie mich ruhig einen Kontrollfreak, wenn Sie wollen, denn ich bin einer.)

Uns war schwindelig vor Liebe und Glück, wir waren aufgeregt. Was für ein wunderschöner Ort! Wir wussten es nicht, aber genau zu der Zeit begann in meinem Bauch ein kleiner Haufen Zellen zu einem Menschen heranzuwachsen. Und das sollte sich für uns als größte Umwälzung aller Zeiten erweisen.

Zeitraffer, ein paar Jahre später: Wir waren verheiratet und hatten ein Kleinkind. Die Dinge hatten sich jenseits aller Vorstellungskraft verändert. Wir waren von einem doppelverdienenden »Lass-uns-unser-ganzes-Geld-für-dreimal-in-der-Woche-essen-gehen-ausgeben«-Paar zu einem »Wer-zum-Teufel-hat-vergessen-Windeln-zu-kaufen«-Paar mutiert.

Mir wurde nicht mehr schwindelig, wenn ich ihn sah. Ja, manchmal machte mich sein Anblick wütend, weil er mich an all die Dinge erinnerte, die mich an ihm in letzter Zeit geärgert hatten. Zum Beispiel die Art und Weise, wie er seinen Bart über dem Waschbecken stutzt, das ich gerade eben saubergemacht habe, und danach behauptet, er habe alles weggespült… Wenn ich dann hingehe und nachsehe, ist alles voller Stoppelhaare! Solche Sachen machen mich ein wenig mordlüstern …

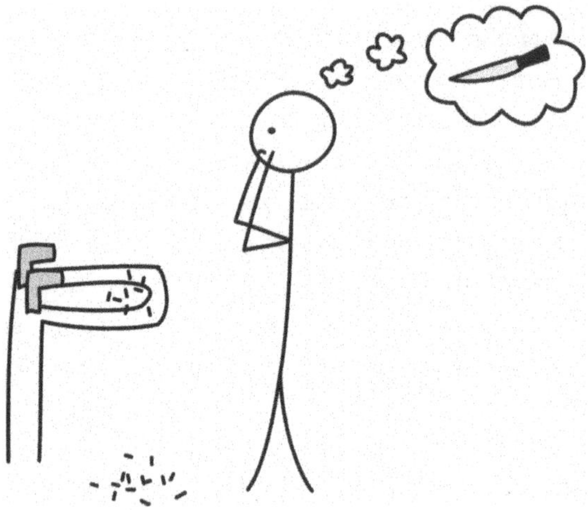

So sehr Ehe und Kinder Paare zusammenschweißen können, so sehr können sie sie auch entzweien, das ist mir klar. Manche trennen sich oder lassen sich scheiden, verlieren alles aus den Augen, was sie einmal in einander gesehen haben, denn mit Kindern geht vieles davon im ewigen Einerlei der täglichen Tretmühle verloren.

Wir konnten nicht mehr aufstehen und beschließen: »Hey, lass uns frühstücken gehen« oder auch gar nicht aufstehen und den ganzen Tag im Bett verbringen *räusper*.

Stattdessen schleppten wir unsere müden Hintern morgens zu unchristlichen Zeiten die Treppe hinunter, um beim Frühstück Schiedsrichter zu spielen und Weetabix aus den verschiedenen Körperöffnungen von Kindern zu entfernen.

Wo wir einst über unsere Hoffnungen, unsere Träume und unsere wilden Pläne für die Übernahme der Weltherrschaft diskutiert hatten, war nun plötzlich nur noch die Rede von Paracetamol-Vorräten, Kindersitzen, der Umschuldung fürs Haus und wer dran ist, den Müll rauszutragen. Die Dinge des täglichen Lebens eben. Und was ist sexy an den Dingen des täglichen Lebens? Nichts. Wenn ich so darüber nachdenke, was ist sexy daran, unablässig das Hauptthema zu *Helfer auf vier Pfoten* zu summen? Ja – auch nichts.

Wollen Sie wissen, was noch komplett unsexy ist? Das…

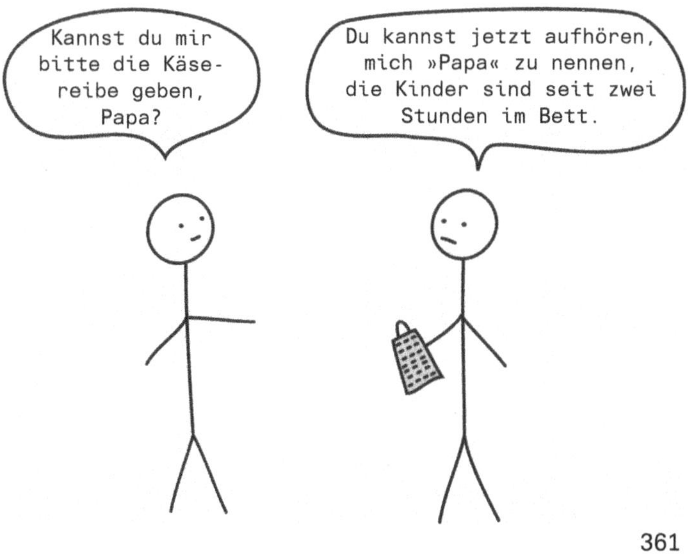
Kannst du mir bitte die Käsereibe geben, Papa?
Du kannst jetzt aufhören, mich »Papa« zu nennen, die Kinder sind seit zwei Stunden im Bett.

Auf dem Papier verabscheue ich Leute, die so was tun, aber im wirklichen Leben – tue ich das selbst! ICH TU DAS WIRKLICH! Würg.

Ich glaube, am schwersten war es, als die Jungen noch sehr klein waren, ich zu Hause war und J arbeiten ging. Ich nahm es ihm übel, dass er kopfhörerbewehrt aus der Haustür spazierte, dass er in seiner MITTAGSPAUSE »schnell« bei Prêt à Manger reinschauen und erwachsene Unterhaltungen führen konnte. Ich bin mir recht sicher, dass er mich um die Zeit beneidete, die ich bei den Kindern verbringen durfte, und darum, dass auf meinen Schultern nicht die ganze finanzielle Verantwortung ruhte.

Wenn er von der Arbeit kam und einfache, freundliche Fragen stellte, bekam er nicht selten »etwas« barsche Antworten…

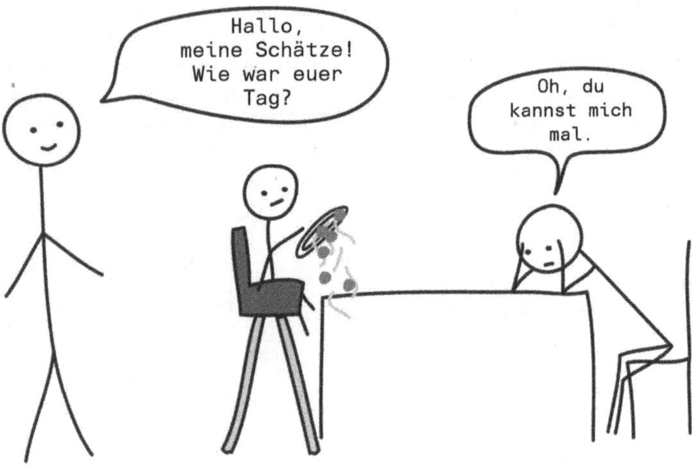
Hallo, meine Schätze! Wie war euer Tag?
Oh, du kannst mich mal.

Die kleinen Dinge wurden groß. Wenn er beispielsweise keine Nespresso-Kapseln bestellte, obwohl er es versprochen hatte, schien das das Ende der Welt. Manchmal fühlt es sich an, als ruhten alle meine Hoffnungen für den Tag einzig und allein auf jenen kleinen Kapseln. Ich habe ihn bei der Arbeit angerufen und ihm die Hölle heißgemacht für sein Versäumnis, und er sagte zu mir: »Schau, ich besorg sie, es tut mir leid, aber du musst dich beruhigen, ich arbeite, ich melde mich später« mit der verflixten Geduld eines Heiligen (es tut mir leid, J.).

Meistens kabbeln wir uns nur, aber hin und wieder haben wir einen lächerlichen Streit, der aus dem Nichts entsteht. Einmal hat er den Deckel so auf den Mülleimer geknallt, dass er zerbrochen ist, und ich habe ein Weinglas zertrümmert, weil ich es rasend vor Wut auf die Arbeitsplatte geknallt habe (keine Sorge, den Wein hatte ich vorher ausgetrunken).

Keiner von uns ist wirklich so gestrickt, wir sind keine Wutmenschen, die ihr Temperament nicht unter Kontrolle haben. Aber Kinder verändern Sie als Paar, Ihre Art zu denken, Ihre Art zu handeln, die Dinge, die Sie tun, Ihre Geduld und den Zustand Ihrer geistigen Gesundheit. Manchmal zum Guten, manchmal zum Schlechten. Es kann zunehmend schwerer werden, inmitten des Riesenbergs von Plastikplunder, Wäsche, Abwasch, To-do-Listen und zwei lauten fordernden kleinen Wesen, die Sie miteinander geschaffen haben, den Menschen auszumachen, in den Sie sich einst verliebt haben.

Aber wir versuchen, in dem ganzen Chaos immer mal Zeit füreinander zu finden. Auch wenn diese darin besteht, gemeinsam vor welchem Film auch immer, den wir uns vor einer Dreiviertelstunde auf Netflix ausgesucht haben, einzuschlafen, oder in dem Versuch, früh zusammen ins Bett zu gehen, nur damit im unpassendsten Augenblick ein kleines Kind hereinmarschiert kommt…

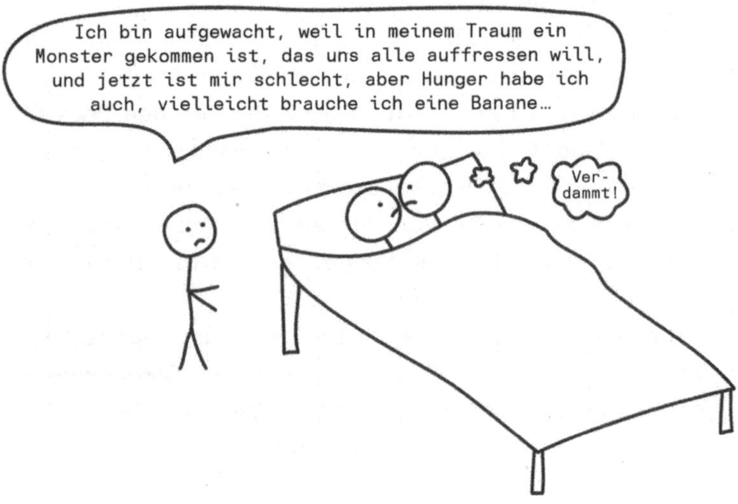
Ich bin aufgewacht, weil in meinem Traum ein Monster gekommen ist, das uns alle auffressen will, und jetzt ist mir schlecht, aber Hunger habe ich auch, vielleicht brauche ich eine Banane…
Ver-dammt!

Es kann schwer sein, es kann einen auslaugen, und unter Umständen fühlt sich alles ein bisschen »na ja« an, aber dann passiert etwas, und plötzlich wird wieder alles sonnenklar: Neben all der Arbeit, dem Stress und den Verdammt-noch-mal-Augenblicken, die unsere Kinder uns bescheren, schenken sie uns gelegentlich unglaublich lustige Augenblicke, die nur wir beide so verstehen und empfinden können.

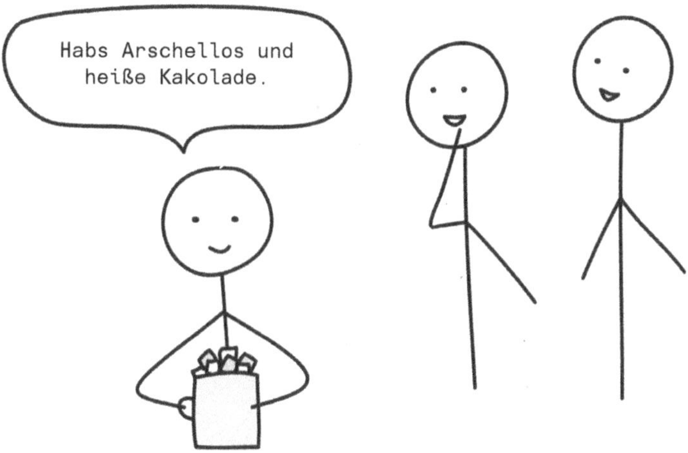

Je älter sie werden, desto einfacher wird es, sie brauchen uns weniger, und wir sehen wieder größere Teile aus der »Zeit davor« als am Anfang. Es ist dieser Tage nur alles ein bisschen anders, aber wenn wir richtig darüber nachdächten, würden wir nicht wieder zurückwollen (zudem wäre es nicht möglich, also hat es keinen Sinn, sich in solchen Gedanken zu ergehen).

Unsere Geschichte hat also wenig von *Romeo und Julia*, sie wurde nicht im Himmel geschrieben, aber wir sind noch da, ärgern uns wie immer gelegentlich gegenseitig bis zum Wahnsinn – und lieben uns trotzdem.

Auf viele weitere Jahre gemeinsamen Schweigens auf dem Sofa, J! Romantischer als das wirst du's von mir wohl nie bekommen.

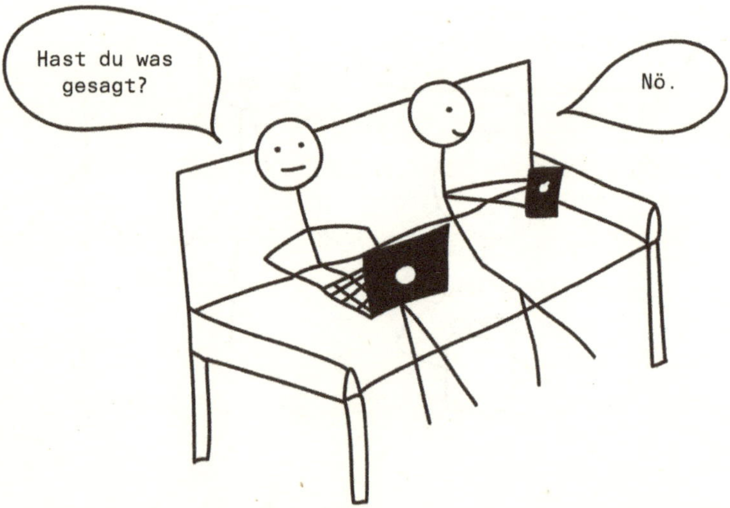

»ICH VERLASSE DICH NIE«

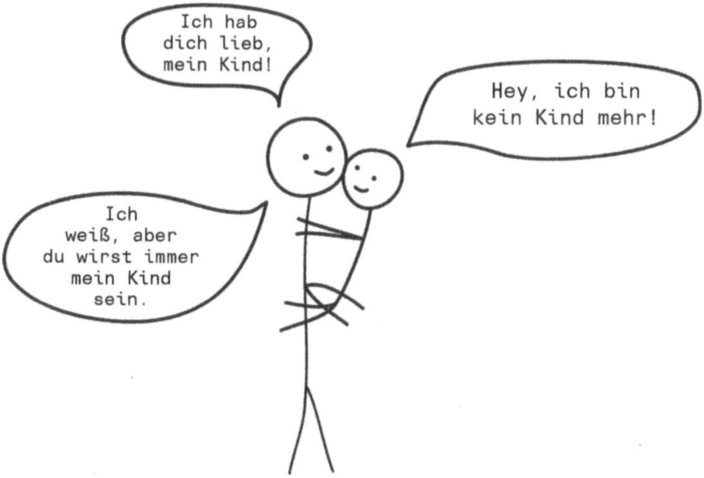
Ich hab dich lieb, mein Kind!
Hey, ich bin kein Kind mehr!
Ich weiß, aber du wirst immer mein Kind sein.

Ich glaube, alle Eltern haben sich zu irgendeiner Zeit des Wunsches schuldig gemacht, die Zeit möge doch schneller vergehen. Niemand kann auf immer kleine Kinder betreuen. Es ist fantastisch, aber erbarmungslos, es ist bereichernd, aber anstrengend, es ist unglaublich spannend, aber es lässt Sie manchmal schier durchdrehen.

In meiner Vorstellung ist das Nonplusultra des Elternseins der Punkt, an dem meine Kinder aufstehen, sich ihr Frühstück selbst machen, den

Fernseher einschalten und mich weiterschnarchen lassen. Ich bin noch nicht so weit, aber ich kann ihn am Horizont erahnen, und mit der Zeit werde ich, das weiß ich, mehr und mehr von dem zurückbekommen, nach dem es mich verlangt – die Möglichkeit, sich einmal fünf Minuten hinzusetzen, ohne dass irgendwer von irgendwo nach diesem oder jenem schreit, die Zeit, ein Buch zu lesen und eine Tasse Kaffee zu trinken, die ich nicht viermal in der Mikrowelle habe aufwärmen müssen. Eines Tages wird Ruhe und Frieden sein in einem Haus, das einst vor Laserschwert-Duellen und unsinnigem Fäkalhumor gedröhnt hat.

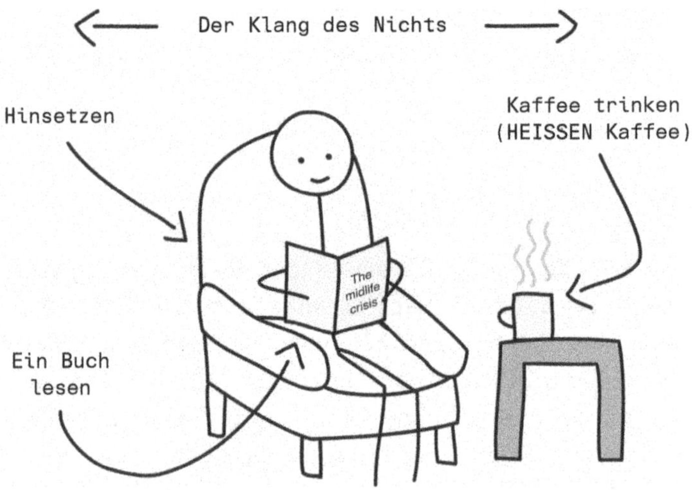

Aber es wird natürlich ein bittersüßer Triumph sein, denn meine Kinder sind der Mittelpunkt meiner Welt und werden es immer sein, sie aber haben seit dem Tag ihrer Geburt ganz allmählich gelernt, dass ich nicht der Mittelpunkt von ihrer bin.

Ich sehe ihnen zu, wie sie von einem Meilenstein zum nächsten turnen – Lächeln, Klatschen, Krabbeln, Laufen, Sprechen, Radfahren, Lesen, Schreiben und sich selbst den Popo abputzen (oder es zumindest versuchen). Ich sehe ihnen zu, wie sie mit jedem Schritt immer unabhängiger werden. Mit meiner Hilfe lernen sie, ein Leben ohne mich zu führen.

Eines Tages in nicht allzu ferner Zukunft werde ich nicht mehr gebraucht werden, um Knöpfe zuzumachen oder aufgeschürfte Knie mit Pusten und Küssen zu kurieren. Ich muss nicht mehr so tun, als hörte ich das Kichern nicht, welches unschwer ein Versteck preisgibt, und muss nicht mehr gefühlt endlose Stunden Autos auf dem Fußboden herumschieben. Ich werde nicht mehr gebraucht, um Lego-Modelle zusammenzubauen, und ich werde keine Schmerzensschreie mehr ausstoßen, weil ich auf liegengelassene Bausteine trete.

Eines Tages werde ich keine klebrigen Marmeladengesichter mehr abwischen und muss nicht mehr vorgeben, dass ich mir im Fernsehen gerne *Power Rangers* anschaue. Ich werde keine Gute-Nacht-Milch mehr eingießen und keine Geschichten mehr erzählen, und ich werde nicht mehr in einem dunklen Zimmer auf dem Fußboden liegen und warten müssen, bis mein süßer Knabe endlich einschläft. Es werden mir keine Kinder mehr an Armen und Beinen hängen oder mich umklammern, ich werde einen Schaukelstuhl ganz für mich allein haben, aber ich werde dort mit dem leersten Schoß sitzen, den man sich vorstellen kann. Eines Tages, wenn ich alle Zeit der Welt habe, werde ich nur den Wunsch haben, sie zurückzudrehen.

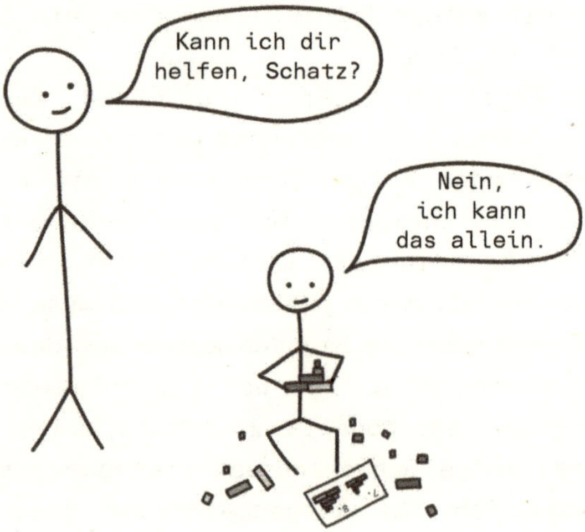
Kann ich dir helfen, Schatz?
Nein, ich kann das allein.

Der Große und ich haben vor einer Weile folgende Unterhaltung geführt, und wir führen sie noch immer sehr oft. Ich bin nicht mehr sicher, wie es anfing, aber wir redeten über Familien…

»Wenn du groß bist, willst du vielleicht auch heiraten, so wie Mama und Papa.«

»Was? Was ist heiraten?«

»Das ist, wenn du einen allerliebsten Menschen findest und für immer mit ihm leben und zusammen sein willst.«

Lange Pause, kleiner Kopf raucht, dann folgt ein ängstlicher Blick

Er starrt an die Decke und wiegt seinen Kopf von einer Seite zur anderen wie immer, wenn er versucht, die richtigen Worte in der richtigen Reihenfolge aneinanderzureihen.

»Aber, aber, aber, aber… und nicht mehr bei dir sein, Mama?«

Himmel.

Wie erklären Sie einem Kind, das nicht über seine Nasenspitze hinausschauen kann und gerade erst eine Vorstellung von »morgen« zu entwickeln beginnt, die Zukunft?

Ich breite meine Arme aus, er verschränkt seine in meinem Nacken und umklammert mit den Beinen meine Taille. Er ist schwer, und ich frage mich, ob dies eines der letzten Male ist, dass ich ihn so hochnehmen werde. Oder ob es eines der letzten Male ist, da er das Verlangen hat, hochgenommen zu werden.

Ich schaue ihm tief in seine verwirrten kleinen Augen und sage ihm ganz klar:

»Du bist mein bester Freund, und ich werde dich nie verlassen.«

Und das ist wahr.

Denn ich weiß, dass er derjenige ist, der mich verlassen wird.

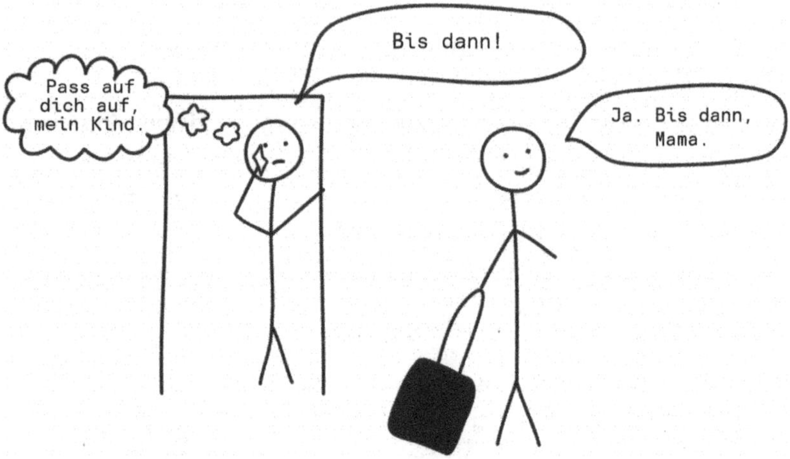
Pass auf dich auf, mein Kind.
Bis dann!
Ja. Bis dann, Mama.

DINGE, VON DENEN ICH GLAUBE, DASS MEINE KINDER SIE WISSEN SOLLTEN

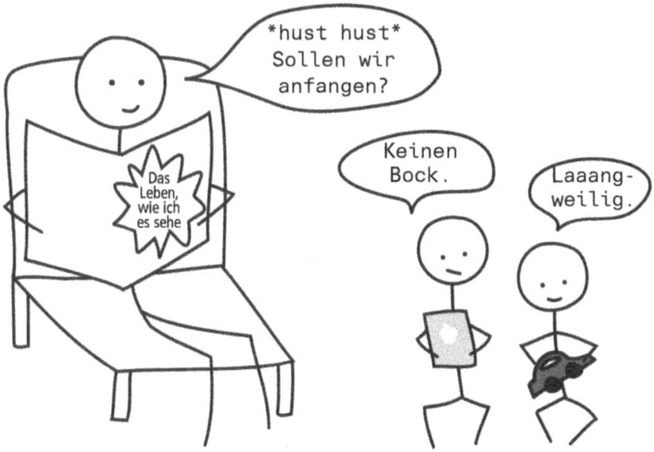
hust hust
Sollen wir
anfangen?
Das Leben, wie ich es sehe
Keinen
Bock.
Laaang-
weilig.

Im Internet geistern Unmengen solcher Listen herum: Lektionen fürs Leben, die so wichtig sind, dass Leute sie im World Wide Web verewigen müssen für den Fall, dass sie vergessen, sie ihren Kindern selbst beizubringen.

Es scheint irgendwie passend, mit so etwas Ähnlichem zu schließen, denn seit ich an dem

Buch schreibe, werde ich von Angstträumen heimgesucht, in denen ich unmittelbar vor seiner Veröffentlichung bei einem idiotischen Unfall ums Leben komme, so dass ich es nie gedruckt sehen werde. Ich habe mir dann das Geschehen danach vorgestellt und bin auf ein paar überraschend positive Dinge gestoßen: Das Buch würde dank meines tragischen Endes eine Menge Aufmerksamkeit in der Presse bekommen, schließlich mag es jeder gerne ein bisschen morbide, oder? Den Hauptnutzen davon hätte meine Familie, die sich ein besseres Auto kaufen und in einen schicken Urlaub fahren könnte. Ich stelle mir gerne vor, dass dies den Schlag ein wenig abmildern würde.

Nun, genug über den Tod geplaudert, lassen Sie uns weitermachen und das ganze Zeug, das Sie bis hierher gelernt haben, resümieren:

Für meine Jungs: Das sind die Dinge, die ihr unbedingt wissen müsst…

1. Die fünf besten Chipssorten der Welt sind

   1. Pickled Onion Monster Munch
   2. Scampi N' Lemon Nik Naks (sollten wirklich in mehr Läden zu bekommen sein)
   3. Wotsites
   4. Frazzles
   5. Flame Grilled Steak McCoy's

2. Die richtige Art, eine Klorolle anzubringen, ist: mit dem Blatt nach vorne hängend. AUF KEINEN FALL sollte das Papier hinten runterhängen.

3. Rollsteige sind dazu da, Dinge zu beschleunigen, nicht dazu, sie zu verlangsamen, dasselbe gilt für Rolltreppen. Blockiert sie nicht durch eure Koffer oder durch die Art und Weise, wie ihr steht. Das kann Leute sehr, sehr sauer machen.

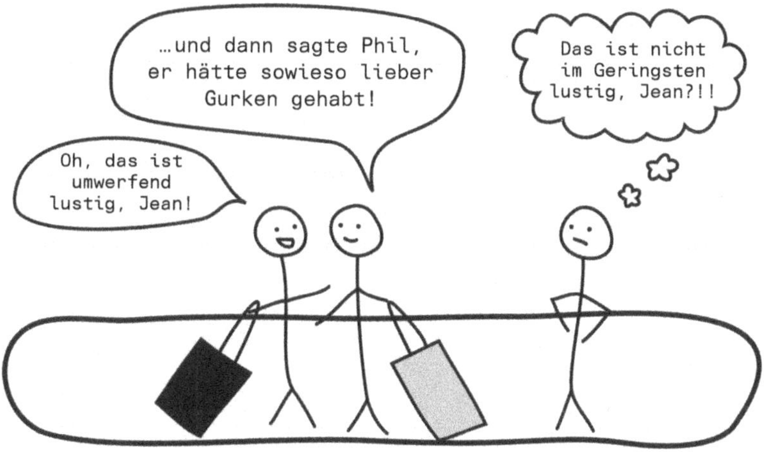

Oh, das ist umwerfend lustig, Jean!
...und dann sagte Phil, er hätte sowieso lieber Gurken gehabt!
Das ist nicht im Geringsten lustig, Jean?!!

4. Kauft euch eine anständige Kaffeemaschine, weil Kaffee Dinge wie in ganzen Sätzen sprechen immerhin möglich *scheinen* lässt.

5. Fröhlich und dankbar zu sein ist nett, kann aber auch ermüden. Gesteht euch selbst hin und wieder eine Pause vom Fröhlich-und-dankbar-sein zu und suhlt euch genussvoll in eurem eigenen Elend.

6. Wenn ihr genug vom Suhlen habt, versucht es mit Luftpolsterfolie.

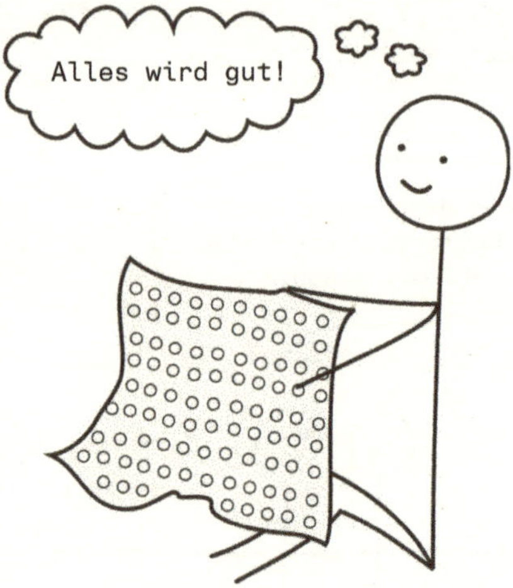

7. Das Leben ist zu kurz, um Dinge zu tun, die euch keinen Spaß machen. Lernt, Nein zu anderen Leuten zu sagen. Wenn euch das schwerfällt, übt mit einem Haustier.

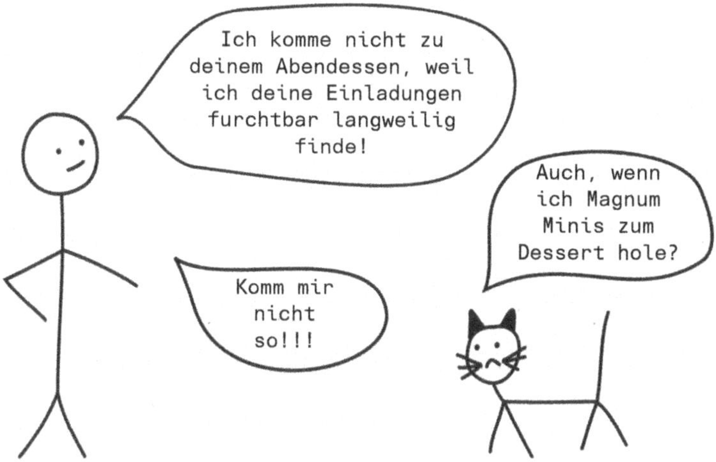
Ich komme nicht zu deinem Abendessen, weil ich deine Einladungen furchtbar langweilig finde!
Komm mir nicht so!!!
Auch, wenn ich Magnum Minis zum Dessert hole?

8. Seid keine Schmarotzer. Ihr denkt, ihr kommt damit durch, euch einladen zu lassen und nie zu zahlen, aber JEDER weiß es.

9. ICH WILL EUCH NIE im Reality TV sehen (höchstens bei MasterChef).

10. Es wird immer Leute geben, die klüger oder talentierter sind als ihr. Wenn ihr damit nicht umgehen könnt, dann versucht, Freunde zu finden, die ein kleines bisschen dussliger sind als ihr, oder lernt, fiese Gedanken für euch zu behalten.

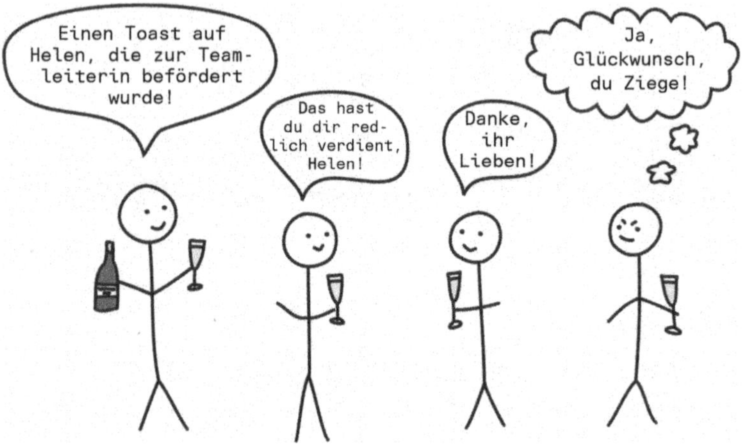
Einen Toast auf Helen, die zur Team-leiterin befördert wurde!
Das hast du dir red-lich verdient, Helen!
Danke, ihr Lieben!
Ja, Glückwunsch, du Ziege!

11. Leute allerdings, die sich für besser halten als ihr, sind in Wirklichkeit Armleuchter.

12. Gazpacho ist einfach nicht richtig. Kalte Suppe?! Warum, warum, warum?

13. Sagt euren Freunden alles, was euch an ihnen gefällt, und schaut den Leuten in die Augen, wenn ihr mit ihnen redet … aber starrt sie nicht die ganze Zeit an. Und werdet bitte keine Stalker, das ist gruselig und illegal.

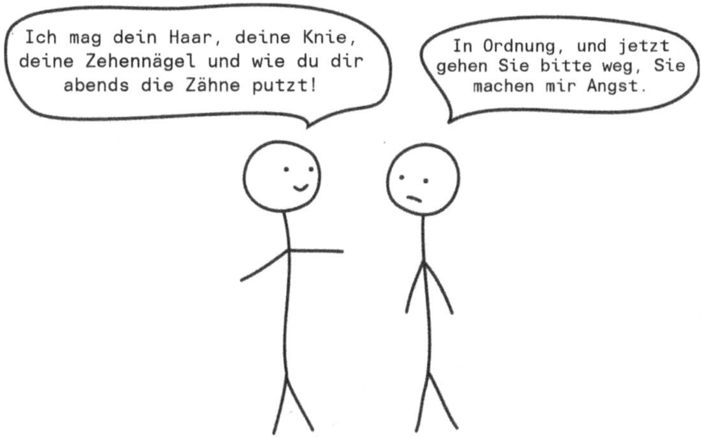
Ich mag dein Haar, deine Knie, deine Zehennägel und wie du dir abends die Zähne putzt!
In Ordnung, und jetzt gehen Sie bitte weg, Sie machen mir Angst.

14. Streitet euch nicht mit Leuten im Internet, damit geratet ihr nur in einen Strudel, der euch viele wertvolle Stunden und Hirnzellen kosten wird.

15. Strebt danach, das komplette Gegenteil von Gwyneth Paltrow zu werden.

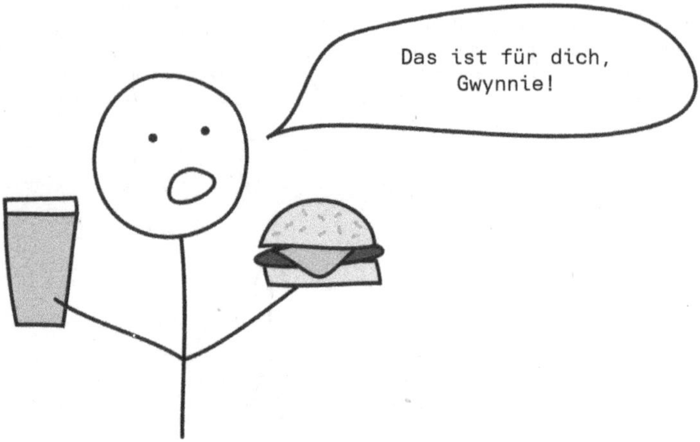

16. Eure Gesichter sind verdammt süß.

17. Ziemlich viele Dinge im Leben kann man als rausgeschmissenes Geld betrachten, aber die einzige todsichere Art und Weise, Geld wirklich unnötig zu verhökern ist, tot umzufallen mit einem Haufen Kohle auf der Bank, die ihr für Dinge hättet ausgeben sollen, die ihr nie getan habt.

18. Lasst euch von niemandem dazu bringen, euch zu schämen, weil euch Dinge gefallen, die nicht hochgeistig sind. Ich habe einen beängstigenden Musikgeschmack, aber mir ist eine Riesenlast von den Schultern genommen, seit ich mich öffentlich als Belieber geoutet habe.

19. Sollen wir es mit etwas halbwegs Ernstem probieren? Ich würde euch von Herzen gerne sagen, wie überaus einzigartig und besonders ihr seid, aber es besteht die Möglichkeit… dass ihr es nicht seid. Dieses ganze »Lass dein Licht strahlen, mein Schatz« mag gut und schön sein, aber wenn ihr versucht, heller zu strahlen, als die euch zugewiesene Wattleistung hergibt, haut es euch die Sicherungen raus, und alle um euch herum sitzen im Dunkeln. Es spricht eine Menge für die einfachen Dinge – ein Job, der euch einigermaßen Spaß macht, jemand, mit dem ihr euer Leben teilt, Familie, ein Dach über dem Kopf, Bohnen auf Toast zum Abendessen und genügend Geld, um einem guten Freund auch mal einen ausgeben zu können. Es spricht viel dafür, dem Lockruf des Ruhmes nicht zu folgen und schlicht die Freiheiten zu genießen, die es mit sich bringt, einfach nur Durchschnitt zu sein. Es spricht insgesamt vieles dafür, normal zu sein, normal sein steht den meisten Leuten sehr gut.

20. Und hier noch eins. Es gibt nur eine Welt. Menschen mögen unterschiedlich aussehen, unterschiedlich klingen oder an anderes Zeug glauben als ihr selbst, aber tief innen sind wir alle gleich. Nehmt jeden freundlich auf und helft denen, die weniger gut dran sind als ihr. Das klingt einfach genug, aber eine

Menge Erwachsene kapieren es nicht – ihr seid diejenigen, die die Dinge geraderücken können. Gebt es weiter!

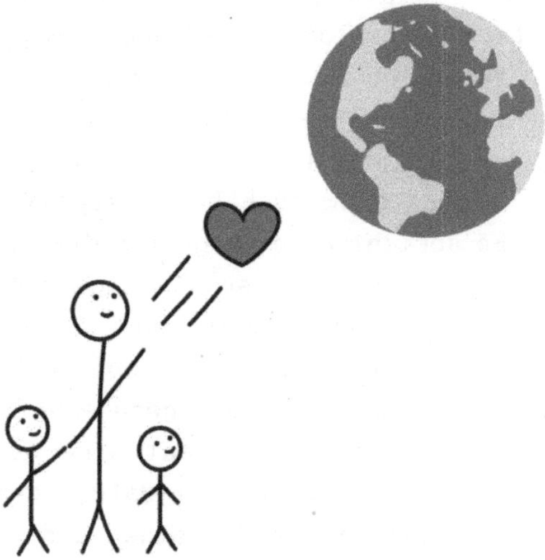

21. Ich bin sicher, es gäbe noch jede Menge Ernsthaftes, das ich erwähnen sollte – seid gut zu Tieren, geht wählen, trennt euren Müll, denkt daran, eure Zähne zu putzen, fahrt vorsichtig, lernt verzeihen, esst mehr Grünkohl und so weiter und so fort, aber ich fange an, mich zu langweilen, und Gwyneth isst Grünkohl, also was soll's.

22. Wusstet ihr, dass ich, bevor ich euch kannte, nie so viel zu lachen hatte wie heute? Seht ihr, wie stolz ihr mich tagtäglich macht? Ist euch klar, dass ihr alles seid, was ich je haben wollte? Ich hab euch lieb. Immer. Von ganzem Herzen (mit Pickeln und kleinen Macken und allem).

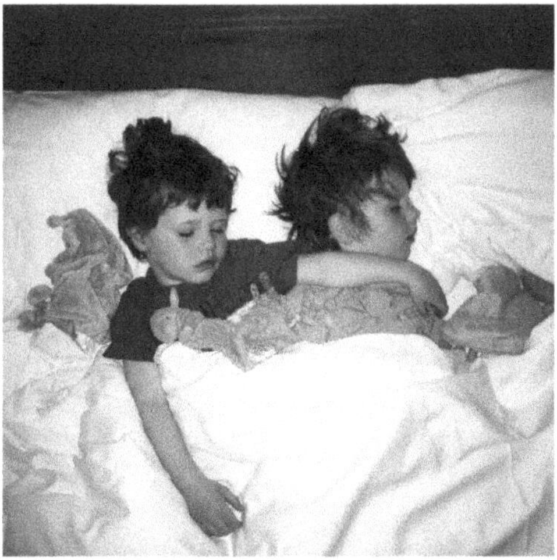

DANK

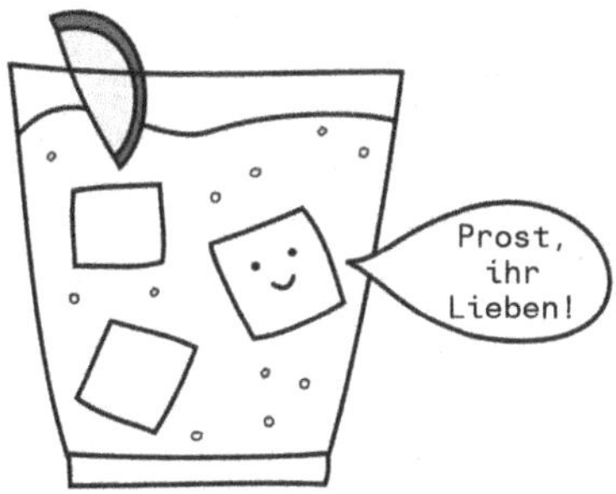

Ahh, das ist schrecklich: Wo fängt es an? Wo hört es auf? Was, wenn ich aus Versehen jemanden vergesse? Sollte ich mich bei meinen Tieren bedanken? Wer weiß, also los geht's…

An alle, die meinen Blog lesen, kommentieren und mit anderen teilen – ohne Sie wäre das hier nie wahr geworden, also vielen Dank, dass Sie geholfen haben, einen Traum in Erfüllung gehen zu lassen, und dafür, dass Sie mich täglich zum Lachen bringen mit Ihren fantastischen Geschichten.

An das geniale Team bei Coronet – Emma, Alice, Rosie und insbesondere an meine Lektorin Charlotte, der ich schon lange, bevor ich viele Leser hatte, aufgefallen war (wenn ihr Chef mitliest: Sie sollte befördert werden, weil sie oft bis fünf Uhr morgens an meinem Buch gearbeitet hat!)

An meine Freunde. Oh ja, ich habe Glück, dass ich in meinem Leben so viele wunderbare Kumpels habe! Und erst jetzt, da ich dies schreibe, geht mir auf, dass sie alle unter irgendwelchen dämlichen Gangnamen kategorisiert sind. An DIE Gang – bitte scheuert mir eine; an People Who Are Not Shit (»Die Leute, die nicht bescheuert sind«) – die Stimmen der Vernunft in dieser irren Welt; an die Lloret 11 – was war das für ein Urlaub, ich kann mich nicht einmal mehr an Zeiten erinnern, in denen ich euch nicht kannte. An The Foxz – wie unglaublich arrogant waren wir eigentlich? Aber wisst ihr… zu Recht. An The West Hove Massive, vermutlich die einzige Gruppe von Leuten, die mich aussehen lassen kann wie ein Leichtgewicht.

Ein Extrajubel an Harriet für die kostenlose Psychotherapie, die du mir hast angedeihen lassen, als ich auf halber Strecke bei diesem Buch in ein tiefes Loch fiel – danke fürs Rausziehen. An Emma – Stichwort ASLAN! Du Freak, du (hab dir ja gesagt, ich bring es unter). An Annie und Karen – meine Schutzgeister, an Nathalie – White Russians und Lackfarben werden mir immer ein Glücksgefühl vermitteln, und an Jane – an dem Tag, an dem Tony beschloss, die Uni zu schmeißen, änderte sich mein ganzes Leben zum Guten.

An meine Familie. Mama und Papa dafür, dass sie so toll sind und die Latte so hoch gelegt haben – es ist wunderbar, Eltern zu haben, die sich wie Freunde anfühlen. Ebenso an meine Schwestern, meine wunderbaren Schwiegereltern und meine prachtvollen Nichten und Neffen. An Norman und Sheila dafür, dass sie mich in ihre Familie aufgenommen haben, und für euer fantastisches Babysitten.

An meine Kleinen, ihr verrückten Irren! Danke dafür, dass ihr eine stete Quelle der Zufriedenheit seid, ich weiß, ich habe es schon mal gesagt, aber ich liebe euch beide bis zum Mond und wieder zurück und dann bis zum Ende des Universums und wieder zurück und dann eine Million Billionen Trillionen Mal um die Sonne. Das könnt ihr nicht toppen. Gewonnen.

An J, du bist schon auch in Ordnung, nehme ich an *winkewinke*. Danke dafür, dass du ein wunderbarer Ehemann und Papa bist und mich im Internet dumme Bilder zeichnen lässt statt mir richtige Arbeit zu suchen. Danke auch dafür, dass du mir immer verzeihst, wenn ich mal wieder ein Idiot war – aber du wusstest das, als du mich geheiratet hast.

Und schließlich an Thumper, Thumper (2) und Bumper, Flopsy, Jack, Smokey, Piggy und Pickle – tut mir leid, dass ihr alle inzwischen tot sei. Hoffe, es ist schön da oben im Tierhimmel.

DIE TOP 3 DER SCHRÄGSTEN WUTAUSBRÜCHE

Seit ich mit der Arbeit an *Prost, Baby!* angefangen habe, bin ich überschwemmt worden mit Kommentaren und Nachrichten von Leuten, die ihre eigenen schrillen Elternerfahrungen mit mir teilen wollten. Es schien nur recht und billig, ein paar dieser Schmuckstücke in diesem Buch unterzubringen, daher baten wir die Leser über den Mumsnet-Blog auf Facebook HORRORSTORYS VON WUTANFÄLLEN mit uns zu teilen, denn es gibt nix Lustigeres als kleine Leute, die aus absolut absurden Gründen ausrasten. Wir haben uns durch Hunderte grandioser Einträge gelesen, aber ich durfte nur drei aussuchen – das sind meine Favoriten:

1. Von Mark Smith

»Ich habe die blöde Nummer mit dem Furz auf Kommando gespielt – in unserem Fall war das Kommando das Ziehen am kleinen Finger – (ich bin Vater, deshalb muss ich so was machen, das ist Gesetz) und ein Prachtexemplar in die Welt gedonnert. Die Kleine (2 Jahre) wollte es mir nachmachen, und ich zog an ihrem kleinen Finger. Sie hat sich von oben bis unten vollgeschissen und drehte komplett durch. Vermutlich zu unanständig für einen Sieg, aber ich muss immer noch drüber lachen.«

Zu unanständig, Mark? Absolut nicht!

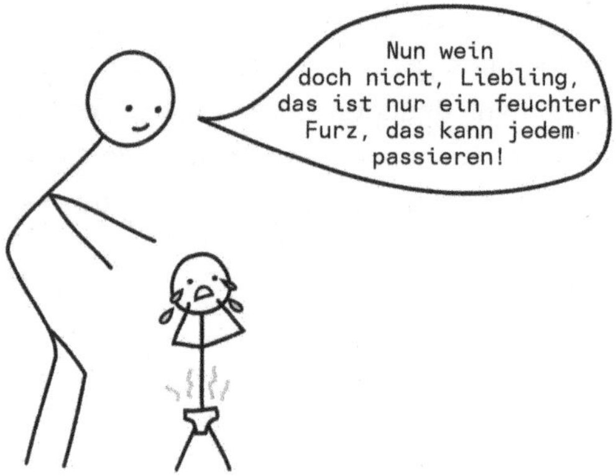
Nun wein doch nicht, Liebling, das ist nur ein feuchter Furz, das kann jedem passieren!

2. Von Nicola Hardy

»Bin am Umziehen, meine Dreijährige kommt reinmarschiert. Kriegt die totale Panik, weil mein Busen auf dem Fußboden liegt (ich hatte den BH gewechselt und den schmutzigen zur Wäsche auf den Boden geworfen). Sie besteht darauf, dass ich ihn wieder anziehe. Fängt an zu schreien, rastet total aus und verlangt, ich solle Dr. Brown Bear [eine Zeichentrickfigur, A.d.Ü.] anrufen, damit er sie wieder dranmache. Ich erkläre ihr, dass man das Ding BH nennt und dass mein Busen da drin wohnt. Sie nimmt ihn, schleudert ihn durchs Zimmer und scheint ausgesprochen aufgebracht über das Erlebte!«

Klingt nach einem extrem traumatischen Erlebnis, Nicola. Ich hoffe, sie erholt sich gut.

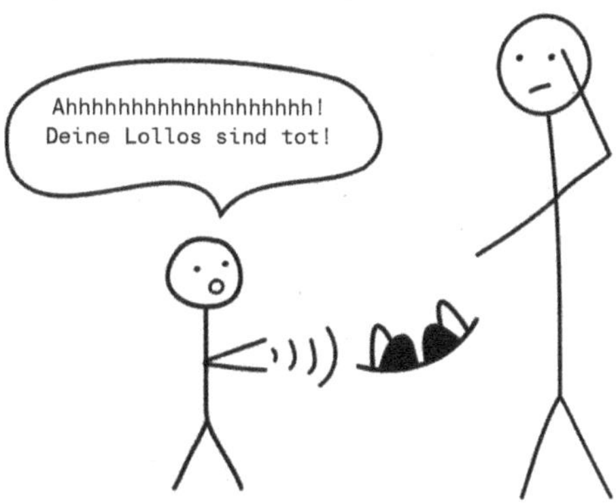

3. Von Clair Morris

»Unsere erstgeborene Tochter war ungefähr zwei und wachte nachts auf, weil ihr nicht gut war. Ich bin nachts zu nichts zu gebrauchen, also reichte ich sie meinem Mann rüber. Er versuchte sie aufzuheitern, indem er sie hoch über seinen Kopf hob. In dem Augenblick, als er den Mund aufmachte, um mit ihr zu reden, übergab sie sich. Das Schlimmste kommt noch: Er wollte sie nicht ängstigen, indem er zurückkotzte, also schluckte er runter. Sie rastete trotzdem aus und war stinksauer, dass Papa ihr Erbrochenes gestohlen hatte.«

Ahhhhhhhhh, Bindung vom Feinsten, Clair – gut gemacht, Papa!

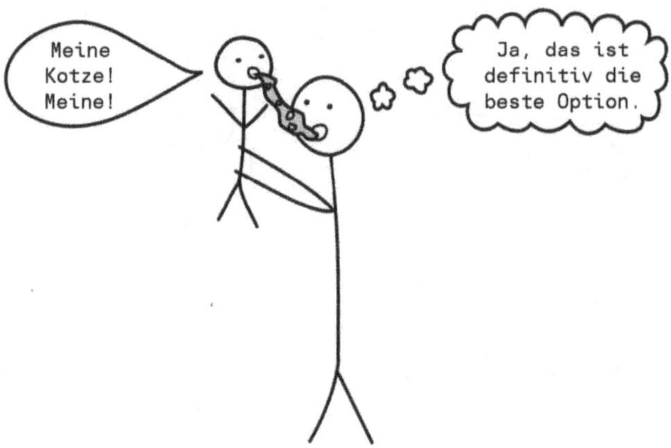
Meine Kotze! Meine!
Ja, das ist definitiv die beste Option.

ÜBER DIE AUTORIN

Katie Kirby ist in den sozialen Medien unterwegs als Strategin, Autorin, Zeichnerin und Grußkartendesignerin und lebt mit ihrem Ehemann und ihren beiden Söhnen in Hove am Ärmelkanal. Sie ist 36 Jahre alt, fühlt sich aber wie 19. Unglücklicherweise sieht sie wie 36 aus.

Sie hat einen Einser-Bachelor in Advertising und Marketing, den sie in erster Linie auf ihre Kernkompetenz des Blödsinnlaberns statt auf ihre Intelligenz oder harte Arbeit zurückführt. Nach mehreren Jahren Arbeit in verschiedenen Londoner Medienagenturen, die im Prinzip daraus bestand, in schäbigen Londoner Kneipen herumzuhängen und weiteren Blödsinn zu labern, bekam sie zwei Kinder.

Die Kinder waren so GANZ ANDERS als die in den Boden-Katalogen, und Katie beschloss, einen Blog über die himmelschreiende Ungerechtigkeit von alledem zu schreiben.

Ein paar Leuten gefiel der Blog, und sie fanden ihn lustig, andere hingegen nannten sie eine widerliche, vulgäre Alkoholikerin, die noch nicht einmal zeichnen kann. Sie betrachtet all das als Kompliment (nur das mit dem Zeichnen nicht – das ist unverschämt!).

Wie dem auch sei, bla, bla, bla – sie bekam ein paar Preise und schrieb ein Buch. Das Buch ist das, was Sie in Händen halten – wunderbar!

Sicher möchten Sie in diesem Abschnitt mehr über Katies persönliche Vorlieben erfahren? Nein? Pech…

Katie mag Gin, Kaninchen, Grübeleien, den Geruch von Waschsalons und Monster Munch – das ist jetzt das fünfte Mal, dass sie Monster Munch (6.!) erwähnt hat, und sie fragt sich, ob sie für ihre Loyalität nicht mit einer lebenslangen Gratis-Belieferung belohnt werden sollte…

Sie verliert nicht gerne bei Brettspielen und schreibt nicht gerne über sich selbst in der dritten Person – davon wird ihr übel.

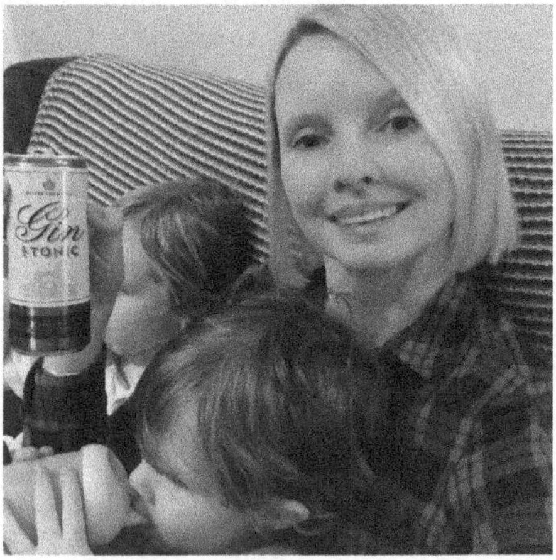